高等医学院校系列教材

药学化学实验（I）

第 2 版

主　编　王春华

副主编　马丽英　陈向明

编　委　（以姓氏笔画为序）

于　晨　马丽英　王于杨　王春华　王晓艳　王　雷

刘德胜　任　燕　李　凤　李嘉霖　陈向明　姜吉刚

胡　威　赵娟娟　高宗华　郭会蕊　董秀丽　魏光成

科 学 出 版 社

北 京

内 容 简 介

为了培养既有扎实的理论基础、又有较强动手能力的应用型药学类专业人才，我们建立了一体化的药学化学实验教学体系：将无机化学、物理化学、分析化学和药物分析实验融合为《药学化学实验（Ⅰ）》；将有机化学、药物化学、药物合成实验和天然药物化学实验融合为《药学化学实验（Ⅱ）》。药学化学实验（Ⅰ）共为七部分：基础知识和基本操作、基本原理与物理常数测定、元素化合物性质、无机物的制备、滴定分析、仪器分析以及设计性实验。

本书适用于高等医药院校药学、生物制药、制药工程、生物技术、医学检验、中药学等专业，也可供其他专业的师生教学或科研工作参考。

图书在版编目（CIP）数据

药学化学实验（Ⅰ）/ 王春华主编. —2 版. —北京：科学出版社，2020.1
ISBN 978-7-03-063780-2

Ⅰ. ①药… Ⅱ. ①王… Ⅲ. ①药物化学–化学实验–医学院校–教材
Ⅳ. ①R914-33

中国版本图书馆 CIP 数据核字（2019）第 280577 号

责任编辑：王锞韫 胡治国 / 责任校对：郭瑞芝
责任印制：吴兆东 / 封面设计：陈 敬

版权所有，违者必究。未经本社许可，数字图书馆不得使用

科学出版社 出版
北京东黄城根北街 16 号
邮政编码：100717
http://www.sciencep.com

北京厚诚则铭印刷科技有限公司印刷
科学出版社发行 各地新华书店经销
*

2015 年 8 月第 一 版　　开本：787×1092　1/16
2020 年 1 月第 二 版　　印张：21
2024 年 8 月第八次印刷　　字数：477 000
定价：88.00 元（全二册）

（如有印装质量问题，我社负责调换）

前　　言

　　为了全面贯彻落实全国教育大会和新时代全国高等学校本科教育工作会议精神，切实提高本科教育教学质量，更好地对接学分制人才培养方案，我们按照中国科学院教材建设专家委员会和科学出版社的要求，修订编写了《药学化学实验（I）》（第2版）教材。

　　《药学化学实验（I）》（第2版）认真总结了第1版教材的使用经验，在保留第1版特色的基础上，主要有下列变化：一是吸收了一体化教学改革的最新研究成果，加强了无机化学、物理化学、分析化学之间的联系，体现了专业特色；二是更新了教学内容，删除了个别污染程度大、安全性差的实验内容，补充了三个物理常数测定实验、两个仪器分析实验和两个设计性实验，保证了实验教学的绿色化发展；三是更新了部分实验所需的仪器设备，调整了部分实验的试剂用量。整个教材的编写秉承了"三基五性"原则，注重学有所用，实验设计紧扣人才培养目标和教学大纲，循序渐进，能够满足应用型、创新型人才的培养需求。

　　全书分为七部分，分别为基础知识和基本操作、基本原理与物理常数测定、元素化合物性质、无机物的制备、滴定分析、仪器分析以及设计性实验。本书可供高等医药院校的药学、生物制药、制药工程、生物技术、医学检验、中药学等专业学生使用，也可供其他专业的师生教学或科研工作参考。

　　本轮教材编写参考和吸收了部分优秀教材内容，在此向相关作者及出版社表示衷心感谢。限于编者水平，本书难免存在疏漏和不当之处，敬请专家、同行及使用本书的同学们提出宝贵意见。

编　者

2019 年 3 月

目　　录

第一部分　基础知识和基本操作

一、实验通则

(一) 实验目的

实验是药学专业化学教学的重要组成部分,其目的不仅使学生进一步理解和掌握专业所需的化学基本理论和操作技能,更重要的是培养学生科学的思维方式和自主探究能力,使学生树立严谨求实的科学态度和耐心细致的工作作风,能够综合运用所学化学知识和技能进行实验操作和实验设计,分析和解决与化学有关的实际问题。

药学化学实验Ⅰ综合了无机化学、物理化学、分析化学、药物分析的实验内容,通过本课程的学习,使学生进一步理解溶液、热力学、化学平衡、相平衡、动力学、电化学、表面现象和胶体等化学基本原理和基础知识;学会摩尔质量、折射率、旋光度、解离平衡常数、溶度积常数、稳定常数、速率常数、活化能、分配系数、表面张力等常用物理常数的测定方法;熟悉分析天平、酸度计、折射仪、旋光仪、紫外分光光度计、红外分光光度计、原子吸收分光光度计、气相色谱仪、液相色谱仪的原理和使用;熟悉常见元素和一般无机化合物的性质、制备、分离提纯及鉴别方法;掌握酸碱滴定、氧化还原滴定、配位滴定和沉淀滴定等定量分析测试技术;熟悉可见、紫外、荧光、原子吸收、气相色谱、液相色谱的原理和测定方法。在掌握基础知识和基本技能的前提下,通过设计性实验,使学生加深对科学方法的了解,提高综合实践及创新能力,为独立进行科学实验奠定基础。

(二) 实验室规则

(1)实验前,应认真预习实验内容,明确实验目的、原理和注意事项,熟悉实验的操作过程,安排好实验计划及各项准备工作。

(2)进入实验室后,首先应检查仪器是否完好,使用时应小心谨慎,避免损坏。出现故障应及时报告。

(3)实验过程中,要严格按照实验规程进行操作,不能随意改变操作方法和试剂用量。

(4)实验中要认真操作,细心观察,如实准确地记录实验现象和实验数据。要勤于思考,善于发现和解决实验中出现的问题。

(5)实验室要保持安静和整洁。不得在实验室中大声喧哗和随意走动。实验时要做到整洁有序,桌面、抽屉、水槽、地面等要保持干净,火柴梗、废纸等杂物应及时放入垃圾桶中,绝不能丢入水槽,以免堵塞下水道。

(6)实验完毕后,应将玻璃仪器洗涤干净,并按要求摆放整齐。课后要及时上交实验报告。

(7)实验同学要轮流值日。值日生的职责是整理仪器,打扫实验室,检查水、电,关好门窗等。

（三）实验事故的预防和处理

化学实验需要使用各种试剂及仪器设备。某些试剂药品易燃、易爆或具有一定毒性，不熟悉药品和仪器性能、违反操作规程或麻痹大意都可能引发中毒、火灾、爆炸等意外事故。为预防事故发生并正确处理危险事故，应熟悉实验室安全基本知识。

1. 玻璃割伤 实验室中最常见的外伤是由玻璃仪器破碎引起的。使用玻璃仪器时要轻拿轻放，安装玻璃仪器最好用布片包裹，玻璃管与橡皮管连接前最好用水浸湿。发生割伤时，应先将玻璃碎渣从伤口取出，用生理盐水将伤口洗净，轻伤可敷创可贴，伤口较大时，用纱布包好送医院处理。

2. 药品灼伤与处理 药品灼伤是皮肤触及腐蚀性试剂、强氧化剂、强还原剂，如浓酸、浓碱、氢氟酸以及钠、溴等物质所引起的化学外伤。为防止药品灼伤，取用危险药品时，尽量带橡胶手套和防护眼镜。一旦发生药品灼伤，应立即用清水冲洗 20min 以上，再根据试剂性质及灼伤程度用适当溶液冲洗中和(酸灼伤用 1%～2%碳酸氢钠溶液，碱灼伤用 1%～2%乙酸或硼酸溶液，钠灼伤用乙醇，溴灼伤用 2%硫代硫酸钠溶液)，最后用流水洗净后涂敷烧伤膏。试剂一旦溅入眼中，应立即用大量水冲洗，并及时送医治疗。

3. 防火防爆与灭火

（1）防火防爆：实验室常见的易燃物包括苯、甲苯、甲醇、乙醇、石油醚、丙酮等易燃性液体，氢气、乙炔等易燃性气体，钾、钠等易燃性固体等。氯酸盐、高氯酸盐、过氧化物、硝酸盐、硝酸酯、硝基化合物等在受热或受到撞击时容易爆炸。为防止火灾和爆炸事故的发生，需要注意以下几点：

1）热源附近严禁存放易燃易爆物品，易燃易挥发试剂不能用敞口容器存放。

2）使用酒精灯时，酒精用量应控制在灯内容积的 1/3 至 2/3，补加酒精时应先灭火后添加，不能用一只酒精灯点燃另一只酒精灯，酒精灯焰用灯帽盖灭，不可用嘴吹灭。

3）蒸发、蒸馏时，应根据沸点高低选择用水浴、砂浴或油浴加热，不得用明火直接加热。加热过程中，要注意观察实验设备是否正常运行，如发现异常应立即停止实验，将危险排除后再继续进行。要注意，常压蒸馏不能形成密闭系统，减压蒸馏不能用平底烧瓶、锥形瓶、薄壁试管等作为接收瓶或反应器。

4）反应过于猛烈时，应适当控制加料速度和反应温度，必要时采取冷却措施。

5）加热设备使用完毕时，必须立即关闭。

6）易燃易爆物若不慎外撒，必须迅速清扫干净，并注意室内通风换气。

7）易燃易爆废物不得倒入下水道、废液缸或垃圾桶中，应集中回收专门处理。

（2）灭火常识：实验室起火或爆炸时，要立即切断电源，打开门窗，移走易燃物，然后根据起火或爆炸原因及火势采取正确方法灭火。

1）地面或实验台着火，若火势不大，可用湿抹布或砂土扑灭。

2）反应器内着火，可用灭火毯或湿抹布盖住瓶口灭火。

3）有机溶剂和油脂类物质着火，火势小时可用湿抹布、砂土或碳酸氢钠粉末灭火，火势大时必须用灭火器扑灭。

4）电源起火时，立即切断电源，用灭火器灭火。

5) 衣服着火，切勿奔跑，应迅速脱衣，用水浇灭；若火势过猛，应就地卧倒打滚灭火，或迅速以大量水或灭火器扑灭。

灭火器分二氧化碳灭火器、泡沫灭火器、四氯化碳灭火器等几种。二氧化碳灭火器是化学实验室最常用的灭火器，使用时，一手提灭火器，一手握住喷筒把手，打开开关，二氧化碳即可喷出，二氧化碳灭火器污染小，适用于油脂、电器及贵重仪器着火；泡沫灭火器适用于油类着火，但污染严重，后处理麻烦；四氯化碳灭火器适用于扑灭电器设备、小范围的汽油、丙酮等着火，不能用于扑灭活泼金属钾、钠的着火；干粉灭火器的主要成分是碳酸氢钠等盐类物质，适用于油类、可燃性气体、电器设备、精密仪器、图书文件等物品的初期火灾。

4. 安全用电　使用电器时，应防止人体与金属导电部位直接接触，不能用湿手或手握湿的物体接触电源插头。实验中如发现麻手等漏电情况发生，应立即关闭仪器，切断电源，报告指导教师。

5. 防中毒　化学试剂大多具有一定的毒性，溴、氯、氟、溴化氢、氯化氢、氟化氢、二氧化碳、氨、二氧化氮等具有窒息性或刺激性，强酸和强碱有腐蚀作用，氰化物、三氧化二砷、二氯化汞为剧毒性物质；苯、甲醇、二硫化碳等有机溶剂、芳香硝基化合物、苯酚、硫酸二甲酯、苯胺及其衍生物等均有较强的毒性。为避免中毒，操作中须注意以下事项：只要实验允许，应选用毒性较小的溶剂，如石油醚、丙酮、乙醚等；进行有毒物质实验时，要在通风橱内进行，并保持室内良好通风；辨别气体气味时，可用手轻轻将少量气流扇向鼻孔，切勿直接俯嗅；使用腐蚀性试剂如浓酸、浓碱时，应谨慎操作，不要溅到衣服或皮肤上；取用试剂时应佩戴胶皮手套和防护眼镜，尽量避免手与有毒试剂直接接触；用移液管吸取液体时，必须用洗耳球操作；实验操作的任何时候都不得将瓶口、试管口等对着人的脸部，以防由于气体、液体等冲出造成伤害。

实验过程中如发现头晕、无力、呼吸困难等症状，应立刻离开实验室，必要时应到医院就诊。

(四)实验室三废处理

化学实验经常会产生某些有毒的气体、液体和固体，为防止环境污染，对废气、废液和废渣要经过一定的处理后，才能排弃。实验室无法处理的废液废渣，要收集起来定期送学校集中处理。

1. 废气　产生少量有毒气体的实验应在通风橱中进行，通过排风设备将少量毒气排到室外。产生大量毒气的实验必须备有吸收或处理装置。

(1)溶液吸附法：溶液吸附法是用适当的液体吸收剂处理废气，除去其中有害气体的方法。常用的液体吸收剂有水、碱性溶液、酸性溶液、氧化剂溶液和有机溶液，它们可用于净化含有 SO_2、NO_x、HF、SiF_4、HCl、NH_3、汞蒸气、酸雾和各种有机废气。如 SO_2、NO_2、Cl_2、H_2S、HF 等可用导管通入碱液中，使其大部分吸收后排出。

(2)固体吸收法：固体吸收法是使废气与固体吸附剂接触，废气中的污染物吸附在固体表面，从而被分离的方法。此方法主要用于净化废气中低浓度的污染物。如活性炭可吸收大多数常见的无机及有机气体，硅藻土可选择性吸收 H_2S、SO_2、HF 及汞蒸气，分子筛可

选择性吸收 NO_x、CS_2、H_2S、NH_3 等。

2. 废液

（1）废酸、废碱：可分别加碱、加酸中和，调 pH 至 6～8 后排出。

（2）铬酸洗液：大量铬酸洗液可用高锰酸钾再生，110～130℃加热浓缩除水，冷却至室温，不断搅拌下缓缓加入高锰酸钾固体，直至溶液呈深褐色或微紫色，砂芯漏斗滤除沉淀即可重复使用。少量废铬酸洗液可加入废碱或石灰使其生成氢氧化铬沉淀。

（3）含氰废液：少量含氰废液可用 NaOH 调至 pH>10，再用高锰酸钾氧化分解，或倒入碱性亚铁盐溶液中使其转化为亚铁氰化铁盐。大量含氰废液可用碱性氯化法处理，先将废液调至 pH>10，再加漂白粉使 CN^- 氧化成氰酸盐，并进一步分解为 CO_2 和 N_2。

（4）汞盐废液：调节 pH 为 8～10，加过量 Na_2S 生成 HgS 沉淀，再加 $FeSO_4$ 使过量 S^{2-} 生成 FeS，FeS 吸附 HgS 使之发生共沉淀，静置后离心过滤，滤液中汞含量降至 $0.02\ mg \cdot L^{-1}$ 以下即可排放。少量残渣可埋于地下，大量残渣可用焙烧法回收汞，但注意一定要在通风橱内进行。不慎打破温度计散落的液体汞，可用一次性注射器收集，散落到地面、台面上无法收集的液体汞，要撒上硫磺粉，再清扫干净。

（5）重金属离子废液：可加碱或 Na_2S 使其形成氢氧化物或硫化物沉淀，过滤分离，少量残渣埋于地下。

（6）有机溶剂：用过的有机溶剂倒入指定容器中，定期进行蒸馏回收，不能回收的有机试剂应用适当的方法进行无害化处理。

3. 废渣　化学实验室废渣主要为实验剩余的固体原料、固体生成物、废纸和碎玻璃仪器等杂物。对于固体原料，无论剩余多少一律回收。对于固体生成物，尽量综合利用，不能利用的，回收后要进行无毒化处理。有毒废渣、有毒废液处理生成的沉淀和已处理的固体有毒药品，要小心放入废品缸中统一处理。对无毒杂物，要放入指定的垃圾桶，集中后倒入指定地点。

（王春华）

二、实验误差与数据处理

（一）误差的来源和分类

由于对试样的分析测定通常是由多个步骤、多种仪器和对多个物理量的测量完成的，并且受到时间、光照等多种因素的影响，测量值和真实值之间总会存在或大或小的误差，在实验过程中要尽量减小误差的产生。实验误差可分成两类，即系统误差和随机误差。

1. 系统误差　系统误差是由分析过程中的某些固定因素引起的，在重复测定时会重复出现，因而也称为可测误差。它的主要来源有以下几方面：

（1）方法误差：由于分析方法不够完善而引起的误差。例如，反应进行不完全，有副反应发生，滴定终点与化学计量点不一致等。

（2）仪器误差：因测定所用仪器不够准确而引起的误差。例如，分析天平两臂不等、砝码生锈、容量仪器刻度不准等。

(3)试剂误差：所用试剂或溶剂中含有微量杂质或干扰物质而引起的误差。

(4)操作误差：由于操作者的生理缺陷、主观偏见、不良习惯或不规范操作而产生的误差。操作误差与操作人员的个人因素有关，因此又称为个人误差。如操作者对颜色判断不够灵敏，造成滴定终点总是提前或拖后等。

2. 随机误差 由能影响分析结果的某些偶然因素所引起的误差。如环境温度、湿度和气压等条件的微小波动，仪器性能的微小改变等都会产生随机误差。表面上看，随机误差造成测量值时大时小，时正时负，难以控制。但在平行条件下进行多次测定则可发现其统计规律：小误差出现的概率大，大误差出现的概率小，特别大的误差出现的概率非常小，绝对值相同的正负误差出现概率基本相等。因此，增加平行测定次数，用多次测定结果的平均值表示分析结果，可以减少随机误差。

需要注意的是，除了上面讨论的误差之外，也可能存在由于操作者粗心大意或违反操作规程等原因造成的过失误差，如加错试剂、打翻容器、读错数据、计算错误等，遇到这类测定数据应果断舍弃，不计入分析结果的计算。

（二）测定结果的准确度和精密度

1. 准确度 测定值 x 与真实值 T 符合的程度称为准确度。准确度的高低用误差来衡量，误差是指测量值与真实值之差。误差越小，表示分析结果的准确度越高。误差可分为绝对误差 E 和相对误差 E_r，分别表示为

$$E = x - T$$

$$E_r = \frac{E}{T} \times 100\%$$

相对误差反映了误差在真实值中所占的比例，能更合理地表达测定结果的准确度。误差有正值和负值，分别表示测定结果偏高和偏低于真实值。

2. 精密度 精密度是指在相同条件下多次平行测定结果之间相互接近的程度，常用偏差表示，偏差愈小，表明分析结果的精密度愈高，再现性愈好。

单次测定值 x 与平均值 $\bar{x}$ 的差值称为绝对偏差 d，即

$$d = x - \bar{x}$$

在实际分析工作中，常用绝对平均偏差 $\bar{d}$、相对平均偏差 $\bar{d}_r$ 和标准偏差 s 来表示分析结果的精密度。

$$\bar{d} = \frac{|d_1| + |d_2| + |d_3| + \cdots + |d_n|}{n}$$

$$\bar{d}_r = \frac{\bar{d}}{x} \times 100\%$$

$$s = \sqrt{\frac{d_1^2 + d_2^2 + d_3^2 + \cdots + d_n^2}{n+1}}$$

式中，$|d|$ 表示偏差的绝对值，n 为测定次数。测定常量组分时，分析结果的相对平均偏差一般应小于 0.2%。

需要说明的是，由于真实值实际上是无法知道的，因此，用相对真实值计算所得误差

严格说来仍是偏差。在实际工作中，误差和偏差并没有严格的区别。准确度和精密度是两个不同的概念，但它们之间有一定的联系：没有高的精密度，则一定得不到准确的测定结果，精密度是保证准确度的先决条件，但精密度高并不意味着准确度一定高，只有在消除了系统误差以后，好的精密度才能保证好的准确度。

（三）提高测量准确度的方法

1. 选择合适的分析方法　各种分析方法的准确度和灵敏度是不同的。重量分析和滴定分析，灵敏度虽不高，但对于高含量组分的测定，能获得比较准确的结果。对于低含量组分的测定，因允许有较大的相对误差，所以采用仪器分析法是比较合适的。

2. 消除系统误差　由于系统误差是某种固定因素引起的，只要找出产生误差的原因，就可以消除。

（1）校准仪器：实验前对所用仪器进行校正，可减少仪器所带入的误差。

（2）对照试验：通常采用的方法有两种，一是选用组成与试样相近的标准试样来做测定，将测定结果与标准值比较；二是采用标准方法和所选方法同时测定某一试样，由测定结果做统计检验。对照试验是检查有无系统误差的有效方法。

（3）空白试验：在不加入试样的情况下，按所选用的测定方法、条件和同样的试剂进行分析，将所得结果作为空白值从试样的测定结果中扣除，就可以消除由试剂、水、器皿和环境等带入的杂质所引起的系统误差。空白试验对于微量和痕量组分的测定具有更重要意义。

3. 减小测量误差　为了保证分析结果的准确度，应尽量减小测量误差。例如在滴定分析中，滴定管读数有 0.01ml 的误差，一次滴定需要读数两次，可造成 0.02ml 的误差。为了使测量的相对误差小于 0.1%，消耗滴定剂的体积必须在 20ml 以上。再如，用万分之一分析天平称量样品时，一次读数有 0.0001g 的误差，差减法称量需要读数两次，可造成 0.0002g 的误差，为了使称量的相对误差小于 0.1%，被称量物品的质量必须在 0.2g 以上。

4. 降低随机误差　在消除系统误差的前提下，平行测定的次数越多，平均值越接近真实值。因此，增加测定次数，可以减少随机误差。但过多增加平行测定次数将耗费过多的人力、物力和时间。在分析化学中，对同一试样通常要求平行测定 3～4 次。

（四）可疑值的取舍

分析测定中常常有个别数据与其他数据相差较大，称为可疑值或离群值。对于有明显原因造成的可疑值，应予舍弃，对于找不出充分原因的可疑值，则应根据精密度和置信水平的要求进行取舍。可疑值取舍的方法很多，较简便的有 4d 法、Q 检验法和 Grubbs 检验法。在 3～10 次的测定数据中，若有一个可疑值，可采用 4d 法和 Q 检验法，其中 Q 检验法较为严格；若有两个或两个以上可疑数据时，宜采用 Grubbs 检验法。

1. 4d 法　在一组数据中，除去可疑值 $x_{可疑}$，求出其余数据的平均值 $\bar{x}$ 和平均偏差 $\bar{d}$。若 $|x_{可疑} - \bar{x}| \geq 4\bar{d}$，则可疑值应舍去，反之，则应保留。

2. Q 检验法　将一组数据由小到大依次排列，求出可疑值与其邻近值的差值，将此差值的绝对值与极差（最大值与最小值之差）相比，得

$$Q_{计算} = \frac{|x_{可疑} - x_{临近}|}{x_{最大} - x_{最小}}$$

根据测定次数 n 和置信度 p，查舍弃商 Q 值表（表 1-2-1）。如果 $Q_{计算} > Q_{表}$，该可疑值应舍弃，否则应予保留。

表 1-2-1 舍弃商 Q 值表（置信概率 90%，95%，99%）

测量次数 n	3	4	5	6	7	8	9	10
$Q_{0.90}$	0.94	0.76	0.64	0.56	0.51	0.47	0.44	0.41
$Q_{0.95}$	1.53	1.05	0.86	0.76	0.69	0.64	0.60	0.58

3. Grubbs 检验法 将一组数据由小到大依次排列，求出可疑值与平均值的差值，然后将此差值的绝对值与标准偏差相比，得

$$G_{计算} = \frac{|x_{可疑} - \bar{x}|}{s}$$

从表 1-2-2 中查出指定显著性水平的 G 值，如果 $G_{计算} > G_{表}$，则可疑值应舍去，否则应保留。

表 1-2-2 Grubbs 检验临界值表（置信概率 95%，99%）

n	3	4	5	6	7	8	9	10	11
$G_{0.95}$	1.15	1.48	1.71	1.89	2.02	2.13	2.21	2.23	2.36
$G_{0.99}$	1.15	1.50	1.76	1.97	2.14	2.27	2.39	2.48	2.56
n	12	13	14	15	16	17	18	19	20
$G_{0.05}$	2.41	2.46	2.51	2.55	2.59	2.62	2.65	2.68	2.71
$G_{0.01}$	2.54	2.70	2.76	2.81	2.85	2.89	2.98	2.97	3.00

（五）有效数字及运算规则

有效数字是指实际上能测量到的数字，包括测得的全部准确数字和一位可疑数字。有效数字既能表达数值大小，又能表明测量的准确程度。例如，用分析天平称取邻苯二甲酸氢钾 0.5078g，精度为 0.0001g，则 0.507 是准确的，末位的 8 就是估计的。在记录与计算数据时，有效数字位数必须确定，不能任意扩大或缩小。

1. 有效数字位数的确定 0 在数字前面不作有效数字，0 在数字的中间或末端，都看作有效数字。例如：7.60 有三位有效数字，而 0.76 只有两位有效数字。

像 4800 这样的数值需使用科学计数法才能确定有效数字位数。例如：4.8×10^3 有两位有效数字，4.80×10^3 有三位有效数字。以对数表示的数字，小数部分决定有效数字的位数。例如 pH=7.68，只有两位有效数字。表示分数、倍数的数字，或一些定义单位出现的数，是确切数，不受有效数字位数限制。

2. 有效数字的修约 在分析测定过程中，当测定值和计算值的有效位数确定后，要对它后面的多余数字进行取舍，这一过程称为修约。修约通常采用四舍六入五成双的规则进行。即当被修约的首位数字为 4 时舍去；6 时进位；5 时，若后面还有数字则进位，后面没有数字时，5 前面一位数字是奇数则进位，5 前面一位数字是偶数则舍弃。例如 13.024、

13.016、13.015、13.025 和 13.01501 取四位有效数字，结果均为 13.02。

修约要一次完成，不能连续修约。例如，18.04501 取四位有效数字时，结果应为 18.05，而不是先修约为五位 18.045，再修约为四位 18.04。

3. 有效数字的运算

（1）加减运算中有效数字取舍以小数点后位数最少的为准。例如

$$0.0201+24.00+1.10002 = 25.12$$

（2）乘除运算中有效数字取舍以有效数字位数最少的为准。例如

$$0.0231×24.00×1.10002 = 0.610$$

使用计算器时，只对最后结果进行修约，不必对每一步的计算数字进行取舍。

若某一数据的首位数字等于 9，在进行乘除运算时，有效数字位数可多算一位。例如，9.56 可看成有 4 位有效数字参与运算。

（六）Excel 和 Origin 软件在数据处理中的应用

在化学实验中，有时需要处理的数据很多，手工计算和绘图费时费力，用 Microsoft Excel 或 Origin 处理则可显著提高工作效率。

1. Microsoft Excel 软件　Microsoft Excel 是常用的办公软件，处理化学实验数据时，常用到 Excel 功能有函数计算、线性拟合等。

（1）函数计算：例如，用邻苯二甲酸氢钾标定盐酸溶液，9 次测定获得数据：0.0998、0.1012、0.1011、0.1018、0.1021、0.0999、0.1013、0.1015、0.1018mol·L^{-1}，检查有无可疑值，并求测量结果的平均值、平均偏差、标准偏差。操作步骤如下：

1）输入数据：打开 Microsoft Excel，在表中输入实验数据，见图 1-2-1（a）。

2）排序：左键选中数据表，在菜单中选择"数据"→"排序"→"我的数据区域"选择有标题行→"主要关键词"选择"HCl 浓度"→确定，见图 1-2-1（b）。

3）可疑值检查：见图 1-2-1（c），选择最小值和最大值用 Q 法检验是否为可疑值。以最大值 0.1021 为例说明：在某空格处输入"=(B10–B9)/(B10–B2)"，确定，得 $Q_{计算}$=0.13。该值小于 $Q_表$=0.60，因此，0.1021 不属于可疑值，应保留参与数据统计。

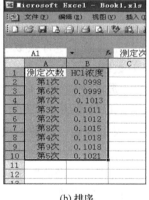

| (a)输入 | (b)排序 | (c)运算 |

图 1-2-1　Excel 函数运算

4) 平均值、平均偏差、标准偏差的计算：空格内输入"=AVERAGE"，计算所选数据区域的平均值；输入"=AVEDEV"，计算所选数据区域的平均偏差；输入"=STDEV"，计算所选数据区域的标准偏差。

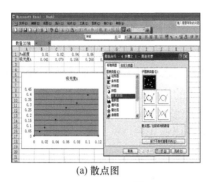
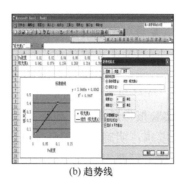

(a) 散点图   (b) 趋势线

图 1-2-2   Excel 线性拟合

(2) 线性拟合：如水中 Fe^{3+} 测定，将数据输入 Excel 表格，选中数据→菜单栏点"图表向导"→散点图，可得初步的曲线图，见图 1-2-2。

右键单点数据点→添加趋势线→类型选择"线性"，在"显示公式"和"显示 R 平方值"前打勾→确定，得到线性标准曲线和相关系数。

2. Origin 软件简介   Origin 可绘制散点图、点线图、柱形图、条形三角图以及双 y 轴图形等，化学实验常用散点图、点线图及双 y 轴图形。如果绘出的散点图或点线图是线性的，选择菜单栏中的 Analysis 中的 Fit Linear 或 Tools 菜单中的 Linear Fit 即可对图形进行线性拟合，结果显示拟合直线的公式、斜率、截距、相关系数和标准偏差等。在线性拟合时，可屏蔽某些偏差较大的数据点，以降低拟合直线的偏差。如果绘出的是曲线，则需要进行非线性拟合。

数据处理时，常需通过线性回归方程求取斜率和截距。例如蔗糖水解反应速率常数的测定，实验测得反应时间 t 时的旋光度 α_t 和反应终了时的旋光度 α_∞，根据一级反应速率方程 $\ln(\alpha_t - \alpha_\infty) = -kt + \ln(\alpha_0 - \alpha_\infty)$，以 $\ln(\alpha_t - \alpha_\infty)$ 对时间 t 作图，进行线性拟合，可求得速率常数 k。在 Origin 中处理过程如下：

(1) 启动 Origin，将实验测得的 t 和 α 数据输入到 Data1 中的 A[X]列和 B[Y]列中。在空白处单击右键选择 Add New Column，得到 C[Y]列。

(2) 选中 C[Y]列，单击右键选择 Set Column Values，弹出 Set Column Values 对话框，输入 $\ln(\mathrm{col}(B) - \alpha_\infty)$，其中 "$\alpha_\infty$" 为实验测定的 α_∞ 数值，点 OK 按钮，得到 $\ln(\alpha_t - \alpha_\infty)$ 的值。

(3) 选中 A[X]列的数据，按住 Ctrl 键再选中 C[Y]列的数据，选择 Plot 菜单下的 Scatter 或点击工具条上的 Scatter 按钮，得到散点图。

(4) 绘出散点图后，选择 Analysis 菜单中的 Fit Linear 或 Tools 菜单中的 Fit Linear 进行线性拟合。在 Results Log 窗口中即显示拟合直线的公式、斜率、截距、误差和相关系数等数据。

Origin 提供了多种非线性拟合方式，如多项式拟合、指数衰减拟合、指数增长拟合、s 形拟合函数等。Tool 菜单中有多项式拟合和 s 形拟合；Analysis 菜单中的 Non-linear Curve Fit 提供多种拟合函数的公式和图形；Analysis 菜单中的 Non-linear Curve Fit 选项还可让用户自定义函数。在处理实验数据时，可根据数据图形的形状和趋势选择合适的函数和参数，以达到最佳拟合效果。

（七）实验报告格式与要求

实验报告主要是对实验现象、实验结果及实验结论的描述，认真分析实验现象，准确表达实验结果，合理演绎实验结论，规范书写实验报告是减少误差、提高分析问题和解决问题能力的重要方法。实验报告必须书写工整，清晰明了，准确反映实验过程。实验报告封面见图 1-2-3，实验报告第二页应列出一学期的实验项目，见图 1-2-4。

普通化学实验报告通常按下列格式书写：

（1）目的与要求：明确实验的具体任务和目标要求。

（2）基本原理：简要叙述基本原理及实验依据，可用化学反应方程式表达。

（3）实验器材及试剂：列出主要仪器名称、型号和试剂名称及浓度。

（4）实验步骤：简要描述实际操作过程和注意事项，实验项目和实验现象要相互对应，避免照抄实验教材。

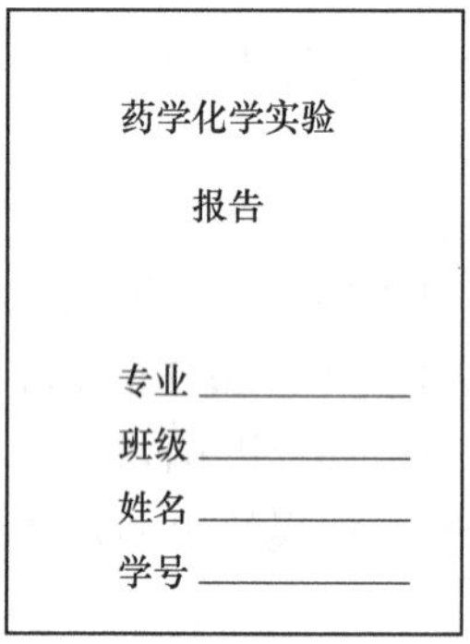

图 1-2-3　实验报告封面图

序号	实验项目	成绩	指导教师
1			
2			
3			
4			
5			
6			
…			

图 1-2-4　实验项目列表

（5）结果与讨论：如实记录原始数据，认真分析实验结果，得出实验结论。禁止捏造及抄袭他人实验数据。性质实验的步骤、现象和结论最好以表格形式体现；制备实验要提供产品的形状、颜色、气味和产率；定量分析及物理常数测定要报告测量结果的平均值及标准偏差。要求严格的定量分析需指出测定结果的平均值、置信度和置信区间，并按下述方式报告实验结果：

$$\mu = \bar{x} \pm t\frac{s}{\sqrt{n}}$$

其中，μ为真实值，$\bar{x}$ 测量结果的平均值，s 为标准偏差，n 为测量次数，t 为一定置信水平 P 下的 t 值，见表 1-2-3。

表 1-2-3　*t* 值分布表（置信概率 90%，95%，99%）

P \ n	1	2	3	4	5	6	7	8	9	10	20	∞
0.90	6.31	2.92	2.35	2.13	2.02	1.94	1.90	1.86	1.83	1.81	1.72	1.64
0.95	12.71	4.30	3.18	2.78	2.57	2.45	2.37	2.31	2.26	2.23	2.09	1.96
0.99	63.66	9.92	5.84	4.60	4.03	3.71	3.50	3.36	3.25	3.17	2.84	2.58

(6)问题与思考：认真记录并分析实验中的异常现象，提出实验改进方法或建议，总结实验成败原因，回答课后思考题。

注意：除特别说明外，每一个实验均须提交实验报告，学期实验结束后，实验报告装订成册并上交指导教师。

（马丽英）

三、基本操作

（一）常用玻璃仪器的洗涤与干燥

1. 常用玻璃仪器介绍　化学实验中常用的玻璃仪器分为普通玻璃仪器和标准磨口仪器。常见的普通玻璃仪器有试管、烧杯、量筒等，如图 1-3-1 所示。

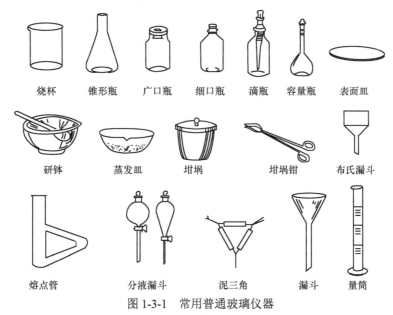

烧杯　　锥形瓶　　广口瓶　　细口瓶　　滴瓶　　容量瓶　　表面皿

研钵　　蒸发皿　　坩埚　　坩埚钳　　布氏漏斗

熔点管　　分液漏斗　　泥三角　　漏斗　　量筒

图 1-3-1　常用普通玻璃仪器

2. 常用玻璃仪器洗涤　仪器清洁是获得准确实验结果的前提，学会清洗玻璃仪器，是进行化学实验最基本要求。洗涤仪器的方法很多，应根据实验要求、污物性质和沾污程度进行选择。一般来说，附着在仪器上的污物有尘土和其他不溶性物质、可溶性物质、有机物质和油污等。针对不同情况，可选择不同的方法洗涤。

（1）简单清洗：仪器清洗最简单的方法是先用毛刷蘸去污粉或洗衣粉刷洗，再依次用自来水、蒸馏水冲洗干净。洗刷时，使用毛刷不能用力过猛，否则会戳破仪器。有时去污粉的微小粒子黏附在器壁上不易洗去，可用少量稀盐酸摇洗一次，再用自来水、蒸馏水冲洗。

（2）洗液清洗：在定量分析或洗涤特殊形状的玻璃仪器如滴定管、移液管、容量瓶时，可使用铬酸洗液。铬酸洗液是浓硫酸与饱和重铬酸钾的混合液，具有很强的氧化能力。使用铬酸洗液时，尽量把仪器中的水倒净，让洗液充分润湿容器内壁，或将仪器放入洗液中浸泡半小时以上，再用自来水、蒸馏水洗涤干净。洗液可以反复使用。使用铬酸洗液时要注意不要溅到皮肤和衣服上。

（3）超声清洗：即在超声波清洗器中放入需要洗涤的仪器，再加入合适洗涤剂和水，接通电源，利用声波的能量和振动，把仪器清洗干净。超声清洗法省时方便。

若污垢用通常方法不能除去时，可通过反应将其转化为水溶性物质后再行清洗。

洗净的玻璃仪器内壁能被水均匀润湿，形成一层薄而均匀的水膜，如果挂有水珠，说明仪器还未洗净，需要再次进行清洗。

3. 常用玻璃仪器的干燥 用于不同实验的仪器对干燥有不同的要求，一般定量分析中的滴定管、容量瓶、锥形瓶、烧杯等仪器洗净即可使用，而用于有机化学实验或有机分析的仪器很多是要求干燥的，应根据不同要求干燥仪器。

（1）晾干：不急于使用的玻璃仪器，可用纯水洗净后，在无尘处倒置控去水分，然后自然晾干。

（2）烤干：烧杯和蒸发皿等可放在石棉网上小火烤干。试管可用酒精灯烘干，操作时应将试管口向下，并不断来回移动试管，待水珠消失，把试管口向上赶净水汽。

（3）烘干：洗净的仪器控去水分，放在电烘箱中烘干，烘箱温度为 105～120℃，烘 1h 左右，降至室温后取出。烘箱工作时不可在上层放入带水器皿，以免水滴下落，使下层高温器皿骤冷破裂。带实心玻璃塞及厚壁器材烘干时要注意慢慢升温，并且温度不可过高，以免烘裂。量器不可放于烘箱中烘烤。称量瓶烘干后要放在干燥器中冷却保存。

（4）用有机溶剂干燥：急于干燥的器皿或不适合放入烘箱的较大器皿，通常用少量乙醇、丙酮或乙醚摇洗，控净溶剂（溶剂要回收）后用吹风机吹干或自然晾干。

带有刻度的定量容器不能用加热的方法进行干燥，一般可采用晾干或有机溶剂干燥的方法，吹风时宜用凉风。

（二）试剂的级别与取用

1. 试剂的级别

（1）一级品：即优级纯，又称保证试剂（符号 G.R.），我国产品用绿色标签作为标志，这种试剂纯度很高，适用于精密分析，亦可作基准物质。

（2）二级品：即分析纯，又称分析试剂（符号 A.R.），我国产品用红色标签作为标志，纯度较一级品略差，适用于多数分析，如配制标准溶液，用于鉴别及杂质检查等。

（3）三级品：即化学纯（符号 C.P.），我国产品用蓝色标签作为标志，纯度较二级品相差较多，适用于工矿日常生产分析。

（4）四级品：即实验试剂（符号 L.R.），杂质含量较高，纯度较低，在分析工作中常用作辅助试剂（如发生或吸收气体，配制洗液等）。

（5）基准试剂：纯度相当于或高于保证试剂，通常专用作定量分析的基准物质。称取一定量基准试剂稀释至一定体积，一般可直接得到标准溶液，不需标定，基准品如标有实际含量，计算时应加以校正。

（6）光谱纯试剂：所含杂质用光谱分析法无法测出或杂质含量低于某一限度，这种试剂主要用于光谱分析。

（7）色谱纯试剂：用于色谱分析。

(8)生化试剂:用于某些生物实验中。

2. 试剂的取用 取用试剂前,应看清试剂标签,以免用错试剂。取用试剂后应立即盖紧瓶盖,防止药品与空气中的氧气等发生化学反应。取用试剂时,注意不要多取,取多的药品,不能倒回原试剂瓶中,以防污染瓶内试剂。

(1)固态试剂的取用:固态试剂一般用药匙取用,不得用手直接拿取。药匙的两端一般有大小两个匙,可以根据取药量进行选择。试剂一经取出,就不能再倒回原瓶,多余的试剂可放入指定容器。

(2)液态试剂的取用:液态试剂一般用量筒量取或用滴管吸取。

用量筒取液时,取下试剂瓶的瓶塞并将其仰放在桌面上,一手拿量筒,使量筒略微倾斜,另一手拿试剂瓶(注意试剂标签应在手心处),瓶口紧靠量筒口边缘,慢慢倒出所需体积的试剂,将瓶口在量筒上靠一下,再把试剂瓶竖直,以免留在瓶口的液滴流到瓶的外壁(图1-3-2)。读取刻度时,视线应与液体弯月面在同一水平面上。如果倾出了过多的液体,应弃去,不得倒回原瓶。试剂取用后,必须立即将瓶塞盖好,放回原处。注意:量筒不能用作反应器,也不能盛热的液体,更不能用来加热液体。

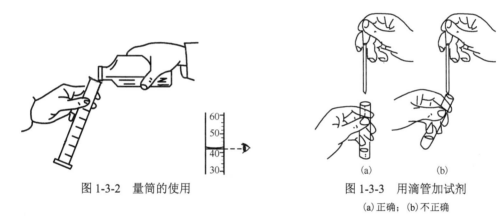

图1-3-2 量筒的使用　　　　　图1-3-3 用滴管加试剂
　　　　　　　　　　　　　　　(a)正确;(b)不正确

使用滴管时,先用手指紧捏滴管上部的橡皮头,赶走其中的空气,然后松开手指,吸入试液。将试液滴入试管等容器时,应将滴管置于试管口的正中上方,使试液滴入试管中,不得将滴管插入容器中(图1-3-3)。滴管只能专用,用完后放回原处。一般的滴管一次可取1ml(约20滴)试液。

(三)固液分离及沉淀的洗涤

溶液与沉淀(或晶体)的分离方法有三种:倾析法、过滤法和离心分离法。

1. 倾析法 当沉淀(或晶体)颗粒较大,静置后能很快沉降至容器底部时,可用倾析法将沉淀上部的溶液倾入另一容器中而使沉淀与溶液分离,操作如图1-3-4所示。如需洗涤沉淀时,向盛沉淀的容器内加入少量水或洗涤液,将沉淀搅拌均匀,待沉淀沉降到容器底部后,再用倾析法分离。反复操作两三次,即能将沉淀洗净。

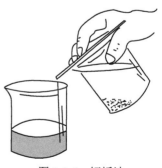

图1-3-4 倾析法

2. 过滤法 过滤法是固液分离最常用的分离方法，分为常压过滤和减压过滤两种方法。

（1）常压过滤：使用玻璃漏斗和滤纸进行过滤。按用途不同，滤纸分为定性、定量两种类型；按空隙大小不同，滤纸分为快速、中速、慢速三种类型。应根据沉淀的性质选择合适的滤纸。使用滤纸时，将其对折两次使之成扇形，展开呈锥形（图1-3-5），调整角度使滤纸恰能与漏斗内壁密合，撕去三层滤纸的外面小角，把滤纸按在漏斗内壁上，用少量蒸馏水润湿，再用玻璃棒轻压滤纸四周，赶走滤纸与漏斗壁间的气泡。过滤时，漏斗要放在漏斗架上，漏斗末端紧靠接收器内壁。将玻璃棒靠近三层滤纸处，溶液沿玻璃棒转入，漏斗内的液面要低于滤纸边缘，如图1-3-6所示。先倾倒溶液，后转移沉淀。如果沉淀需要洗涤，应待溶液转移完毕，再将少量洗涤液倒在沉淀上，然后用玻璃棒充分搅动，静置一段时间，待沉淀下沉后，将上层清液倒入漏斗。洗涤两三遍，最后把沉淀转移到滤纸上。

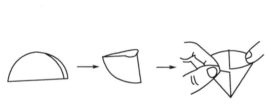

图1-3-5 滤纸的折叠方法

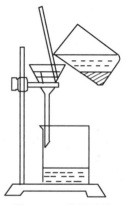

图1-3-6 常压过滤

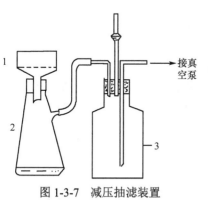

图1-3-7 减压抽滤装置

1. 布氏漏斗；2. 吸滤瓶；3. 安全瓶

（2）减压过滤：减压过滤可缩短过滤时间，并可把沉淀抽得比较干燥，但它不适用于胶状沉淀和颗粒太细的沉淀过滤。抽滤装置如图1-3-7所示。在连接真空泵的橡皮管和吸滤瓶之间安装一个安全瓶，用以防止因关闭真空泵后流速的改变引起自来水倒吸将滤液沾污。抽滤用的滤纸应比布氏漏斗内径略小，但又能把瓷孔全部盖没。将滤纸放入并润湿后，打开真空泵，慢慢关闭安全瓶活塞，先稍微抽气使滤纸紧贴，然后沿玻璃棒往漏斗内转移溶液，注意加入的溶液不要超过漏斗容积的2/3。关闭安全瓶活塞，等溶液抽完后再转移沉淀。停止过滤时，先打开安全瓶放气，然后关闭真空泵，以防止自来水倒吸入瓶内。用玻璃棒轻轻揭起滤纸边缘，取出滤纸和沉淀，滤液由吸滤瓶的上口倾出。强碱、酸、酸酐、氧化剂等物质能腐蚀普通滤纸，不能使用布氏漏斗抽滤，可改用砂芯漏斗抽滤。

3. 离心分离法 胶状沉淀或沉淀量很少时，用一般方法过滤，沉淀会粘在滤纸上难以取下，这时可采用离心分离法。将盛有溶液和沉淀的离心管放于离心机中做高速旋转，沉淀受到离心力作用向管底移动，聚集在管底尖端而与溶液分离。为保证离心机转动平稳，离心管要对称放置且彼此对称的离心管内试样量要基本一致。如果只有一个试样，则应在对称的位置上放一支装有等量水的离心管，以维持其平衡。电动离心机的转速很快，要特别注意安全。放好离心管后，应盖好盖子。变速器应处在最低挡位上启动，逐渐加速。停止时也应自然停下，绝不可以用手强行制动。

离心沉降后，需将沉淀和溶液分离时，用一手斜持离心管，另一只手拿毛细吸管，将吸管胶头内空气排除后慢慢伸入离心管，使毛细吸管的末端恰好进入液面，小心地将离心管中的清液吸出，放入接收容器中。操作要特别小心，切勿将沉淀吸出。沉淀和溶液分离后，在盛沉淀的离心管中加入适量的洗涤液，充分搅拌后进行离心沉降，再用毛细吸管吸出上层清液，如此重复操作 2～3 次，即可将沉淀洗净。

（马丽英）

（四）重结晶及溶剂选择

重结晶是纯化或精制固体物质的常用方法，它是利用不同物质在某一种溶剂中的溶解度不同，且溶解度随温度变化而变化的性质，达到物质与杂质分离的目的。将含有杂质的固体物质溶解在热的溶剂中，形成热的饱和溶液，趁热滤去不溶性杂质，冷却时由于溶解度降低，溶液过饱和而析出结晶。这样可使溶液中的主要成分在低温时析出结晶，可溶性杂质仍留在母液中，产品纯度相对提高。如果固体中所含杂质较多或要求更高的纯度，可多次重复此操作，使产品达到所要求的纯度，此法被称为多次重结晶。

一般重结晶只能纯化杂质含量在 5% 以下的固体物质。如果杂质含量过高，往往需先经过其他方法初步提纯，如萃取、水蒸气蒸馏、减压蒸馏、柱层析等，然后再用重结晶方法提纯。

重结晶时溶剂的选择至关重要，合适的溶剂应该具备下列条件：

(1) 不与被提纯物质发生化学反应。

(2) 对杂质和被提纯物质的溶解度差别要大。对被提纯物质的溶解度在较高温度时要大，在室温或更低温度时要小；对杂质的溶解度很大便于杂质留在母液，或很小便于杂质在热过滤时除去。

(3) 沸点不宜太高，容易挥发除去。

(4) 能给出较好的晶体。

(5) 无毒或毒性很小，价廉易得。

常用的重结晶溶剂有水、冰醋酸、甲酸、乙醇、丙酮、乙醚、氯仿、苯、四氯化碳、石油醚、二硫化碳等。某些物质在许多溶剂中溶解度不是太大就是太小，找不到一种合适的溶剂时，可使用混合溶剂。即把对物质溶解度很大和很小而又互溶的两种溶剂混合起来使用，可获得良好的溶解性能。常用的混合溶剂有：乙醇-水、乙酸-水、丙酮-水、乙醚-丙酮、乙醚-甲醇、乙醚-石油醚、苯-石油醚、乙酸乙酯-氯仿等。

要提高重结晶的产品纯度和回收率，溶剂用量也很关键。溶剂用量太大会增加溶解损失，太小在热过滤会提早结晶带来损失。一般可比需要量多加 20% 左右的溶剂。

（王 雷）

（五）沉淀的烘干、灼烧及恒重

沉淀洗净并确保洗涤液流干后，用玻璃棒将滤纸从三层部分的边缘开始掀起向中间折叠，把沉淀全部盖住，形成沉淀包。轻轻转动沉淀包，将之取出，放入坩埚中，包口向下，使大部分的沉淀与坩埚底部接触，以便沉淀的烘干和灼烧。

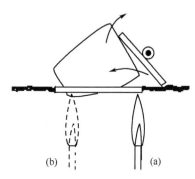

图 1-3-8　沉淀的干燥和灼烧
（a）沉淀的干燥和滤纸的炭化；（b）滤纸的灰化和沉淀的灼烧

将放有沉淀包的坩埚斜置于泥三角上，坩埚盖半掩斜倚于坩埚口（图 1-3-8），灼烧使滤纸干燥、炭化。这个过程不能太快，尤其对于含有大量水分的胶状沉淀，若加热太猛，沉淀内部水分迅速汽化，会挟带沉淀溅出坩埚。当滤纸包烘干后，滤纸层会炭化变黑，此时应控制火焰大小，使滤纸冒烟而不着火，因为火焰卷起的气流会将沉淀微粒吹走。如果滤纸着火，应立即停止加热，用坩埚钳夹住坩埚盖将坩埚盖住，让火焰自行熄灭。滤纸全部炭化后，逐渐加大火焰，使坩埚被氧化焰完全包住，烧至红热，使有机物完全分解灰化[图 1-3-8（b）]。灰化完全时沉淀应不带黑色。

沉淀和滤纸灰化后，将坩埚移入马弗炉中（根据沉淀性质调节适当温度），盖上坩埚盖，但留有空隙。在与灼烧空坩埚相同的温度下，灼烧 40~45min，取出，冷至室温，称重。然后进行第二次、第三次灼烧，直至坩埚和沉淀恒重为止（相邻两次灼烧后的称量差值不大于 0.4mg）。一般第二次以后只需灼烧 20min 即可。每次灼烧完毕从炉内取出后，都应在空气中稍冷后，再移入干燥器中，冷却至室温后称重。要注意每次灼烧、称重和放置的时间都要保持一致。

另外，烘干也可以在烘箱中进行。这种方法主要适用于经微孔玻璃滤器过滤得到的沉淀。其方法为将微孔玻璃滤器连同沉淀放在表面皿上，置于烘箱中，选择合适温度。第一次烘干时间可稍长（如 2h），第二次烘干时间可缩短为 40min。沉淀烘干后，置于干燥器中冷至室温后称重。如此反复操作几次，直至恒重为止。注意烘干温度与时间随沉淀不同而不同。如丁二酮肟镍的烘干温度为 110~120℃，烘干时间为 40~60min；磷钼酸喹啉的烘干温度为 130℃，烘干时间为 45min；硫酸钡沉淀可在 800~850℃温度范围内烘干至恒重。

（王　雷）

（六）滴定分析基本操作

1. 容量瓶的使用　容量瓶是用于准确配制一定浓度溶液的玻璃量器。它是一细颈梨形的平底瓶，由无色或棕色玻璃制成，带有磨口玻璃塞，颈部刻有标线，瓶上标有使用温度和体积。常用容量瓶有 10ml、25ml、50ml、100ml、250ml、500ml、1000ml、2000ml等规格。

（1）使用方法：使用前要检查容量瓶是否漏水。检查方法是：放入自来水至标线附近，盖好瓶塞，瓶外水珠用布擦拭干净。左手按住瓶塞，右手托住瓶底，将瓶倒立 1~2min，观察瓶塞周围是否有水渗出。如果不漏，将瓶直立，瓶塞转动约 180°，再次倒立检查 1 次。

若两次操作，容量瓶瓶塞周围皆无水漏出，即表明容量瓶不漏水。经检查不漏水的容量瓶才能使用。

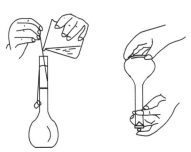

图 1-3-9　容量瓶的使用

配制溶液前先将容量瓶洗净。如果是用固体物质配制标准溶液，先将准确称取的固体物质置于小烧杯中溶解，再将溶液转入容量瓶中(热溶液应冷却至室温后，才能稀释至标线，否则将造成体积误差)。转移时，要使玻璃棒的下端靠在瓶颈内壁，使溶液沿玻璃棒及瓶颈内壁流下，溶液全部流完后将烧杯沿玻璃棒上移，同时直立，使附着在玻璃棒与烧杯嘴之间的溶液流回烧杯中。然后用蒸馏水洗涤烧杯 2～3 次，洗涤液一并转入容量瓶。用蒸馏水稀释至容积 2/3 处，摇动容量瓶，使溶液混合均匀，继续加蒸馏水，加至近标线时，改用滴管慢慢滴加，直至溶液的凹液面最低点与标线相切随即。盖紧瓶塞，翻转容量瓶数次，使溶液充分混合，如图 1-3-9 所示。

如果将浓溶液定量稀释，则需要用移液管吸取一定体积的浓溶液移入容量瓶中，按上述方法稀释至标线，摇匀。

(2)注意事项：需避光的溶液应使用棕色容量瓶配制。容量瓶不能长期存放溶液，不可将容量瓶当作试剂瓶使用，尤其是碱性溶液会侵蚀瓶塞，使之无法打开。如需将溶液长期保存，应转移到试剂瓶中备用。

用过的容量瓶应及时洗净，晾干，在瓶口与玻璃塞之间垫一纸条，以防下次使用时瓶塞无法打开。容量瓶不能用火直接加热或在烘箱中烘烤，如急需使用干燥的容量瓶时，可将容量瓶洗净后，用乙醇等易挥发的有机溶剂荡洗后晾干或用电吹风的冷风吹干。

2. 移液管和吸量管　吸管一般分无刻度吸管和刻度吸管两种。无刻度吸管称为移液管，它的中部膨大，上下两端细长，上端刻有环形标线，膨大部分标有体积及标定温度，有 1ml、2ml、5ml、10ml、25ml、50ml、100ml 等规格。刻度吸管称为吸量管，有 0.1ml、0.5ml、1ml、2ml、5ml、10ml、25ml 等规格，且刻有 0.1～0.01ml 的分度值，如图 1-3-10 所示。移液管和吸量管都是用于准确移取一定体积溶液的量出式玻璃量器。移液管只能量取固定量的液体，吸量管可用于移取非固定量的少量溶液。

(1)使用方法：使用前，将吸管依次用洗液、自来水、蒸馏水洗涤干净，擦去管外液体，用少量所要移取的溶液将吸管内壁润洗 2～3 次，以保证移取的溶液浓度不变。

在使用移液管吸取溶液时，一般用右手(左利手除外)的大拇指和中指捏住移液管标线上方，将下端伸入溶液液面下 1～2cm(插入太深会使管外黏附过多溶液，影响量取溶液体积的准确性，太浅往往会产生空吸)，左手拿洗耳球，先把球内空气压出，然后把洗耳球的尖端按压于移液管上口，慢慢松开洗耳球使溶液吸入管内。当液面升高到标线以上时移去洗耳球，迅速用右手食指按住管口，将移液管提离液面，然后稍松食指使液面下降，至溶液的凹液面与标线相切，立刻用食指压紧管口。

将接受容器倾斜，小心地把移液管移入容器中，保持移液管垂直，管尖与容器上方内壁接触，松开食指让溶液自然地沿器壁流下，流完后再停留 10～15s(移液管标有"快"字的，则无须停留)。通常不需要把残留在管尖内的溶液吹出，因为在校正移液管时，已考虑了所保留的溶液体积，并未将这部分液体体积计算在内。

吸量管吸取溶液的方法与移液管相似，不同之处在于吸量管能吸取不同体积的液体。用吸量管量取一定体积的液体时，一般使液面从某一刻度（最高线）下降至另一刻度，两刻度之差即为放出液体的体积。

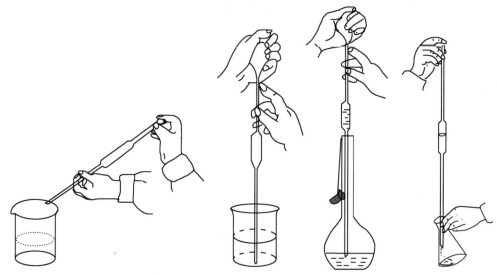

图 1-3-10　移液管的洗涤、转移液体操作

（2）注意事项：凡吸量管上刻有"吹"字的，使用时必须将管尖内的溶液吹出，不能保留。另外，刻度有自上而下排列的，也有自下而上排列的，读取刻度时要注意。

移液管使用完毕，应洗净放在移液管架上晾干。移液管和吸量管都不能放在烘箱中烘烤，以免引起容积变化而影响测量的准确度。

3. 滴定管　滴定管是滴定时用来准确测量流出液体的量器，分为酸式和碱式两类。酸式滴定管下端具有玻璃活塞，用于盛装酸性、中性及氧化性溶液，不能盛装碱性溶液，因碱性溶液腐蚀玻璃，使活塞难于转动。碱式滴定管下端借助乳胶管与尖嘴玻璃管连接，乳胶管内装有玻璃珠，以控制溶液流出。碱式滴定管用于盛装碱性溶液及非氧化性溶液。高锰酸钾、碘、硝酸银等溶液与乳胶管发生反应，不能装入碱性式滴定管中。

（1）酸式滴定管

1）检漏：关闭活塞，在滴定管内加水，然后将滴定管固定在滴定管夹上，静置 2min，观察管口及活塞两端是否有水渗出；将活塞转动 180º，再次检查若前后两次均无水渗出，活塞转动灵活，即可使用。

2）漏水处理：取下玻璃活塞，用滤纸或纱布擦干活塞及活塞槽。将少量凡士林涂抹在活塞孔的两端，活塞插入槽内，轻轻转动，观察活塞与活塞槽接触的地方是否呈透明状态，转动是否灵活，并检查活塞是否漏水。如不合要求则需要重涂凡士林。若活塞孔或玻璃尖嘴被凡士林堵塞，可将滴定管充满水后，将活塞打开，用洗耳球在滴定管上部挤压、鼓气，将凡士林排出；若仍不能排出，可将滴定管尖端浸入热水中温热片刻，打开活塞，使管内的水突然流下，将软化的凡士林冲出，然后重涂凡士林、检漏。

3）装液：装入溶液之前，先将滴定管内注入所装溶液 5～6ml，两手平端滴定管，慢慢转动，使溶液流遍全管，打开滴定管活塞，使润洗液从管口下端流出，如此润洗 2～3

次，以保证溶液装入后的浓度不变。液体要直接从滴定管上口装入，不要再经过漏斗等其他容器，以免污染滴定溶液。

4）排气：滴定管装入溶液至零刻度线以上，检查滴定管下端有无气泡。若有气泡，将滴定管倾斜 30º，迅速打开活塞，使溶液冲出管口，反复数次，即可排除。

5）滴定：滴定最好在锥形瓶或碘量瓶中进行，必要时可在烧杯中进行。滴定时将滴定管固定在滴定管架上。

滴定时，左手控制活塞，拇指在前，食指和中指在后，无名指和小指向手心弯曲，轻轻贴着滴嘴，注意手心悬空不可触及活塞，以免造成漏液，操作方法如图 1-3-11 所示。用右手拇指、食指和中指拿住锥形瓶颈部，边滴边摇，使滴下去的溶液尽快混合均匀。右手摇瓶时，应微动腕关节，使溶液向同一方向作圆周运动，注意不要使瓶口碰撞滴定管，不要使锥形瓶前后晃动或左右摆动，以免溶液溅出。滴定速度一般控制在每秒 3～4 滴。当瓶中溶液局部变色，摇动后消失时，需降低滴定速度，加 1 滴摇一摇，待需摇 2～3 次后颜色才能消失时，

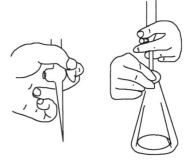

图 1-3-11 酸式滴定管的操作

说明接近终点，可改为半滴法加入，控制活塞使溶液悬而不滴，用锥形瓶内壁将其沾落，蒸馏水冲洗锥形瓶内壁，直到出现终点颜色。为了便于观察终点颜色变化，可在锥形瓶下面衬一白纸或白瓷板。

（2）碱式滴定管

1）检漏：检查乳胶管是否老化，玻璃珠大小是否适当，玻璃珠过大则不便操作，过小则会漏水。在滴定管中装满蒸馏水至零刻度，放置 2min，观察液面是否下降。

2）漏水处理：可将乳胶管中的玻璃珠稍加转动或略微向上或向下移动，若处理后仍然漏水，则需要更换玻璃珠或乳胶管。

3）装液和排气：洗净的滴定管在装液前，要先用待装溶液润洗 3 次，以免改变溶液浓度。滴定管装入操作溶液至零刻度线以上，观察出口下端的滴头内是否存在气泡，若有气泡需排出，右手拇指和食指捏住玻璃珠部位，使乳胶管向上弯曲并捏挤乳胶管，使溶液从管口喷出，即可排除气泡（图 1-3-12），然后调节管内液面至零刻度或接近零刻度处备用。

4）滴定：将滴定管固定在滴定管架上，右手持锥形瓶，左手控制滴定管中溶液的流速。用左手拇指和食指捏住玻璃球上半部分或一侧，捏挤乳胶管，使玻璃球与乳胶管之间形成缝隙，溶液便可流出，边滴边摇，如图 1-3-13 所示。通过捏力的大小，调节流量，但不易

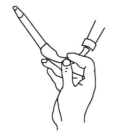

图 1-3-12 碱式滴定管排气法

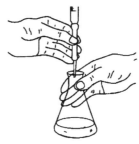

图 1-3-13 碱式滴定管的操作

用力过猛，致使玻璃球上下移动，以免松开手时进入空气。滴定完毕，若滴头下端留有气泡，轻轻挤压玻璃球上侧，使其微微下移，排出下端空气后再读数。

　　滴定时，注意不要捏挤玻璃珠下部乳胶管，以免空气进入而形成气泡。需要使用半滴溶液时，轻轻捏挤乳胶管，使溶液悬挂在出口管嘴上，用锥形瓶内壁将其沾落，蒸馏水冲洗锥形瓶内壁，摇匀即可。

　　滴定结束后，滴定管内剩余的溶液应该放出，然后依次用自来水、蒸馏水冲洗干净，倒立于滴定管架上自然晾干。

　　(3)读数方法：读数不准是滴定误差的主要来源之一。由于溶液的表面张力，滴定管内的液面向下凹陷呈弯月形。无色水溶液凹液面清晰，应读取凹液面最低点的刻度。有色溶液应读取凹液面两侧液面最高点。

　　读数时，将滴定管从滴定管架上取下，用右手拇指和食指捏住滴定管上部无刻度处，使滴定管保持自然下垂(注入或流出溶液后，需静置 1~2min)，保持视线与液体凹液面相平后读数，如图 1-3-14 所示。为使读数准确，可用白纸板衬在滴定管后面。若使用白底蓝线滴定管，应读取凹液面与蓝色尖端的交点相对应的刻度，如图 1-3-15 所示。

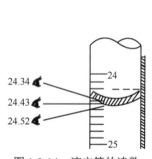

图 1-3-14　滴定管的读数

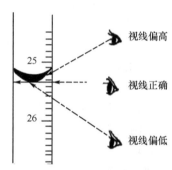

图 1-3-15　衬托读数

　　滴定时，最好每次均从零刻度或接近零的刻度开始，以消除因滴定管刻度不均而带来的误差。在同一次滴定中，读数应使用同一种读数方法。读数应该读到小数点后第二位，如 20.93ml。

(高宗华)

四、常用仪器的使用

(一)分析天平

　　电子分析天平具有操作简便、灵敏度高等特点，还具有自动校正、自动去皮、超载指示、故障报警以及信号输出功能，现已取代机械天平广泛地应用于精密称量。

　　通用型电子分析天平(以奥豪斯仪器有限公司生产的通用型电子分析天平为例)主要有两种键：一种是 O/T (开机/调零)键，电子分析天平左右下方各一个，功能相同，既是开机键也是归零键；另一种是 Mode Off (功能选择/关机)键，在显示器的右侧，既是功能选择键又是关机键。天平使用方法和注意事项如下：

1. 使用方法

(1)水平调节：分析天平后面有一个水准泡，水准泡须位于液腔中央，否则称量不准确。旋转天平箱下面的两个调平基座，用于调整天平水平。

(2)预热：接通电源，预热 20～30min。

(3)开机：按 O/T 键，显示器亮，显示天平型号及软件版本号，然后显示称量模式 0.0000g。注意：若长时间按 O/T 键，屏幕则会显示 MENU（菜单），进入菜单。若误入菜单，则应按 Mode Off 键不放，直至显示屏上出现"8888…"，立即松手，显示屏上出现 0.0000g，天平回到称量状态。

如需其他单位称量，在开机时则需按住 O/T 键不放，直到显示出现 MENU 后松开，显示 UNITS（测量单位）。按 O/T 键，出现 On g，用 Mode Off 键选择该单位 ON 或 OFF。可以翻阅所有的测量单位并设置每个单位为 ON 或 OFF，直到 END 出现后结束，按 O/T 键保存。反复按 Mode Off 键直到 MENU END 出现，再按 O/T 键后，天平回到称量状态。

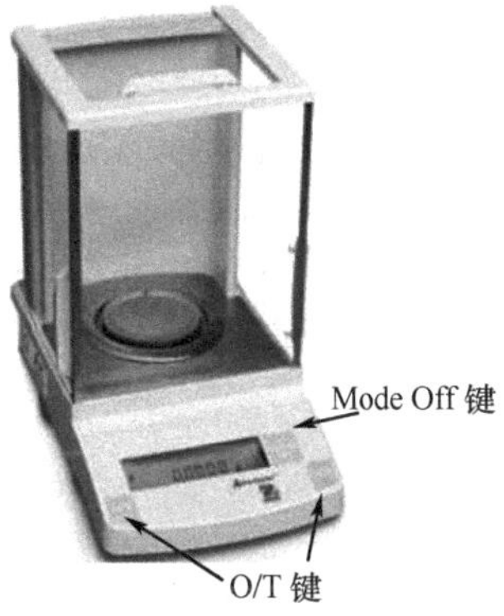

(4)称量

1)直接称量：天平开机，显示为零后，置称量物于秤盘上，关闭天平门，待数字稳定后，即可读出称量物的质量值。

2)去皮称量：按 O/T 键归零，置容器于秤盘上，天平显示容器质量，再按 O/T 键，显示零，即去除皮重。再置称量物于容器中，或将称量物(粉末状物或液体)逐步加入容器中直至达到所需质量，这时显示的是称量物的净质量。

Mode Off 键

O/T 键

图 1-4-1 电子分析天平

3)递减称量：递减称量又称减量法。在称量易吸水、易氧化或易与 CO_2 等反应的样品时，可选择此法。第一步，用纸带从干燥器中取出称量瓶，称出称量瓶及试样的总质量。第二步，将称量瓶从天平上取出，移至接收容器的上方，倾斜称量瓶，用称量瓶盖轻敲瓶口上部使试样慢慢落入接收器中。当倾出的试样接近所需量时，一边继续用瓶盖轻敲瓶口，一边逐渐将瓶身竖直，使黏附在瓶口上的试样落回称量瓶，然后盖好瓶盖，准确称其质量。两次质量之差，即为试样的质量。

(5)关机：称量结束后，按住 Mode Off 键直到显示屏出现 OFF 后松开。若长期不用应切断电源，拔下电源插头。

2. 注意事项

(1)不能称量超过天平称量范围的物体，也不能用手按压秤盘。

(2)易挥发或腐蚀性物品不能与天平直接接触，要盛放在容器中称量。

(3)读数时，应将天平门关闭，以防读数受气流影响而波动。

(4)被称量的物品不能用手直接接触，以免引起称量误差。

(胡 威)

（二）电导率仪

DDS-307 型数字式电导率仪(图 1-4-2)适用于测定一般液体的电导率，在电子工业、化学工业、制药工业、核能工业、电站和电厂中常用于测量纯水或高纯水的电导率。

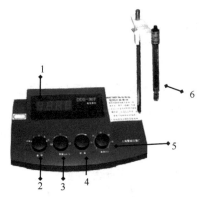

图 1-4-2　DDS-307 型电导率仪仪器面板

1. 显示屏；2. 选择开关；3. 常数补偿；4. 校准；5. 温度补偿；6. 电导电极

1. 结构原理　电导率用于表达溶液的导电能力，等于电阻率的倒数，单位为 $S\cdot m^{-1}$（西门子/米），或 $mS\cdot m^{-1}$。溶液的电导率取决于溶液中带电离子的性质、浓度以及溶液的温度和黏度等。新鲜蒸馏水电导率为 $0.05\sim0.2mS\cdot m^{-1}$，存放一时间后，由于空气中的二氧化碳或氨的溶入，电导率可上升至 $0.2\sim0.4mS\cdot m^{-1}$；饮用水电导率在 $5\sim150mS\cdot m^{-1}$ 之间；海水电导率大约为 $3000mS\cdot m^{-1}$；清洁河水电导率约为 $10mS\cdot m^{-1}$。电导率随温度变化而变化，温度每升高 1℃，电导率增加 2%，通常规定 25℃ 为测定电导率的标准温度。

测量时，将两个电极（通常为铂电极或铂黑电极）插入溶液中，测定两电极间的电阻 R，已知电极面积 A 及极间距离 L，即可得到溶液的电导率：

$$\kappa = \frac{1}{\rho} = \frac{L}{A}\cdot\frac{1}{R} = K_{cell}\cdot\frac{1}{R}$$

其中，ρ 为电阻率；由于电极面积 A 与间距 L 都是固定不变的，故 L/A 是一个常数，称电导池常数，用 K_{cell} 表示。

当已知电导池常数，并测出电阻后，即可求出电导率。电导率仪由电导电极和电子单元组成。仪器中配有温度补偿系统、电导池常数调节系统以及自动换档功能等。

2. 使用方法

（1）开机：开启仪器后方电源开关。

（2）校准：将“选择”开关指向“检查”，“常数”补偿调节旋钮指向“Ⅰ”刻度线，“温度”补偿调节旋钮指向 25℃ 刻度。调节“校正”调节旋钮，使仪器显示 $100.0\mu S\cdot cm^{-1}$。

（3）测量

1）调节“常数”补偿旋钮使显示值与电极所标电导池常数一致。

2）调节“温度”补偿旋钮至待测溶液实际温度。

3）调节“选择”开关至显示器有读数，若显示值消失表示量程太小，应改换量程。若显示器上“×10”的灯亮起来，测量的数值应×10。

4）先用蒸馏水清洗电极，软纸吸干，再用被测溶液清洗一次，把电极浸入被测溶液中，轻轻摇动溶液，静置，显示稳定后即为待测溶液的电导率。

3. 注意事项

（1）电导率与溶液的浓度有关，在测定前，一定要用被测溶液多次洗涤电导电极，以保证被测液浓度不变。

（2）电极要轻拿轻放，切勿触碰铂黑；电极在使用前后应浸泡在蒸馏水内，以防电极铂黑脱落，引起电导池常数改变。

（王晓艳）

（三）酸度计

酸度计主要用于测量液体介质的 pH，配上离子选择型电极也可以测量相应离子的浓度，它广泛应用于工业、农业、科研、环保等领域。

1. 结构原理　酸度计的主体是精密电位计。测定时把复合电极插在被测溶液中组成原电池，由于被测溶液的酸度(氢离子浓度)不同而产生不同的电动势，电动势通过直流放大器放大，由读数指示器(电压表)显示被测溶液的 pH。酸度计能在 pH 0～14 范围内使用。

复合电极由玻璃电极和参比电极组成。玻璃电极的电位随溶液 pH 不同而改变，而参比电极的电位与溶液 pH 无关，两者进入溶液组成原电池，原电池的电动势与溶液 pH 的关系为

$$E = K_E + \frac{2.303RT}{F}\text{pH}$$

式中，K_E 是与电极有关的常数，其数值可用已知 pH 的标准缓冲溶液进行确定，这一步称为定位。理论上，上式中 pH 前的斜率系数为 $2.303RT/F$，但实际斜率与理论斜率常存在细微差别，因此精密测量时还需要确定实际斜率，这就需要两个标准缓冲溶液，这就是双点定位。

酸度计有台式、便携式、表型式等多种，读数指示器有数字式和指针式两种。图 1-4-3 为 pHS-3C 型数字酸度计，其使用方法如下。

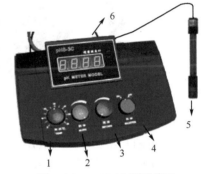

图 1-4-3　pHS-3C 型酸度计

1. 温度补偿；2. 斜率补偿；3. 定位；
4. 选择旋钮；5. 复合电极；6. 显示屏

2. 使用方法

(1)开机：打开仪器后方的电源开关，预热 30min。工作选择调至 pH 档，斜率旋钮调到 100%位置(按顺时针方向调到不能转动为止)，温度旋钮调至被测溶液的温度。

(2)定位：定位有两种方法，一是单点定位，二是双点定位。

1)单点定位：以一种与被测溶液 pH 相近的标准缓冲溶液做定位溶液。复合电极接入仪器，将电极洗净，用吸水纸吸干后放入标准缓冲溶液中，轻轻摇动烧杯，使溶液混匀。静置，读数稳定后，调节定位旋钮至仪器显示缓冲溶液的 pH。

2)双点定位：测量精度要求较高时，要采用双点定位，即选择两种标准缓冲溶液做定位溶液。这要求被测溶液的 pH 介于两种缓冲溶液的 pH 之间，或接近两溶液的 pH。

斜率补偿旋钮顺时针旋到底，先将电极插入第一种缓冲溶液中，读数稳定后，调定位旋钮至仪器显示第一种缓冲溶液的 pH；清洗电极，吸干，放入第二种缓冲溶液中，待读数稳定后，调节斜率补偿旋钮至仪器显示第二种缓冲溶液的 pH。

3)测量：经过定位的仪器，即可用来测定样品的 pH。这时温度调节旋钮、定位旋钮、斜率调节旋钮都不能再动。电极用蒸馏水清洗干净，滤纸吸干，浸入待测溶液中，轻轻摇动烧杯，静置，待读数稳定后，就显示被测样品的 pH。

3. 注意事项

(1)复合电极的主要传感部分是电极的球泡，球泡极薄，千万不能与硬物接触。测量完毕套上保护帽，帽内放少量补充液(饱和氯化钾溶液)，保持电极球泡湿润。

（2）将电极从一种溶液移入另一溶液之前，要用蒸馏水或下一个被测溶液清洗电极，用滤纸吸干，以防改变被测溶液的酸度。

（胡 威）

（四）分光光度计

分光光度计能在可见光谱区内对样品作定性和定量分析，其灵敏度、准确性和选择性都较高，因而在教学、科研和生产上得到广泛使用。

1. 结构原理 i2 型分光光度计由光源室、单色器、试样室、光电管暗盒、电子系统及数字显示器等部件组成。光源为钨卤素灯，单色器中的色散元件为光栅。其结构外形及操作面板如图 1-4-4 所示。

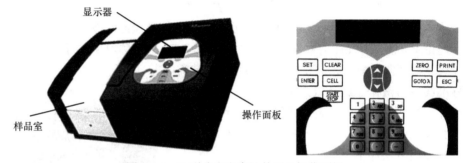

图 1-4-4　i2 型分光光度计外形及操作面板

2. 使用方法

（1）开机自检：打开电源开关及打印机开关（比色皿架上不放任何样品），仪器开始自检（约 15min）。自检结束后进入主菜单（主菜单包括光度测量、定量测量和系统设定）。

（2）测定吸收光谱

设定测量模式：用上、下键选择"光度测量"，按 enter 键确定，系统自动显示"光度测量"主界面；按 set 键，进入"光度测量"菜单，用上、下箭头选择"吸光度"，按 enter 键确定。若按 esc 键，系统会自动返回"光度测量"主界面。

确定最大吸收波长：按 goto 键，进入波长设定界面，输入起始波长，按 enter 键，系统自动返回测量界面；将溶液倒入比色皿，置于样品室比色皿架并送入光路，关闭样品室盖，记录溶液吸光度。在可见光范围内每隔 10nm 测量一次吸光度，在所得最大吸光度附近，改为每隔 5nm 细测一次。根据记录绘制吸收光谱，找出最大吸收波长。

（3）标准曲线的制作

设定工作波长：按 goto 键，进入波长设定界面，输入最大吸收波长，按 enter 键，系统自动返回光度测量主界面。

调零：将空白液送入光路，按 zero 键调零，显示 0.000A/100.0%T。

测量：将标准样品依次送入光路，显示器显示的数据即为标准溶液的吸光度。根据标准溶液浓度及吸光度制作标准曲线。

（4）待测液的测定：将待测溶液倒入比色皿，置于样品室送入光路，显示数据即为待测溶液的吸光度。根据标准曲线可得到待测溶液的浓度。

3. 注意事项

(1)大幅度改变测试波长时,因光能量急剧变化,光电管响应缓慢,调零时需稍作等待,稳定后方可工作。

(2)手拿比色皿时只能接触比色皿的磨砂毛面,不能触碰透光面;用吸水纸擦拭比色皿外壁时,切勿用力过猛,以免透光面产生划痕。

(3)为防止光电管疲劳,不测定时须将样品室暗箱盖打开。仪器连续使用时间一般不得超过 2 小时,最好间歇半小时,再继续使用。

(王 雷)

(五)旋光仪

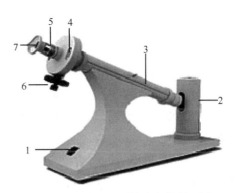

旋光性物质使偏振光振动平面偏转的角度叫作旋光度。通过旋光度的测定,不仅可以鉴定旋光性物质,而且可以检测其含量。

1. 手动旋光仪

(1)结构原理

实验室常用的旋光仪是 WXG-4 小型旋光仪,其外形如图 1-4-5 所示。

图 1-4-5 WXG-4 型旋光仪的外形图

1. 电源开关;2. 钠光灯;3. 镜筒;4. 刻度盘游标;5. 视度调节螺钉;6. 刻度盘转动手轮;7. 目镜

旋光仪主要由一个光源、两个尼科尔棱镜和一个盛测试样品的旋光管组成。普通光经第一个棱镜(起偏镜)变成偏振光,然后通过旋光管,再由第二个棱镜(检偏镜)检验偏振光的振动方向是否发生了旋转,以及旋转的方向和旋转的角度。

调节刻度盘转动手轮,通过目镜可以看到旋光仪的视场分为明暗相间的三部分,称为三分视场,如图 1-4-6(a)或(c)。当视场中三个区域内的明暗程度相等时称为零点视场,如图 1-4-6(b)所示,此时读取旋光度。

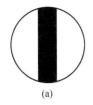
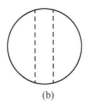
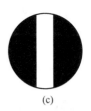

(a)   (b)   (c)

图 1-4-6 三分视场变化示意图

(a)大于(或小于)零点的视场;(b)零点视场;(c)小于(或大于)零点的视场

通过镜筒两侧的放大镜,由刻度盘及游标可读取被测物质的旋光度。如图 1-4-7 所示,游标的 0 位对应的刻度盘位置读数为旋光度的整数部分(如图 1-4-7 中的 9),与刻度盘所标刻度重合的游标位置读数为旋光度的小数部分,可以读到两位小数(如图 1-4-7 中的 0.30),所以最后的读数为 $\alpha = 9.30°$。如果左右两个游标窗读数不同,则取其平均值。

为了确定未知化合物的旋光方向,可采用两次测定法。即改变溶液浓度或旋光管长度,如果浓度越大或旋光管越长,测得的旋光度越大,说明此物质的旋光方向为右旋,所测数

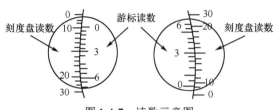

图 1-4-7　读数示意图

据即为该物质的旋光度；如果浓度越大或旋光管越长，测得的旋光度反而越小，说明该物质的旋光方向为左旋，测得数据减去 180° 为其实际旋光度。

（2）使用方法

1）接通电源，预热 5～10min，使灯光稳定。

2）用蒸馏水冲洗旋光管数次，然后装满蒸馏水，使液面刚刚凸出管口，取玻璃盖沿管口壁轻轻平推盖好，旋上螺丝帽盖，不漏水也不要太紧，将旋光管外部拭干后放入镜筒中，管内如有气泡存在，需将气泡赶至旋光管的凸起处，若气泡过大，则需重新装填。转动目镜上的视度调节螺旋至三分视场清晰。转动刻度盘手轮，找出两种不同视场，如图 1-4-6(a) 或 (c) 所示，然后在两种视场之间缓缓转动刻度盘手轮，使三分视场明暗程度均匀一致，即零点视场，如图 1-4-6(b)。记录刻度盘上的读数即为仪器的零点值。

3）取出旋光管，用待测液润洗三次，加满待测液。用上面相同方法找出零点视场，在刻度盘上读数，重复三次，取平均值，即为旋光度的观测值，由观测值减去零点值，即为该样品的旋光度。

（3）注意事项

1）旋光仪的钠光灯连续使用时间不宜超过 4h，以免影响其使用寿命。

2）旋光管使用后，特别在盛放有机溶剂后，必须立即洗净，避免两头衬垫的橡皮圈因接触溶剂而发黏。旋光管洗涤后自然晾干，不可置于烘箱内干燥（因玻璃与金属的膨胀系数不同，烘干将造成旋光管破裂）。

3）旋光管两端的圆玻片为光学玻璃，须小心用软纸擦拭，不得与硬物接触，以免磨损。

2. 自动旋光仪

（1）结构原理：目前国内生产的自动旋光仪，其三分视野检测、检偏镜角度调整采用光电检测器通过电子放大及机械反馈系统自动进行，旋光度以数字显示。自动旋光仪灵敏度高、读数方便。图 1-4-8 为海能 P810 全自动旋光仪外形及显示屏示意图。

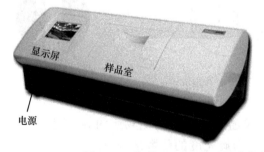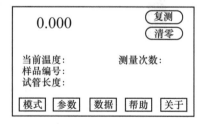

图 1-4-8　海能 P810 全自动旋光仪外形及主界面窗口示意图

（2）使用方法

1）接通电源，仪器开机，等待数秒后屏幕显示主界面窗口，在主界面窗口可以进行模式及相应的参数设置。P810 全自动旋光仪提供四种测量模式，包括旋光度、比旋光度、浓度和糖度，参数包括测量次数、样品编号、旋光管长度等。

2）轻触"模式"图形按钮，选择不同的测量模式，选择好模式后轻触"确定"即可返回主界面。同法对参数进行设置后即可回到主界面测定样品。

3）将装有蒸馏水或其他空白溶剂的旋光管放入样品室，标记好旋光管的位置和方向，盖上样品室盖，按"清零"键，显示 0 读数；取出旋光管，注入待测样品，按相同的位置和方向放入样品室内，盖好室盖，仪器显示即为待测样品的旋光度（或相应示值）。

4）仪器设置自动测量 n 次，得 n 个读数并显示平均值。如果测量次数设定为 1，可用复测键手动复测。复测次数 $n>1$ 时，按"复测"键，仪器将清除前面的测量值，再连续测量 n 次。

（姜吉刚）

（六）折射仪

1. 结构原理 折射率是物质的特性常数，它可以用来检验物质的纯度，也可以进行定性分析。当光线由一种透明介质 A 进入另一种透明介质 B 时（图 1-4-9），由于光在两种介质中传播速度不同，光的方向就会改变，这种现象称为光的折射。此时入射角 α 的正弦与折射角 β 的正弦之比为一常数，此常数称为介质 B 对介质 A 的折射率，即

$$n = \frac{\sin\alpha}{\sin\beta}$$

如果介质 A 对于介质 B 是光疏介质（介质 A 通常为空气），则折射角 β 小于入射角 α。当入射角 $\alpha=90°$时（图中 α_0），$\sin\alpha=1$，这时折射角达到最大值，称为临界角，用 β_0 表示，此时 $n=1/\sin\beta_0$。根据临界角的大小，可计算不同物质的折射率。

为了测定临界角，阿贝折射仪采用了半明半暗的方法，使单色光由 0°～90°的所有角度从介质 A 射入介质 B，这时介质 B 中临界角以内的区域均有光线通过，因而是明亮的；而临界角以外的全部区域没有光线通过，因而是暗的。明暗两区界线清楚，如果在介质 B 上方用一目镜观察就可看见一个界线十分清晰的半明半暗的图像，图像的下方即可读出该物质的折射率（仪器本身已将临界角换算成折射率，如图 1-4-10 所示）。

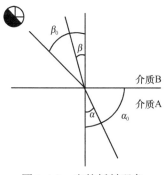

图 1-4-9　光的折射现象

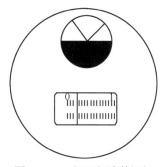

图 1-4-10　望远与读数视场

阿贝折射仪外形图如图 1-4-11 所示。

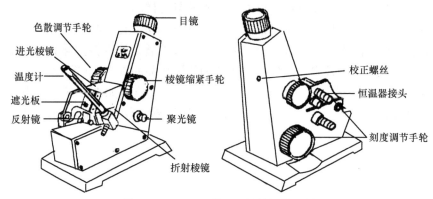

图 1-4-11　WAY 型阿贝折射仪外形图

2. 使用方法

(1)将折光仪与恒温水浴相连，调节至所需温度，恒温。

(2)转动棱镜锁紧手轮，分开棱镜，滴加少量无水乙醇润湿上、下棱镜，用擦镜纸轻轻将镜面擦拭干净，风干。将 2～3 滴被测液体均匀地滴于棱镜表面，合上棱镜，锁紧。打开遮光板，合上反射镜。

(3)旋转刻度调节手轮，在目镜视场中找到明暗分界线，若分界线为彩色，则旋转色散调节手轮使分界线清晰，再微调刻度调节手轮使分界线位于叉线中心，转动聚光镜使刻度至清晰，读取折光率。重复操作两次，取平均值。

（4）测定结束，用无水乙醇洗净上、下镜面，晾干后关闭棱镜。

3. 注意事项

(1)测定折射率时，要注意保护镜面，不能用硬物接触镜面。

(2)测液体或透明固体时，须合上反射镜，否则找不准视场。

(3)被测液体在镜面上要均匀铺展，否则会影响测定结果，对于易挥发液体应快速测定。

（姜吉刚）

第二部分 基本原理与物理常数测定

本部分实验涉及电解质溶液、热力学、化学平衡、相平衡、电化学、动力学、表面现象和胶体等化学基本原理，以及酸碱解离平衡常数、难溶电解质的溶度积常数、配合物的稳定常数、分子量、反应平衡常数、反应速率常数和活化能、分配系数、表面张力等物理常数测定等内容。通过本部分学习，使学生进一步理解化学的基本原理，掌握化学数据的测量方法，能依据基本原理和相关实验技术对反应的方向、限度、速率、物质的物理化学性质等进行初步分析和判断，并具有运用化学的基本原理和方法分析和解决一些实际问题的能力。

实验一 电解质溶液的性质

一、目的与要求

(1) 理解弱电解质的解离平衡、同离子效应及盐类水解的基本概念及规律。
(2) 掌握沉淀溶解平衡及沉淀的生成、溶解和转化的条件。
(3) 学会离心分离的基本操作。

二、实验原理

(一)弱电解质的解离平衡及同离子效应

弱电解质在水溶液中只能部分解离。如 HAc 在水溶液中存在下列解离平衡

$$HAc+H_2O \xrightleftharpoons{} H_3O^+ + Ac^-$$

$$K_a = \frac{[H_3O^+][Ac^-]}{[HAc]}$$

K_a 为 HAc 的解离平衡常数。在 HAc 溶液中，加入少量与其含有相同离子的 NaAc，由于 NaAc 是强电解质，在水溶液中全部解离为 Na^+ 和 Ac^-，使溶液中 Ac^- 的浓度增大，HAc 在水中的解离平衡向左移动，从而降低了 HAc 的解离度，这种现象称为同离子效应。同离子效应使 HAc 溶液中$[H_3O^+]$降低，pH 增加。

同理，在 $NH_3 \cdot H_2O$ 溶液中，加入少量含有相同离子的强电解质 NH_4Cl，则 $NH_3 \cdot H_2O$ 在水中的解离平衡将向左移动，导致 $NH_3 \cdot H_2O$ 的解离度降低，溶液中$[OH^-]$下降，pH 降低。

(二)盐类的水解

有一些盐为质子酸或质子碱，在水溶液中，这些盐与水反应生成弱酸或弱碱，从而使

溶液的 pH 发生改变，这称为盐的水解。例如，在 NH_4Cl 的水溶液中，存在着如下反应：

$$NH_4Cl \longrightarrow NH_4^+ + Cl^-$$

$$NH_4^+ + H_2O \rightleftharpoons NH_3 + H_3O^+$$

水解使 NH_4Cl 溶液显弱酸性。浓度、温度、稀释等条件都可以影响水解平衡的移动。

(三)溶度积规则

有一类强电解质的溶解度较小，但它们在水中溶解的部分是全部解离的，这类电解质称为难溶性强电解质，例如 $AgCl$、$CaCO_3$、PbS。难溶强电解质在水溶液中存在沉淀溶解平衡。对于 A_aB_b 型的难溶电解质

$$A_aB_b(s) \rightleftharpoons aA^{n+} + bB^{m-}$$

$$K_{sp} = [A^{n+}]^a[B^{m-}]^b$$

K_{sp} 称为溶度积常数，简称溶度积。它反映了难溶电解质在水中的溶解能力。对于同类型的难溶电解质，溶度积愈大，溶解度也愈大。离子浓度幂的乘积称为离子积 I_P。I_P 和 K_{sp} 的表达形式类似，但其含义不同。K_{sp} 表示难溶电解质溶解平衡时中离子浓度幂的乘积，而 I_P 可表示任意时刻溶液中离子浓度幂的乘积。

当 $I_P = K_{sp}$ 时，沉淀溶解达到平衡；

当 $I_P < K_{sp}$ 时，沉淀溶解；

当 $I_P > K_{sp}$ 时，有沉淀析出。

以上三点称为溶度积规则，它是难溶电解质溶解沉淀平衡移动规律的总结，也是判断沉淀生成和溶解的依据。

三、实验器材及试剂

1. 器材 离心管，离心机，试管，刻度试管，试管夹，试管架，酒精灯，10ml 量筒，滴管，玻璃棒，烧杯。

2. 试剂 $0.1mol \cdot L^{-1}$ HCl，$2mol \cdot L^{-1}$ HCl，$6mol \cdot L^{-1}$ HNO$_3$，$0.1mol \cdot L^{-1}$ NaOH，$0.1mol \cdot L^{-1}$ HAc、$2mol \cdot L^{-1}$ HAc，$0.1mol \cdot L^{-1}$、$2mol \cdot L^{-1}$ NH$_3$·H$_2$O，$1mol \cdot L^{-1}$ NH$_4$Cl，$0.1mol \cdot L^{-1}$ NaCl，$0.1mol \cdot L^{-1}$ MgCl$_2$，Na$_2$S 饱和溶液，$0.1mol \cdot L^{-1}$ Na$_2$S，$0.01mol \cdot L^{-1}$ Pb(Ac)$_2$，$0.02mol \cdot L^{-1}$ KI，$0.1mol \cdot L^{-1}$ K$_2$CrO$_4$，$0.1mol \cdot L^{-1}$ AgNO$_3$，Al$_2$(SO$_4$)$_3$ 饱和溶液，Na$_2$CO$_3$ 饱和溶液，NaAc，NH$_4$Cl，Fe(NO$_3$)$_3$·9H$_2$O，锌粒，甲基橙指示剂，酚酞指示剂，广泛 pH 试纸，精密 pH 试纸(3～5)和(9～11)。

四、实验步骤

(一)强、弱电解质溶液的比较

(1)取两支试管，分别加入 $0.1mol \cdot L^{-1}$ HCl 和 $0.1mol \cdot L^{-1}$ HAc 溶液各 1ml，再各加入 1 滴甲基橙溶液，观察溶液的颜色。

(2)用 pH 试纸测试浓度各为 $0.1mol \cdot L^{-1}$ 的 HCl、HAc、NaOH 溶液和 NH$_3$·H$_2$O 的 pH，并与计算值作比较。

(3)取两支试管，分别加入 2ml 2mol·L⁻¹ HAc 溶液和 2mol·L⁻¹ HCl 溶液，再各加一粒锌粒，观察反应现象。(剩余锌粒回收)

(二)弱电解质的解离平衡和同离子效应

(1)在试管中加入 2ml 0.1mol·L⁻¹ NH₃·H₂O，再滴加一滴酚酞，观察溶液的颜色。将此溶液分盛于两支试管中，在一支试管中加入少量固体 NH₄Cl，振荡使之溶解，观察溶液颜色的变化，并与另一支试管进行比较。

(2)在试管中加入 2ml 0.1mol·L⁻¹ HAc 溶液，再加一滴甲基橙，观察溶液的颜色。将此溶液分盛于两支试管中，在一支试管中加入少量固体 NaAc，振荡使之溶解，观察溶液有何变化，并与另一支试管进行比较。

根据以上实验总结同离子效应对弱电解质解离平衡的影响。

(三)盐类的水解

(1)试管中加入少量固体 NaAc，加水溶解后，滴加一滴酚酞溶液，观察溶液颜色。小火加热溶液，观察颜色有什么变化？为什么？

(2)试管中加入少量固体 Fe(NO₃)₃·9H₂O，用 6ml 水溶解后，观察溶液颜色。将溶液分成 3 份，一份留作对照，一份加几滴 6mol·L⁻¹ HNO₃，一份在小火上加热至沸，观察现象。比较加入 HNO₃ 及加热对水解平衡的影响。

(3)取一支试管，加入饱和 Al₂(SO₄)₃ 溶液和饱和 Na₂CO₃ 溶液各 1ml，振荡，有何现象？设法证明产生的沉淀是 Al(OH)₃ 而不是 Al₂(CO₃)₃。

(四)溶度积规则

1. 沉淀的生成　试管中加入 2 滴 0.01mol·L⁻¹ Pb(Ac)₂ 溶液、2 滴 0.02mol·L⁻¹ KI 溶液，振荡试管，观察并记录沉淀的生成和颜色。

2. 分步沉淀　在试管中加入 3 滴 0.1mol·L⁻¹ Na₂S 溶液和 3 滴 0.1mol·L⁻¹ K₂CrO₄ 溶液，加水稀释到 3ml，混合均匀后，逐滴加入 0.1mol·L⁻¹ AgNO₃ 溶液，观察沉淀的颜色变化，解释原因。

3. 沉淀的溶解　试管中加入 2ml 0.1mol·L⁻¹ MgCl₂ 溶液和数滴 2mol·L⁻¹ NH₃·H₂O，观察沉淀的生成，再逐滴加入 1mol·L⁻¹ NH₄Cl 溶液，观察沉淀是否溶解，并说明原因。

向另一支试管中加入 1ml 0.1mol·L⁻¹ AgNO₃ 溶液和 1ml 0.1mol·L⁻¹ NaCl 溶液，观察沉淀的生成，再逐滴加入 2mol·L⁻¹ NH₃·H₂O，观察沉淀是否溶解，并说明原因。

4. 沉淀的转化　离心管中加入 2ml 0.1mol·L⁻¹ AgNO₃ 溶液和 1ml 0.1mol·L⁻¹ K₂CrO₄ 溶液，水浴微热 1min，冷却后离心分离，弃去上层清液，再加入 1ml 蒸馏水洗涤沉淀，离心分离，弃去上层清液后加入 0.5ml 饱和 Na₂S 溶液，观察并记录实验现象，并说明原因。

五、注意事项

(1)使用 pH 试纸时，把每条试纸撕成几片放于表面皿上，用洁净、干燥的玻璃棒蘸取少许溶液于试纸上，对照比色卡，并记录 pH。

(2)实验结束后，将所使用的试管等玻璃仪器洗涤干净。

六、思考题

(1)同离子效应对弱电解质的解离度和难溶电解质的溶解度有何影响？
(2)影响水解的因素有哪些？
(3)如何配制 $FeCl_3$、$SnCl_2$ 溶液？
(4)判断沉淀是否形成和溶解的依据是什么？

（魏光成）

实验二　乙酸解离平衡常数的测定

一、目的与要求

(1)掌握弱酸弱碱解离平衡常数的测定方法。
(2)通过测定乙酸的解离平衡常数，加深对弱电解质解离平衡的理解。
(3)学会酸度计的使用方法。

二、实验原理

乙酸是弱电解质，在溶液中存在解离平衡，其平衡常数 K_a 可用乙酸起始浓度 c 和平衡时 $[H^+]$ 来计算

$$HAc \rightleftharpoons H^+ + Ac^-$$

$$K_a = \frac{[H^+][Ac^-]}{[HAc]} = \frac{[H^+]^2}{c-[H^+]} \approx \frac{[H^+]^2}{c}$$

测定已知准确浓度的乙酸溶液的 pH，求出 $[H^+]$，便可计算出解离平衡常数。

为了获得较为准确的实验结果，在一定温度下，可测定一系列不同浓度的 HAc 溶液的 pH，求得一系列的 K_a 值，取其平均值。

三、实验器材及试剂

1. 器材　pHS-3C 型酸度计，碱式滴定管，容量瓶，移液管，吸量管，烧杯，锥形瓶。
2. 试剂　$0.2mol \cdot L^{-1}$ HAc，pH=4.00 标准缓冲溶液，$0.2mol \cdot L^{-1}$ NaOH 标准溶液，酚酞指示剂。

四、实验步骤

(一)标定乙酸溶液的初始浓度

准确吸取 25.00ml HAc 溶液于 250ml 锥形瓶中,加 2 滴酚酞指示剂,用 NaOH 标准溶液滴定至溶液呈微红色,摇匀后静置 30s 内不褪色为止,记录所用 NaOH 溶液的体积。重复滴定两次,三次滴定结果相对偏差不应大于 0.2%。计算乙酸溶液浓度的平均值。

(二)配制不同浓度乙酸溶液

准确量取 25.00ml、5.00ml、2.50ml 已标定过的 HAc 溶液于三个 50ml 容量瓶中,用蒸馏水稀释至刻度,摇匀,编号。

(三)测定不同浓度乙酸溶液的 pH

用干燥的 50ml 烧杯,分别取 25ml 上述三种浓度的 HAc 溶液及未经稀释的原始 HAc 溶液,按照浓度由小到大的顺序分别用酸度计测定 pH。测定数据填入表 2-2-1 中,并计算 HAc 的 K_a 值。

表 2-2-1　K_a 测定实验数据及处理(温度：　℃)

HAc 溶液	1	2	3	4
$c(HAc)(mol \cdot L^{-1})$				
pH				
$[H^+](mol \cdot L^{-1})$				
K_a				
K_a 平均值				

五、注意事项

(1)使用酸度计时,注意保护电极。
(2)测定 HAc 溶液的 pH 时应按浓度由小到大的顺序。

六、思考题

(1)测量 pH 时,酸度计为什么要用标准溶液进行定位?
(2)分析误差产生的原因。

(胡　威)

实验三 缓冲溶液的配制与性质

一、目的与要求

(1)学会缓冲溶液的配制方法。

(2)加深对缓冲溶液性质的理解。

二、实验原理

能抵抗外加少量强酸、强碱或有限稀释，而保持溶液 pH 基本不变的作用称为缓冲作用，具有缓冲作用的溶液称为缓冲溶液。按照酸碱质子理论，缓冲溶液的缓冲系为共轭酸碱对。缓冲溶液的近似 pH 可用 Henderson-Hasselbalch 方程计算

$$pH = pK_a + \lg\frac{[共轭碱]}{[共轭酸]} \tag{1}$$

配制缓冲溶液时，若共轭酸碱的浓度相同，上式可写为

$$pH = pK_a + \lg\frac{V_{共轭碱}}{V_{共轭酸}} \tag{2}$$

由式(2)可知，若改变两者体积之比，可得到一系列 pH 不同的缓冲溶液。

缓冲能力的大小常用缓冲容量表示。缓冲容量与总浓度和缓冲比有关。当缓冲比一定时，缓冲溶液的总浓度越大，则缓冲容量越大；当总浓度一定时，缓冲比越接近 1，缓冲容量越大。

三、实验器材及试剂

1. 器材 酸度计，10ml 吸量管，酸式滴定管，碱式滴定管，10ml 容量瓶或比色管，广泛 pH 试纸，精密 pH 试纸。

2. 试剂 $0.1mol \cdot L^{-1}$ NaAc，$1mol \cdot L^{-1}$ NaAc，$0.1mol \cdot L^{-1}$ HAc，$1mol \cdot L^{-1}$ HAc，$0.1mol \cdot L^{-1}$ NaOH，$0.1mol \cdot L^{-1}$ HCl，pH=4 的 HCl 溶液，$0.05mol \cdot L^{-1}$ NaHCO₃，$1mol \cdot L^{-1}$ NaOH，甲基红指示剂。

四、实验步骤

(一)缓冲溶液配制

利用 Henderson-Hasselbalch 方程计算配制 1# 缓冲溶液所需各组分的体积，通过查阅手册或本书附录找出配制 2# 缓冲溶液所需各组分体积，一并填入表 2-3-1 中。

表 2-3-1　缓冲溶液的配制

缓冲溶液	pH	组分体积(ml)	实测 pH
1#(30ml)	4	0.1mol·L⁻¹HAc(　)+0.1mol·L⁻¹NaAc(　)	
2#(10ml)	10	0.05mol·L⁻¹NaHCO₃(　)+0.1mol·L⁻¹NaOH(　)	

$$1^\# (30\text{ml}) \quad 4 \quad 0.1\text{mol}\cdot\text{L}^{-1}\text{HAc}(\ )+0.1\text{mol}\cdot\text{L}^{-1}\text{NaAc}(\ )$$

　　根据表中用量，在烧杯中配制 1# 缓冲溶液。配制 2# 缓冲溶液时，需准确量取所需体积的 NaHCO₃ 和 NaOH 溶液于 10ml 容量瓶或比色管中，稀释至刻度，摇匀。

　　用精密 pH 试纸测定 1# 和 2# 缓冲溶液 pH，并与标示值比较，分析实测值与标示值出现差别的原因。保留 1# 缓冲溶液备用。

(二)缓冲溶液的性质

　　取三支试管，分别加入 2ml 1# 缓冲溶液，按照下表用量分别加入 2 滴 0.1mol·L⁻¹ HCl、2 滴 0.1mol·L⁻¹ NaOH 和 2ml 蒸馏水，摇匀后用 pH 试纸测量溶液 pH；再取三支试管，分别加入 2ml pH=4 的 HCl 溶液，按照同样的用量分别加入酸、碱和水，摇匀后用 pH 试纸测量溶液的 pH。数据记入表 2-3-2 中。

表 2-3-2　缓冲溶液的性质

	2 滴 0.1mol·L⁻¹ HCl	2 滴 0.1mol·L⁻¹ NaOH	2ml 蒸馏水
1# 缓冲溶液(pH=4)			
HCl 溶液(pH=4)			

　　对比两溶液 pH 的变化，总结缓冲溶液的性质。

(三)缓冲容量的影响因素

　　(1)取两支试管，一支试管中加入 0.1mol·L⁻¹ HAc 和 NaAc 溶液各 2ml，另一试管加入 1mol·L⁻¹ HAc 和 NaAc 溶液各 2ml，摇匀，判断两试管中溶液 pH 是否相同？向两试管中分别加入甲基红指示剂 2 滴，观察溶液颜色，然后逐滴加入 1mol·L⁻¹ NaOH 至溶液刚变黄色为止。记录各试管所加 NaOH 溶液滴数并解释原因。

　　(2)在两支滴定管中分别加入 0.1mol·L⁻¹ HAc 和 0.1mol·L⁻¹ NaAc 溶液，按表 2-3-3 中用量配制 3# 和 4# 缓冲溶液，用酸度计测定 pH。然后分别加入 0.1mol·L⁻¹ NaOH 溶液 2.00ml，混匀后再测 pH。比较两溶液 pH 的变化并分析原因。

表 2-3-3　缓冲容量的影响因素

	缓冲溶液组成	$V(\text{HAc}):V(\text{NaAc})$	pH	加碱后 pH	ΔpH
3#	15.00ml HAc+15.00 ml NaAc	1:1			
4#	5.00ml HAc+25.00 ml NaAc	1:5			

五、注意事项

　　(1)配制溶液时应根据实验要求选择合适的量器。

(2)用酸度计测定 pH 时,要注意保护电极。更换测定溶液时,电极需用蒸馏水洗净,并用吸水纸吸干。

六、思考题

(1)通过实验,归纳缓冲溶液有哪些性质?
(2)缓冲溶液的 pH 由哪些因素决定?
(3)用 Henderson-Hasselbalch 方程计算的 pH 为何是近似的?应怎样校正?

(胡　威)

实验四　电导率法测定难溶电解质的溶度积常数

一、目的与要求

(1)学会用电导率法测定难溶电解质的溶度积。
(2)熟悉电导率仪的测定原理和使用方法。

二、实验原理

电解质溶液的导电能力常用电导 G 表示,电导为电阻 R 的倒数,单位为 S(西门子)。电导与导体的截面积 A 成正比,与导体的长度 L 成反比,即

$$G = \frac{1}{R} = \kappa \frac{A}{L} \tag{1}$$

κ 为电阻率的倒数,称为电导率,单位为 $S \cdot m^{-1}$,相当于截面积与距离的比值为 1 的两平行电极板间所夹溶液的电导。

$$\kappa = G \cdot \frac{L}{A} = G \cdot K_{cell} \tag{2}$$

式中,$K_{cell} = L/A$,称为电导池常数,对于指定的电导电极而言为一定值。

溶液中离子浓度越大,电导率越高。电导率与浓度的比值称为摩尔电导率,用 Λ_m 表示,单位为 $S \cdot m^2 \cdot mol^{-1}$。

$$\Lambda_m = \frac{\kappa}{c} \tag{3}$$

由于难溶电解质在水中溶解度很小,溶液中离子浓度很低,电导率很小,这时水的电导率不能忽略,因此

$$\kappa = \kappa_{溶液} - \kappa_{水} \tag{4}$$

式(4)代入式(3)得电解质溶液浓度:

$$c = \frac{\kappa_{溶液} - \kappa_{水}}{\Lambda_m} \tag{5}$$

难溶电解质溶液极稀,正、负离子间相互作用很小,其饱和溶液的摩尔电导率可视为无限稀释摩尔电导率 Λ_m^∞,即 $\Lambda_m \approx \Lambda_m^\infty$。根据离子独立运动定律,在无限稀释的溶液中,电解质的 Λ_m^∞ 可以认为是两种离子的摩尔电导率之和,即 $\Lambda_m^\infty = \nu_+ \lambda_{m,+}^\infty + \nu_- \lambda_{m,-}^\infty$。$\lambda_m^\infty$ 为无限稀释的离子摩尔电导率,其值可通过本书附录查阅。

如 $BaSO_4$ 的摩尔电导率: $\Lambda_m^\infty(BaSO_4) = 2\lambda_m^\infty\left(\frac{1}{2}Ba^{2+}\right) + 2\lambda_m^\infty\left(\frac{1}{2}SO_4^{2-}\right)$

$PbCl_2$ 的摩尔电导率: $\Lambda_m^\infty(PbCl_2) = 2\lambda_m^\infty\left(\frac{1}{2}Pb^{2+}\right) + 2\lambda_m^\infty(Cl^-)$

分别测定难溶电解质的饱和溶液以及水的电导率,运用式(5)就可以求得难溶电解质饱和溶液的浓度,即溶解度。根据溶度积表达式,可求得难溶电解质的溶度积常数 K_{sp}。对于 A_aB_b 型的难溶电解质,其溶度积为

$$K_{sp} = [A^{n+}]^a[B^{m-}]^b \tag{6}$$

如 $BaSO_4$: $K_{sp}(BaSO_4) = c(Ba^{2+})c(SO_4^{2-})$,$PbCl_2$: $K_{sp}(PbCl_2) = c(Pb^{2+})c^2(Cl^-)$。

三、实验器材及试剂

1. 器材　DDS-307 型电导率仪,DJS-1C 型铂黑电极,烧杯。
2. 试剂　$BaSO_4$ 饱和溶液,$PbCl_2$ 饱和溶液。

四、实验步骤

(一)蒸馏水电导率测定

将铂黑电极用蒸馏水冲洗 3 次,浸入盛有一定体积蒸馏水的小烧杯中,使蒸馏水液面浸没铂片 1~2cm,测定电导率。

(二)$BaSO_4$ 饱和溶液电导率测定

将铂黑电极用 $BaSO_4$ 饱和溶液冲洗 3 次,浸入盛有一定体积 $BaSO_4$ 饱和溶液的小烧杯中,测定其电导率。

(三)$PbCl_2$ 饱和溶液电导率测定

将铂黑电极用 $PbCl_2$ 饱和溶液冲洗 3 次,浸入盛有一定体积 $PbCl_2$ 饱和溶液的小烧杯中,测定其电导率。测定完毕,电极清洗干净,并将其浸泡于蒸馏水中保存。

(四)数据处理

实验数据填入下表,计算 $BaSO_4$ 和 $PbCl_2$ 的溶度积。

表 2-4-1　数据记录及处理

	蒸馏水	$BaSO_4$ 饱和溶液	$PbCl_2$ 饱和溶液
电导率 κ（$S \cdot m^{-1}$）			
Λ_m^{∞}（$S \cdot m^2 \cdot mol^{-1}$）			
溶解度（$mol \cdot L^{-1}$）			
溶度积			

五、注意事项

(1) 电导率仪使用前先预热 10min。

(2) 测量时，电极先用蒸馏水冲洗干净，再用被测溶液冲洗 2～3 次方可测量。

(3) 电极引线不能潮湿，否则所测数据不准。

(4) 盛试液的容器必须清洁，无离子沾污。

六、思考题

(1) 电导率测定中对实验用水有什么要求？

(2) 测定溶液的电导率有何实际应用？

（王晓艳）

实验五　氧化还原反应与电极电位

一、目的与要求

(1) 掌握电极电位与氧化还原反应的关系。

(2) 掌握浓度、酸度对电极电位的影响。

(3) 了解浓度、酸度、温度、催化剂对氧化还原反应的方向、产物、速度的影响。

(4) 了解原电池组成。

二、实验原理

根据氧化还原电对的电极电位，可判断氧化剂或还原剂能力的强弱，进而判断氧化还原反应的方向。电极电位越大，则氧化态的氧化能力越强；电极电位越小，则还原态的还原能力越强。较强的氧化剂可以和较强还原剂反应，即电极电位高的电对的氧化态可以和电极电位低的电对的还原态发生正向反应。

电极电位的大小与电对的本性、温度、浓度等因素有关。电极电位的能斯特（Nernst）方程为

$$氧化态 + ne \rightleftharpoons 还原态$$

$$\varphi = \varphi^{\ominus} - \frac{RT}{nF} \ln \frac{[还原态]}{[氧化态]}$$

298.15K 时，　$\varphi = \varphi^{\ominus} - \frac{0.05916}{n} \lg \frac{[还原态]}{[氧化态]}$

其中，[氧化态]、[还原态]分别表示氧化态一侧与还原态一侧各物质浓度幂的乘积。氧化态以及还原态浓度的变化均能引起电极电位的改变。

对于有含氧酸根离子参加的氧化还原反应，常有 H^+ 参与，酸度的改变，可使电对的电极电位以及氧化态/还原态的氧化还原能力发生变化。

沉淀剂、配位剂或其他氧化还原剂的存在，能够改变溶液中某种离子的浓度，从而引起电极电位的变化，甚至导致反应方向和产物的变化。

三、实验器材及试剂

1. 器材　试管，烧杯，伏特计，U 型管，电极(锌片、铜片、铁片、碳棒)，水浴锅，导线，鳄鱼夹，砂纸。

2. 试剂　$1mol \cdot L^{-1}$ HNO$_3$，$2mol \cdot L^{-1}$ HAc，$2mol \cdot L^{-1}$ H$_2$SO$_4$，$0.1mol \cdot L^{-1}$ H$_2$C$_2$O$_4$，$6mol \cdot L^{-1}$ NaOH，$0.5mol \cdot L^{-1}$ ZnSO$_4$，$0.5mol \cdot L^{-1}$ CuSO$_4$，$0.1mol \cdot L^{-1}$ KI，$0.1mol \cdot L^{-1}$ AgNO$_3$，$0.1mol \cdot L^{-1}$ KBr，$0.1mol \cdot L^{-1}$ FeCl$_3$，$0.1mol \cdot L^{-1}$ FeSO$_4$，$1mol \cdot L^{-1}$ FeSO$_4$，$0.5mol \cdot L^{-1}$ K$_2$Cr$_2$O$_7$，$0.01mol \cdot L^{-1}$ KMnO$_4$，$0.1 mol \cdot L^{-1}$ Na$_2$SO$_3$，$3mol \cdot L^{-1}$ NaF，$0.1mol \cdot L^{-1}$ MnSO$_4$，$0.1mol \cdot L^{-1}$ KSCN，I$_2$ 水，Br$_2$ 水，CCl$_4$，固体 (NH$_4$)$_2$S$_2$O$_8$，饱和 KCl 溶液，浓 HNO$_3$，浓 NH$_3 \cdot$H$_2$O，锌粒，琼脂。

四、实验步骤

(一) 氧化还原反应与电极电位的关系

(1) 在试管中加入 0.5ml $0.1mol \cdot L^{-1}$ KI 溶液和 4 滴 $0.1mol \cdot L^{-1}$ FeCl$_3$ 溶液，混匀后加入 0.5mlCCl$_4$，充分振荡，观察 CCl$_4$ 层颜色有何变化？

(2) 用 $0.1mol \cdot L^{-1}$ KBr 溶液代替 KI 进行同样实验，观察 CCl$_4$ 层是否有 Br$_2$ 的橙红色？

(3) 在两支试管中各加入 0.5ml $0.1mol \cdot L^{-1}$ FeSO$_4$ 溶液，在一支试管中加入数滴 Br$_2$ 水，另一支试管中加入 I$_2$ 水，观察有何现象？再各加入 1 滴 $0.1mol \cdot L^{-1}$ KSCN 溶液，又有何现象？

根据以上实验事实，比较 Br$_2$/Br$^-$、I$_2$/I$^-$、Fe^{3+}/Fe^{2+} 三个电对电极电位的相对高低，指出哪种物质是最强的氧化剂，哪种物质是最强的还原剂，并说明电极电位和氧化还原反应的关系。

(二) 影响电极电位的因素

(1) 在两只 50ml 烧杯中，分别加入 20ml $0.5mol \cdot L^{-1}$ ZnSO$_4$ 溶液和 20ml $0.5mol \cdot L^{-1}$ CuSO$_4$ 溶液。ZnSO$_4$ 溶液中插入 Zn 片，CuSO$_4$ 溶液中插入 Cu 片，用导线将 Zn 片和 Cu 片分别与伏

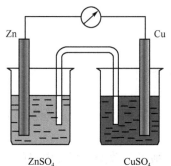

图 2-5-1 原电池

特计的负极和正极相连，用盐桥①连通两个烧杯中的溶液，测量两电极间的电位差(图 2-5-1)。

取出盐桥，在 $CuSO_4$ 溶液中滴加浓 $NH_3 \cdot H_2O$ 并不断搅拌，至生成的沉淀溶解形成深蓝色溶液。放入盐桥，观察两极间电位差有何变化，并加以解释。

再次取出盐桥，在 $ZnSO_4$ 溶液中加浓 $NH_3 \cdot H_2O$ 并不断搅拌至生成的沉淀完全溶解后，放入盐桥，观察两极间电位差有何变化，并加以解释。

(2)取两只 50ml 烧杯，一只烧杯中注入 20ml 1mol·L^{-1} $FeSO_4$ 溶液，插入 Fe 片，另一只烧杯中注入 20ml 0.5 mol·L^{-1} 的 $K_2Cr_2O_7$ 溶液，插入碳棒。将 Fe 片和碳棒通过导线分别与伏特计负极、正极相连，两烧杯溶液用另一个盐桥连通，测量两极间电位差。

往盛有 $K_2Cr_2O_7$ 溶液的烧杯中，慢慢滴加 2mol·L^{-1} H_2SO_4 溶液，观察电位差有何变化？再往 $K_2Cr_2O_7$ 溶液中逐滴加入 6mol·L^{-1} NaOH 溶液，观察电位差又有什么变化？说明原因。

(三)浓度和酸度对氧化还原产物和方向的影响

(1)取两支试管，各加一粒锌粒，再分别加入 2ml 浓 HNO_3 和 1mol·L^{-1} HNO_3 溶液，观察现象，写出有关反应式。

(2)在试管中加入 1ml 0.1mol·L^{-1} $FeCl_3$ 和 1ml 0.1mol·L^{-1} KI 溶液，混合均匀后，加入 0.5ml CCl_4，充分振荡，观察 CCl_4 层颜色。然后加入 1ml 3mol·L^{-1} NaF 溶液，充分振荡，观察 CCl_4 层颜色有何变化？解释原因。

(3)在三支试管中，各加入 0.5ml 0.1mol·L^{-1} Na_2SO_3 溶液，在第一支试管中加入 2mol·L^{-1} H_2SO_4、在第二支试管中加入蒸馏水、在第三支试管中加入 6mol·L^{-1} NaOH 溶液各 0.5ml，摇匀后，往三支试管中各加入几滴 0.01mol·L^{-1} $KMnO_4$ 溶液，观察反应产物有何不同？写出有关反应式。

(四)酸度、温度和催化剂对氧化还原反应速度的影响

1. 酸度的影响 在两支各盛有 1ml 0.1mol·L^{-1} KBr 溶液的试管中，分别加入 2mol·L^{-1} H_2SO_4 和 2mol·L^{-1} HAc 溶液 0.5ml，然后往两支试管中各加入 2 滴 0.01mol·L^{-1} $KMnO_4$ 溶液，观察并比较两支试管中紫红色褪色的快慢，写出反应式并解释现象。

2. 温度的影响 在两支试管中分别加入 1ml 0.1mol·L^{-1} $H_2C_2O_4$、5 滴 2mol·L^{-1} H_2SO_4 和 1 滴 0.01mol·L^{-1} $KMnO_4$ 溶液，摇匀。将其中一支试管放入 80℃ 水浴中加热，另一支不加热，观察两支试管褪色的快慢，写出反应式并解释现象。

3. 催化剂的影响 在两支试管中各加入 2 滴 0.1mol·L^{-1} $MnSO_4$、2ml 2mol·L^{-1} H_2SO_4 和少许 $(NH_4)_2S_2O_8$ 固体，振荡使其溶解。然后在一支试管中加入 2~3 滴 0.1 mol·L^{-1} $AgNO_3$，另一支试管中加入 2~3 滴水，微热。比较两支试管反应现象有何

---

① 盐桥制作：称取 1g 琼脂，放在 10ml 饱和 KCl 溶液中浸泡一会，倒入 100ml 沸水中，加热煮成糊状，趁热倒入 U 型玻璃管(里面不能留有气泡)中，冷却后即成。

不同？说明原因。

五、注意事项

(1)电极 Cu 片、Zn 片及导线头须用砂纸打磨干净，若接触不良，会影响伏特计读数。

(2)FeSO$_4$ 溶液和 Na$_2$SO$_3$ 溶液必须现用现配。

六、思考题

(1)通过本实验，归纳影响电极电位的因素。

(2)为什么 K$_2$Cr$_2$O$_7$ 能氧化浓 HCl 中的 Cl$^-$离子,而不能氧化浓度比 HCl 大得多的 NaCl 溶液中的 Cl$^-$离子？

(3)两电对的电极电位相差越大，反应是否进行得越快？能否用实验证明你的结论？

（李嘉霖）

实验六 配位化合物的性质

一、目的与要求

(1)掌握配合物的生成及配离子与简单离子的区别。

(2)比较配离子的稳定性，了解配离子稳定性的影响因素。

(3)了解配位平衡与沉淀反应、氧化还原反应和溶液酸度的关系。

二、实验原理

金属离子或原子与一定数目的阴离子或中性分子以配位键结合形成的复杂离子叫配离子，含有配离子的化合物叫配位化合物，简称配合物。金属离子或原子位于配离子的几何中心，称为中心原子，与中心原子以配位键结合的中性分子或离子叫配位体，直接向中心原子提供孤电子对的原子称为配位原子。根据配位体所含配位原子的多少可将其分为单齿配体和多齿配体。中心原子与多齿配体形成的环状配合物称为螯合物，螯合物较一般配合物稳定，这种作用称为螯合效应。

配离子在溶液中能或多或少地解离成简单离子，并在一定条件下达到配位平衡。配离子的稳定性用配位平衡常数 K_s 表示，也常用其对数值 $\lg K_s$ 表示。同种类型的配离子的稳定性可直接根据 K_s 值大小判断，K_s 值越大，表明配离子越稳定，解离的趋势越小。例如

$$\text{Ag}^+ + 2\text{NH}_3 \rightleftharpoons [\text{Ag}(\text{NH}_3)_2]^+ \qquad\qquad \lg K_s = 7.05$$

$$Ag^+ + 2S_2O_3^{2-} \rightleftharpoons [Ag(S_2O_3)_2]^{3-} \qquad \lg K_s = 13.46$$

$$Ag^+ + 2CN^- \rightleftharpoons [Ag(CN)_2]^- \qquad \lg K_s = 21.10$$

配离子的稳定性为：$[Ag(CN)_2]^- > [Ag(S_2O_3)_2]^{3-} > [Ag(NH_3)_2]^+$。

配位平衡与其他化学平衡一样，若改变平衡体系的条件，平衡将会发生移动。溶液的酸度改变，沉淀剂、氧化剂或还原剂以及其他配体的存在，都有可能引起配位平衡的移动甚至转化。

三、实验器材及试剂

1. 器材 1ml 吸量管，试管，点滴板。

2. 试剂 $0.1mol \cdot L^{-1}$ $K_3[Fe(CN)_6]$，$0.1mol \cdot L^{-1}$ $FeCl_3$，$0.1mol \cdot L^{-1}$ KSCN，$0.1mol \cdot L^{-1}$ $NiSO_4$，$2mol \cdot L^{-1}$ $NH_3 \cdot H_2O$，$0.1mol \cdot L^{-1}$ $CuSO_4$，$0.1mol \cdot L^{-1}$ NaOH，$0.1mol \cdot L^{-1}$ $AgNO_3$，$0.1mol \cdot L^{-1}$ $NH_3 \cdot H_2O$，$0.1mol \cdot L^{-1}$ KI，$1mol \cdot L^{-1}$ $Na_2S_2O_3$，$0.1mol \cdot L^{-1}$ NaCl，$0.1mol \cdot L^{-1}$ $Pb(NO_3)_2$，$0.1mol \cdot L^{-1}$ EDTA，$0.5mol \cdot L^{-1}$ K_2CrO_4，$0.1mol \cdot L^{-1}$ NaF，$3mol \cdot L^{-1}$ H_2SO_4，$0.1mol \cdot L^{-1}$ 丁二酮肟，CCl_4，饱和水杨酸溶液。

四、实验步骤

(一)配离子与简单离子的区别

(1)取两支试管，一支加入 $0.1mol \cdot L^{-1}$ $FeCl_3$ 溶液 5 滴，另一支加入 $0.1mol \cdot L^{-1}$ $K_3[Fe(CN)_6]$ 溶液 5 滴，然后分别加入 $0.1mol \cdot L^{-1}$ KSCN 溶液 2 滴，观察现象，并写出反应式。

(2)取两支试管，各加入 $0.1mol \cdot L^{-1}$ $NiSO_4$ 溶液 1ml。在一支试管中逐滴加入 $2mol \cdot L^{-1}$ $NH_3 \cdot H_2O$ 溶液，边滴加边振荡，待生成的沉淀溶解后，再继续滴加 2～3 滴 $2mol \cdot L^{-1}$ $NH_3 \cdot H_2O$ 溶液。然后向两支试管中各加入 3 滴 $0.1mol \cdot L^{-1}$ NaOH 溶液，观察现象，并写出反应式。

(二)配合物的生成

(1)在试管中加入 1ml $0.1mol \cdot L^{-1}$ $CuSO_4$ 溶液，逐滴加入 $2mol \cdot L^{-1}$ $NH_3 \cdot H_2O$ 溶液，生成蓝色沉淀后，继续滴加 $2mol \cdot L^{-1}$ $NH_3 \cdot H_2O$ 溶液至沉淀溶解，观察现象并解释。保存此溶液备用。

(2)在试管中加入 3 滴 $0.1mol \cdot L^{-1}$ $FeCl_3$ 溶液，然后加入 5 滴饱和水杨酸，观察有色螯合物的生成。

(3)在点滴板的一个穴位上滴加 $0.1mol \cdot L^{-1}$ $NiSO_4$ 溶液、$0.1mol \cdot L^{-1}$ $NH_3 \cdot H_2O$ 溶液和 $0.1mol \cdot L^{-1}$ 丁二酮肟溶液各 1 滴，观察现象，写出反应式。

(三)配位平衡的移动

1. 沉淀平衡的影响 在试管中加入 10 滴 $0.1mol \cdot L^{-1}$ $AgNO_3$ 溶液，逐滴加入 $0.1mol \cdot L^{-1}$ NaCl 溶液，生成白色沉淀，然后加入 $2mol \cdot L^{-1}$ $NH_3 \cdot H_2O$ 溶液至沉淀溶解，

将溶液分装在两支试管中，在一支试管中滴加 2 滴 $0.1mol \cdot L^{-1}$ NaCl 溶液，在另一支试管中滴加 2 滴 $0.1mol \cdot L^{-1}$ KI 溶液，观察现象，写出反应式。

2. 氧化还原平衡的影响　取两支试管，分别加入 2 滴 $0.1mol \cdot L^{-1}$ $FeCl_3$ 溶液，其中一支试管滴加 3 滴 $0.1mol \cdot L^{-1}$ KI 溶液，再加入 1ml CCl_4 充分振荡，静置，观察 CCl_4 层颜色，写出反应式。另一支试管中滴加 $0.1mol \cdot L^{-1}$ NaF 溶液，至溶液变为无色，再加入 3 滴 $0.1mol \cdot L^{-1}$ KI 溶液和 1ml CCl_4，充分振荡，静置，观察 CCl_4 层颜色，写出反应式。

3. 酸碱平衡的影响　将实验步骤(二)(1)制得的深蓝色溶液分置于两支试管中，其中一支作为对照，向另一支试管中边振荡边滴加 $3mol \cdot L^{-1}$ H_2SO_4 溶液，生成浅蓝色沉淀后，继续加入 $3mol \cdot L^{-1}$ H_2SO_4 溶液至沉淀溶解，观察溶液颜色的变化，并加以解释。

4. 其他配位平衡的影响　取两支试管，均加入 2 滴 $0.1mol \cdot L^{-1}$ $FeCl_3$ 溶液和 6 滴 $0.1mol \cdot L^{-1}$ KSCN 溶液，其中一支试管中加入 1ml $0.1mol \cdot L^{-1}$ NaF 溶液，另一支试管中加入 1ml 蒸馏水作为对照，观察两支试管的颜色，解释现象并写出反应式。

(四)配离子的稳定性

取两支试管，各加入 $0.1mol \cdot L^{-1}$ $AgNO_3$ 溶液 2 滴，其中一支试管加 10 滴 $2mol \cdot L^{-1}$ $NH_3 \cdot H_2O$ 溶液，另一支试管加入 10 滴 $1mol \cdot L^{-1}$ $Na_2S_2O_3$ 溶液，充分振荡，然后各加入 2 滴 $0.1mol \cdot L^{-1}$ KI 溶液，记录并解释现象。

(五)配合物的掩蔽作用

取两支试管，各加入 2 滴 $0.1mol \cdot L^{-1}$ $Pb(NO_3)_2$ 溶液，于一支试管中加入 6 滴 $0.1mol \cdot L^{-1}$ EDTA，另一支试管中加 6 滴蒸馏水，然后各加入 2 滴 $0.5mol \cdot L^{-1}$ K_2CrO_4 溶液，观察两支试管中所产生的现象并加以解释。

五、注意事项

(1)实验中所需仪器必须用蒸馏水洗涤干净。

(2)本实验所需试剂种类多，取用试剂时勿将滴管放错试剂瓶。

(3)实验结束后必须将实验中所需仪器洗涤干净。

六、思考题

(1)配离子与简单离子的性质有何差别？如何用实验方法证明？

(2)向 $NiSO_4$ 溶液中滴加 $NH_3 \cdot H_2O$，为什么会发生颜色变化？加入丁二酮肟又有何变化？说明了什么？

(3)在 $FeCl_3$ 与 KI 的反应中，CCl_4 的作用是什么？

(4)总结本实验中所观察到的现象，说明哪些因素影响配位平衡？

(5)已知$[Ag(CN)_2]^-$的稳定常数大于$[Ag(S_2O_3)_2]^{3-}$，如果向$[Ag(S_2O_3)_2]^{3-}$溶液中加入

KI 溶液无沉淀生成，那么向[Ag(CN)$_2$]⁻溶液中加入 KI 溶液是否有 AgI 沉淀生成？

（马丽英）

实验七　配位化合物的组成和稳定常数的测定

一、目的与要求

(1) 了解等摩尔系列法测定配合物组成和稳定常数的原理与方法。

(2) 掌握分光光度法的原理，熟悉分光光度计的使用。

二、实验原理

设中心离子 M 与配位体 L 发生如下配位反应：

$$M + nL \rightleftharpoons ML_n$$

若 M 和 L 在溶液中都是无色的，或者对选定波长的光无吸收，而形成的配合物 ML_n 是有色的，根据朗伯-比耳定律，溶液的吸光度与该配合物的浓度成正比，据此，便可通过吸光度求得配合物的组成和稳定常数。保持溶液中金属离子的浓度 c_M 与配位体的浓度 c_L 之和不变，即总物质的量不变的前提下，改变 c_M 与 c_L 的比值，配制一系列溶液，测其吸光度。当金属离子 M 和配位 L 的物质的量之比与配离子组成一致时，配离子浓度最大，其吸光度也最大。以吸光度 A 为纵坐标，以金属离子的摩尔分数 x_M 为横坐标作图，可得一曲线（图 2-7-1）。将曲线两边的直线部分延长，相交于 a 点，a 点对应的吸光度 A' 可认为是金属离子 M 与配体 L 全部生成配合物 ML_n 时的理论吸光度。由于配

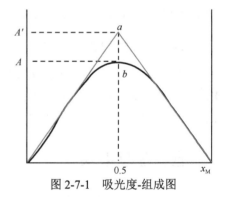

图 2-7-1　吸光度-组成图

合物有部分离解，实测最大吸光度 b 点对应的吸光度为 A，配合物的解离度为

$$\alpha = \frac{A' - A}{A'} \times 100\%$$

配合物的表观稳定常数 K_s 可由平衡关系导出

$$ML_n \rightleftharpoons M + nL$$

	ML_n	M	nL
初始浓度	c	0	0
平衡浓度	$c-c\alpha$	$c\alpha$	$nc\alpha$

$$K_s = \frac{[ML_n]}{[M][L]^n} = \frac{c - c\alpha}{c\alpha \cdot (nc\alpha)^n} = \frac{1 - \alpha}{n^n \cdot c^n \cdot \alpha^{n+1}}$$

c 为最大吸光度处 ML_n 的初始浓度，当 $n=1$ 时

$$K_s = \frac{1 - \alpha}{c \cdot \alpha^2}$$

三、实验器材及试剂

1. 器材　分光光度计，10ml 比色管，50ml 容量瓶，2ml 吸量管，洗耳球。

2. 试剂　$0.0100mol \cdot L^{-1}$ $HClO_4$，$0.0100mol \cdot L^{-1}$ 磺基水杨酸[①]，$0.0100mol \cdot L^{-1}$ $Fe(NH_4)(SO_4)_2$[②]。

四、实验步骤

(一)$Fe(NH_4)(SO_4)_2$ 和磺基水杨酸溶液配制

用移液管吸取 $0.0100mol \cdot L^{-1}$ $Fe(NH_4)(SO_4)_2$ 溶液 5.00ml 于 50ml 容量瓶中，用 $0.010mol \cdot L^{-1}$ $HClO_4$ 溶液稀释至刻度，摇匀备用。同法将 $0.0100mol \cdot L^{-1}$ 磺基水杨酸溶液稀释至 $0.0010mol \cdot L^{-1}$。

(二)等摩尔系列溶液的配制及吸光度测定

按表 2-7-1 用量分别吸取 $0.010mol \cdot L^{-1}$ $HClO_4$ 溶液、$0.0010mol \cdot L^{-1}$ 磺基水杨酸溶液、$0.0010mol \cdot L^{-1}$ $Fe(NH_4)(SO_4)_2$ 溶液，逐一加入到 11 只洁净干燥的 10ml 比色管中，搅匀。调节入射波长 460nm，测定各个溶液的吸光度值 A，记录在表 2-7-1 中。

(三)数据处理

以吸光度 A 对 $Fe(NH_4)(SO_4)_2$ 的摩尔分数作图，找出最大吸收峰，算出配合物的组成和表观稳定常数。

表 2-7-1　数据记录

组成及吸光度/溶液编号	1	2	3	4	5	6	7	8	9	10	11
$HClO_4$(ml)	2.00	2.00	2.00	2.00	2.00	2.00	2.00	2.00	2.00	2.00	2.00
磺基水杨酸(ml)	2.00	1.80	1.60	1.40	1.20	1.00	0.80	0.60	0.40	0.20	0.00
Fe^{3+}(ml)	0.00	0.20	0.40	0.60	0.80	1.00	1.20	1.40	1.60	1.80	2.00
稀释至总体积（ml）	10.00	10.00	10.00	10.00	10.00	10.00	10.00	10.00	10.00	10.00	10.00
Fe^{3+}摩尔分数	0.0	0.1	0.2	0.3	0.4	0.5	0.6	0.7	0.8	0.9	1.0
吸光度											

五、注意事项

(1)磺基水杨酸与 Fe^{3+} 形成配位物的组成与溶液 pH 有关，pH 为 2～3 时，生成 1∶1 型的紫红色配合物；pH 为 4～9 时，生成 1∶2 型的红色配合物；pH 为 9～11.5 时，生成 1∶3 型的黄色配位化合物。实验时需严格控制溶液的 pH。

---

① $0.0100mol \cdot L^{-1}$ 磺基水杨酸的配制：准确称取 2.5400g 磺基水杨酸，用 $0.0100mol \cdot L^{-1}$ $HClO_4$ 溶解，转移到 1000ml 容量瓶中，用 $0.0100mol \cdot L^{-1}$ $HClO_4$ 定容，备用。

② $0.0100mol \cdot L^{-1}$ $Fe(NH_4)(SO_4)_2$ 的配制：准确称取 4.8384g 分析纯 $Fe(NH_4)(SO_4)_2 \cdot 12H_2O$ 晶体，加入 100ml 2 mol $\cdot L^{-1}$ HNO_3 溶液，搅拌使其溶解，转移到 1000ml 容量瓶中，定容，备用。

(2) 比色皿内盛放的溶液不能超过其高度的 4/5。

(3) 比色皿放入比色皿架中时，应使光路通过透光玻璃面。

六、思考题

(1) 在测定吸光度时，如果温度有较大变化对稳定常数的测定有何影响？

(2) 实验中，溶液的 pH 不一致对测定结果有何影响？

（马丽英）

实验八　镁原子量的测定

一、目的与要求

(1) 掌握置换法测定金属元素原子量的原理和方法。

(2) 熟悉理想气体状态方程和分压定律的应用。

(3) 掌握电子天平的使用方法。

二、实验原理

用已知准确质量的金属镁与过量稀硫酸反应，在一定温度和压力下测出被置换出的氢气体积，即可算出镁的原子量 $M(\mathrm{Mg})$。

$$Mg + H_2SO_4 =\!=\!= MgSO_4 + H_2\uparrow$$

$$\frac{m(\mathrm{Mg})}{M(\mathrm{Mg})} = \frac{p(\mathrm{H_2}) \cdot V(\mathrm{H_2})}{RT}$$

$$M(\mathrm{Mg}) = \frac{m(\mathrm{Mg}) \cdot RT}{p(\mathrm{H_2}) \cdot V(\mathrm{H_2})}$$

式中，$m(\mathrm{Mg})$ 为金属 Mg 的质量，单位为 g；R 为气体常数，其值为 $8.314\mathrm{J \cdot mol^{-1} \cdot K^{-1}}$；$T$ 为热力学温度，$T=273.15+t$；$p(\mathrm{H_2})$ 为氢气的分压，单位为 kPa；$p(\mathrm{H_2}) = p(\text{大气}) - p(\mathrm{H_2O})$，$p(\mathrm{H_2O})$ 为水的饱和蒸气压；$V(\mathrm{H_2})$ 为置换出的氢气体积，单位为 L。

三、实验器材及试剂

1. 器材　50ml 量气管，试管，漏斗，橡胶管，铁架台，分析天平，气压计。

2. 试剂　$2\mathrm{mol \cdot L^{-1}}$ H_2SO_4，镁条。

四、实验步骤

(一) 镁条称量

准确称取两份已擦去表面氧化膜的镁条，每份 0.02～0.03g（准确至小数点后 4 位）。

(二)仪器安装

(1)按图 2-8-1 所示安装仪器。往量气管内装水至稍低于刻度"0.00"的位置。上下移动漏斗以赶尽附着在橡胶管和量气管内壁的气泡,连接反应管和量气管。

(2)检漏:把漏斗下移一段距离并固定,如果量气管中的液面只在开始时稍有下降,以后(3~5min)维持恒定,说明装置不漏气。如果不能保持恒定,则应检查各接口处是否严密。经检查调整后,再重复试验,直至装置不漏气为止。

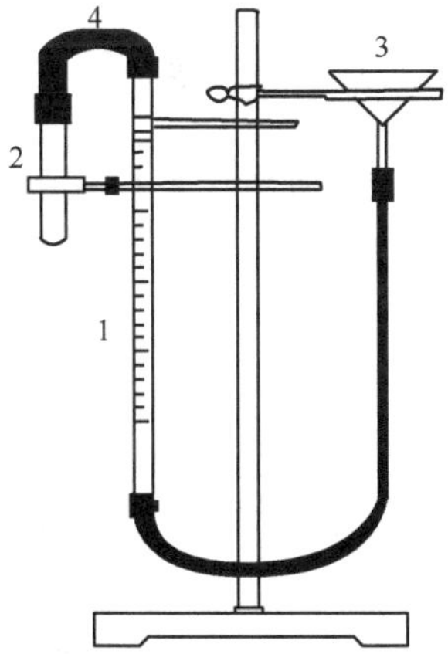

(三)测量

(1)取下反应管(小试管),用小漏斗将 3ml 2mol·L^{-1} H$_2$SO$_4$ 溶液注入试管中(切勿使酸沾在试管壁上)。稍稍倾斜试管,将镁条用蒸馏水润湿并贴于试管内壁的上部。勿使镁条与硫酸接触。装好试管,再检查一次是否漏气。

(2)把漏斗移至量气管右侧,使两者的液面保持同一水平,记录量气管的液面高度。

(3)将试管底部稍微抬高,使镁条与硫酸接触。此时,反应产生的氢气进入量气管中并将水压入漏斗内。为防止漏斗中的水溢出,量气管内液面下降时,漏斗也相应地向下移动,使管内液面与漏斗中液面保持同一高度。

(4)反应完成后,待试管冷却至室温,调整漏斗与量气管液面处于同一水平,记录液面高度。1~2min 后,重复记录一次。若两次读数相等,则表明管内气体温度已与室温相同,记录室温和大气压。用另一份已称重的镁条重复测定一次。将实验数据填入表 2-8-1,计算镁的原子量。

图 2-8-1　原子量测定装置
1. 量气管; 2. 反应管(小试管);
3. 漏斗; 4. 胶皮管

表2-8-1　镁原子量测定数据记录

室内温度t/℃＿＿＿;大气压力p/kPa＿＿＿;水饱和蒸气压p/kPa＿＿＿;氢气的分压p/kPa＿＿＿。

实验数据\实验序号	1	2
镁条质量(g)		
反应前液面位置(ml)		
反应后液面位置(ml)		
氢气体积(ml)		
镁的原子量		
镁原子量的平均值		

五、注意事项

(1)硫酸应过量,保证镁条全部反应。

(2)装置不能漏气,保证测量的准确性。

(3)仪器安装过程中,勿使硫酸与镁条接触,以免两者提前反应,致使氢气散失。

六、思考题

(1)所用镁条太多或太少对实验有何影响？

(2)如果没有赶尽量气管中的气泡，对实验结果有什么影响？

（胡　威）

实验九　凝固点降低法测定葡萄糖的摩尔质量

一、目的与要求

(1)了解凝固点降低法测定物质摩尔质量的原理和方法。

(2)掌握溶液凝固点的测定技术，巩固电子天平和滴定管的使用方法。

二、实验原理

难挥发非电解质稀溶液的凝固点降低值 ΔT_f 与溶质的质量摩尔浓度 b_B 成正比，即

$$\Delta T_f = T_f^* - T_f = K_f b_B = K_f \frac{m_B}{M_B m_A}$$

$$M_B = K_f \frac{m_B}{\Delta T_f m_A}$$

式中，T_f^* 为纯溶剂的凝固点；T_f 为稀溶液的凝固点；b_B 为溶质的质量摩尔浓度；K_f 为凝固点降低常数，水的 K_f 为 $1.86 \mathrm{K \cdot kg \cdot mol^{-1}}$；$M_B$ 为溶质的摩尔质量；m_B 为溶质的质量；m_A 为溶剂的质量。

在定量溶剂中溶解一定质量的溶质，组成稀溶液，分别测定纯溶剂和稀溶液的凝固点，代入上式，即可得到溶质的摩尔质量。

纯溶剂的凝固点是它的液相和固相平衡共存时的温度。若将纯溶剂逐步冷却，其冷却曲线如图 2-9-1 中的 a 所示。但实际过程中往往会发生过冷现象，即在过冷后才开始析出固体，温度回升并平衡稳定，待液体全部凝固后，温度又逐渐下降，其冷却曲线如图 2-9-1 中的 b 所示。

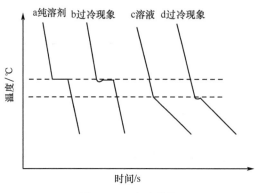

图 2-9-1　步冷曲线

稀溶液的凝固点是该溶液的液相与溶剂的固相平衡共存时的温度。若将溶液逐步冷却，其冷却曲线与纯溶剂不同，见图2-9-1中c和d。由于部分溶剂凝固析出，使剩余溶液的浓度逐渐增大，因而剩余溶液与溶剂固相的平衡温度也逐渐下降。本实验所要测定的是浓度固定的溶液凝固点，所析出的溶剂固相的量不能太多，否则会影响原溶液的浓度。如有过冷现象如图2-9-1中d所示，测得凝固点往往偏低，影响摩尔质量的测定。一般可通过控制搅拌速度以避免过冷现象(图2-9-2)。

由以上讨论可知，溶液的凝固点应为冷却曲线温度回升所达到的最高点。本实验以水为溶剂，以葡萄糖为溶质，测定溶液的凝固点降低值 ΔT_f，从而计算葡萄糖的摩尔质量。

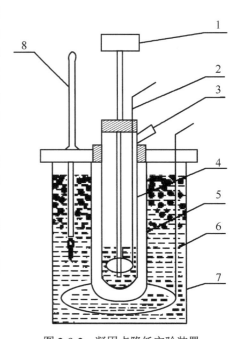

图2-9-2 凝固点降低实验装置

1. 精密数字温差测量仪；2. 内管搅棒；3. 投料支管；4. 凝固点管；5. 空气套管；6.搅拌棒 7. 冰浴槽；8. 温度计

三、实验器材及试剂

1. 器材 凝固点测定仪，温度计(-10～50℃)，精密数字温差测量仪，分析天平，50ml 容量瓶。

2. 试剂 粗盐，葡萄糖，冰，二次蒸馏水。

四、实验步骤

(一)控制水浴的温度

在冰水浴槽中加入冰、水及适量的食盐，使冰水盐浴温度控制在-3℃左右。

(二)仪器安装

按图 2-9-2 将凝固点测定仪安装好。凝固点管、精密数字温差测量仪及搅拌棒事先均须清洁和干燥。

(三)纯水凝固点的测定

将盛有水的凝固点管插入冰水盐浴中，上下移动搅拌棒，使溶剂逐步冷却。当有固体析出时，将凝固点管取出，将管外冰水擦干，在空气套管中，缓慢而均匀地搅拌(约每秒1次)。观察精密数字温差测量仪读数，直至温度稳定，此乃水的凝固点 T_f^*。

取出凝固点管，用手温热，待管中的固体完全溶化。再重复上面的实验步骤 2 次，取平均值得到水的凝固点。

(四)溶液凝固点的测定

准确称取 3.0～3.2g 分析纯葡萄糖(准确至小数点后四位),加水溶解,用蒸馏水定容至 50.00ml。凝固点管用葡萄糖溶液冲洗 3 次(每次 5ml 左右),测量溶液的凝固点。重复测量 2 次(要求凝固点绝对误差小于±0.003℃),取平均值,即为葡萄糖溶液的凝固点 T_f。

(五)数据处理

将所得数据代入公式,计算葡萄糖的摩尔质量。由于溶液浓度很小,1ml 溶液中水的质量可近似为 1g。

五、注意事项

(1)搅拌速度的控制是做好本实验的关键,测溶剂与溶液凝固点时速度条件要完全一致。

(2)准确读出温度也是实验的关键所在,应准确至小数点后 3 位。

(3)冰水盐浴温度对实验结果也有很大影响,过高会导致冷却太慢,过低则测不出正确的凝固点。

六、思考题

(1)冷却过程中,凝固点管内液体有哪些热交换存在?它们对凝固点的测定有何影响?

(2)加入溶剂中的溶质的量应如何确定?加入量过多或太少会有何影响?

(3)若测得纯水的凝固点偏离 0℃,可能由何种因素引起?这对测定某物质的摩尔质量有无影响?

(魏光成)

实验十 燃烧热的测定

一、目的与要求

(1)了解氧弹量热计的构造、工作原理及使用方法。

(2)掌握燃烧热的测定技术,熟悉恒压燃烧热与恒容燃烧热的相互转换。

(3)学会用雷诺图解法校正温度改变值。

二、实验原理

1. 燃烧热的测量 燃烧热是指 1 mol 物质完全燃烧生成稳定氧化产物时所放出的热量。燃烧热的测定可在恒容或恒压条件下进行,分别得到恒容燃烧热(恒容反应热效应 Q_V)

和恒压燃烧热(恒压反应热效应 Q_p)。在实际测量中,常用氧弹量热计(恒容条件下)测量,直接得到恒容反应热效应 Q_V。在恒容且非体积功为零的条件下,封闭系统的 $\Delta U = Q_V$;在恒压且非体积功为零的条件下,封闭系统的 $\Delta H = Q_p$。若将参与反应的气体视为理想气体,由热力学第一定律可知

$$\Delta_c H_m = Q_p = Q_V + \sum_B \nu_B RT$$

式中,$\Delta_c H_m$ 为摩尔燃烧焓,$J \cdot mol^{-1}$;Q_p 为恒压燃烧热,$J \cdot mol^{-1}$;Q_V 为实验测得的恒容燃烧热,$J \cdot mol^{-1}$;ν_B 为参加反应的各气体物质的计量系数,反应物取负值,生成物取正值;T 为反应的温度,K;R 为摩尔气体常数,$J \cdot mol^{-1} \cdot K^{-1}$ 本实验利用氧弹量热计测定萘完全燃烧时的恒容燃烧热,计算得到恒压燃烧热。

量热计的种类很多,本实验用的是 GR-3500 型氧弹量热计,测量的基本原理是能量守恒定律。量热计和氧弹结构如图 2-10-1 及图 2-10-2 所示。

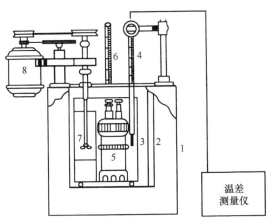

图 2-10-1　GR-3500 型氧弹量热计示意图

1. 量热计外套;2. 挡板;3. 热水桶;4. 温差测量仪探头;
5. 氧弹;6. 温度计;7. 搅拌器;8. 电动机

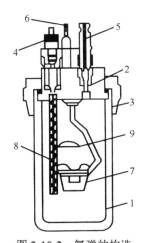

图 2-10-2　氧弹的构造

1. 外壁;2. 弹盖;3. 螺帽;4. 进气孔;5. 排气孔;6. 电极;
7. 燃烧皿;8. 电极;9. 火焰遮板

在绝热条件下,将氧弹(样品的燃烧室充入高压氧气以保证样品完全燃烧)置于盛有定量水的量热体系中,待测样品完全燃烧释放的热量使量热器(包括反应物、产物、搅拌器、水、量热器壁等)温度升高。测量温度的变化,可求出该样品的恒容燃烧热。关系式如下:

$$\frac{m_{sample}}{M} Q_V + Q_{引燃丝} \cdot m_{引燃丝} = C_J \Delta T$$

式中,m_{sample} 为待测样品的质量,g;M 为待测样品的摩尔质量,$g \cdot mol^{-1}$;Q_V 为待测样品的恒容燃烧热,$J \cdot mol^{-1}$;$Q_{引燃丝}$ 为引燃丝的燃烧热,$J \cdot g^{-1}$;$m_{引燃丝}$ 为燃烧的引燃丝的质量;C_J 为量热体系的热容,$J \cdot K^{-1}$。

量热体系的热容 C_J 可用间接的方法测定。本实验通过在完全相同的条件下,在同一量热计中燃烧一定量的苯甲酸(已知恒容燃烧热),测定量热体系温度的升高值 ΔT,根据上式求出 C_J。

实际上，量热计并不能做到完全绝热，它与周围环境的热交换是无法完全避免的，同时搅拌器工作时也对系统做功，因此燃烧前后温度的变化值不能直接准确测量，一般可用雷诺(Renolds)作图法进行校正。

2. 用雷诺图解法校正温度改变值 将适量样品完全燃烧，使量热计中的水温升高 $1.5 \sim 2.0$℃，记录实验过程中的温度-时间关系(图 2-10-3)，可得曲线 ABCD，图中 A 点为 T-t 曲线计时开始点，B 点相当于燃烧反应开始点，C 点相当于燃烧反应结束点，D 点是实验计时结束点。图中，B 点和 C 点的温度差并不是真正的由反应热效应引起的温差 ΔT，具体可根据两种方法进行校正。

方法一：在 BC 曲线上选取一点 E，过 E 点作横轴(t 轴)的垂线，垂线与 AB、DC 的延长线分别交于 G、H 点，仔细调节 E 点的位置，使得 BEG、CEH 两部分所包含的面积相等。G 点和 H 点之间的温差就是校正后的 ΔT。

方法二：事先调节内筒的水温比室温低大约 1℃，则可直接用量热计夹层的水温作为 E 点。过 E 点作横轴的垂线，垂线与 AB、DC 的延长线分别交于 G、H 点，则 G 点和 H 点间的温差即为校正后的 ΔT。这两种方法得出的数据基本一致。

对于绝热良好的量热计，由于体系向环境泄漏的热很少，若搅拌器的电机功率较大，在雷诺温度校正曲线上可能不会出现最高点，如图 2-10-4 所示，但同样可用上述方法来校正其温差。

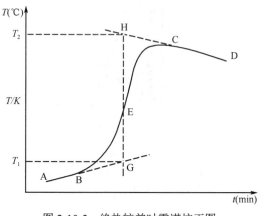

图 2-10-3　绝热较差时雷诺校正图

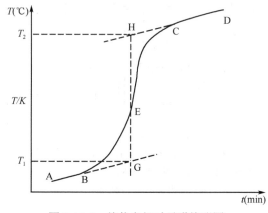

图 2-10-4　绝热良好时雷诺校正图

三、实验器材及试剂

1. 器材 GR-3500 型量热计，数字精密温差测量仪，多功能控制箱，容量瓶，氧气钢瓶，WGR-1 型充氧机，压片机，万用电表，分析天平。

2. 试剂 苯甲酸，萘，引燃丝(12 cm)。

四、实验步骤

1. 量热计热容 C_J 的测定

(1)样品压片：取一段约 12cm 长的引燃丝，测量长度，用分析天平称其质量，将引燃丝绕成环状。称量 0.8～1.0g 苯甲酸(预先在 50～60℃烘干 30min),和引燃丝一起压片(保证引燃丝位于样品片的中央)。将压好的样品片在干净玻璃板或桌面上轻敲 2～3 次,除去表面的碎末,用分析天平称量质量 m 苯甲酸。

(2)装置氧弹:拧开氧弹盖,放置在专用支架上或折叠的干洁毛巾上,将其内壁及电极下端不锈钢接线柱擦净。小心将样品片的引燃丝两端紧绕在两电极上,用万用电表检查是否为通路。将氧弹盖小心装入氧弹,旋紧氧弹盖,再用万用表测两极间电阻(一般不大于20Ω)。若电阻太大或短路都要重新加装样品。

用充氧机充氧达到 2.0 MPa 后维持 10～30s,拧开排气孔将氧弹中的氧气缓缓放出,关闭排气孔并迅速再次充氧,重复 2～3 次。再次测定两电极间电阻并检查密封情况。如漏气、电极间断路或短路,需放出氧气检查原因。

将氧弹放入量热计内筒,在内筒中倒入 3000ml 自来水,装好搅拌电机,转动电机并调整氧弹位置,确保搅拌器叶片不要擦碰量热计内筒。接好点火电极的电线,盖好盖板。插上数字精密温差测量仪探头,选择温差测量档,调节基温选择,开动搅拌电机。

(3)燃烧和测量温差:实验开始时温度会有波动,水温稳定后开始计时,每 1min 记录一次温度 T。10min 后,按下点火按钮点火,温度迅速上升,进入反应期,每 15s 记录一次温度。两次读数温度上升小于 0.005℃时,改为每分钟读数一次。温度变化稳定 10min 后停止实验。温度测量精确到 0.002℃。

关闭所有电气开关,拿出氧弹,放掉余气,检查燃烧情况。若氧弹中无残炭,则燃烧完全,量取剩余引燃丝的长度,计算燃烧的引燃丝的质量。燃烧不完全,则需重新测定。

2. 萘燃烧焓的测定 称取萘 0.6g 左右,重复上述操作,测定萘燃烧时的 ΔT。

3. 数据记录与处理 实验数据记录于各表并进行相应处理(表 2-10-1～表 2-10-4)。

表2-10-1 苯甲酸燃烧情况

苯甲酸的恒容燃烧热 $Q_{V 苯甲酸}$(J·mol^{-1})
苯甲酸的质量 m 苯甲酸(g)
引燃丝的燃烧热 Q 引燃丝(J·g^{-1})
引燃丝的总质量(g)
引燃丝的总长度(mm)
燃烧后剩余的引燃丝长度(mm)
燃烧后剩余的引燃丝质量(g)
燃烧的引燃丝质量(g)

表2-10-2 苯甲酸燃烧过程温度-时间记录

读数序号	时间(min)	温度(℃)	备注
1			
2			
3			
...			

表2-10-3　萘的燃烧情况

萘的恒容燃烧热 $Q_V{}_萘}$ (J·mol^{-1})
萘的质量 $m_萘$ (g)
引燃丝的燃烧热 $Q_{引燃丝}$ (J·g^{-1})
引燃丝的总质量(g)
引燃丝的总长度(mm)
燃烧后剩余的引燃丝长度(mm)
燃烧后剩余的引燃丝质量(g)
燃烧的引燃丝质量(g)

表2-10-4　萘燃烧过程温度-时间记录

读数序号	时间(min)	温度(℃)	备注
1			
2			
3			
…			

(1) 分别作苯甲酸和萘燃烧过程的 T-t 曲线，通过雷诺校正图，求出量热计温度的变化值 $\Delta T_{苯甲酸}$、$\Delta T_萘$。

(2) 由 $\Delta T_{苯甲酸}$ 计算量热计的热容 C_J。

(3) 计算萘的恒容燃烧热 Q_V，求出恒压燃烧热 $\Delta_c H_m$。

(4) 由物理化学数据手册查出萘的恒压燃烧热 $\Delta_c H_m$，计算实验误差。

五、注意事项

(1) 压片时引燃丝尽量不要压扁，位置最好位于样品片中央。

(2) 引燃丝接在点火电极上时应接牢，避免实验时从接头处烧断。

(3) 氧弹放入量热计内筒后应调整其位置，使搅拌器叶片不与内筒碰撞。

(4) 内外筒温度平衡即温度变化稳定后才能点火，否则实验误差较大。

六、思考题

(1) 为什么测量得到的温度差值要经过雷诺作图法校正？

(2) 测定量热计的热容和物质的燃烧热时，氧弹中氧气压强不同是否会给实验带来误差？

（董秀丽）

实验十一　饱和蒸气压的测定

一、目的与要求

(1) 掌握 Clausius-Clapeyron 方程，了解蒸气压的影响因素。

(2) 熟悉蒸气压和摩尔蒸发热的测定方法。

二、实验原理

一定温度下，与液相处于平衡的蒸气所具有的压力称为液体的饱和蒸气压，简称蒸气压。蒸气压随温度的升高而增加，纯液体的蒸气压与温度的关系服从 Clausius-Clapeyron 方程。

$$\frac{\mathrm{d}\ln p}{\mathrm{d}T} = \frac{\Delta H_{\mathrm{m}}}{RT^2}$$

式中，p 为纯液体在温度 T 时的蒸气压；ΔH_{m} 为摩尔蒸发热；R 为气体常数。如果温度变化范围不大，ΔH_{m} 可视为常数，将上式积分得

$$\ln p = -\frac{\Delta H_{\mathrm{m}}}{RT} + C$$

式中，C 为积分常数，与压强 p 单位有关。

测定液体在不同温度的饱和蒸气压，以 $\ln p$ 对 $1/T$ 作图可得一条直线，由直线斜率可得液体的摩尔蒸发热。实验时，将待测液体加入等位计的球管 A 内，U 型管 B、C 中也保留一定量液体，见图 2-11-1(a)，按照图 2-11-1(b)所示，将等位计固定在仪器主机上，用橡胶管连接等位计 C 管、压力计及抽气系统，抽真空排除管内空气，调节大气阀使等压计 U 型管两侧液面相平，根据压力表读数即可得到液体的饱和蒸气压。

三、实验器材及试剂

1. 器材　DPCY-6C 蒸气压测定装置，等位计，冷凝管，气路连接橡胶管，真空泵。

2. 试剂　无水乙醇。

四、实验步骤

1. 装样　在等位计内装入适量待测液体，约占球管 A 容积的 2/3，U 型管 B、C 两端容积的 1/2，按图 2-11-1(b)连接装置。

2. 压力计置零　开机预热 5~10min，打开大气阀门，按下置零键，压力表显示 0(测量过程中不可再置零)。

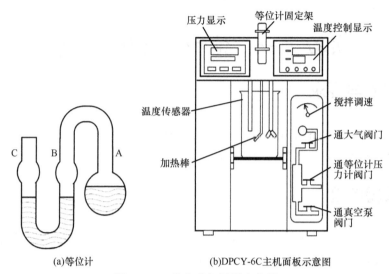

温度传感器

加热棒

压力显示　等位计固定架　温度控制显示

搅拌调速

通大气阀门

通等位计压力计阀门

通真空泵阀门

(a)等位计　　　　　　　　(b)DPCY-6C主机面板示意图

图 2-11-1　饱和蒸气压测定装置

3. 气密性检查　关闭大气阀门，打开等位计及真空泵阀门，启动真空泵。抽至一定真空度时关闭真空泵阀门，观察压力计示数，若压力没有明显下降说明系统气密性良好，否则需要仔细检查并消除漏点。

4. 测定　控制恒温至所需温度，启动搅拌，关闭大气阀门，打开等位计及真空泵阀门，启动真空泵抽气，一定时间后，当等位计内液体平稳沸腾 3～5min 后，关闭真空泵阀门，慢慢开启大气阀门至 U 型管双臂液体等高，记录压力表读数。同法，再抽气，再读数，直至两次读数相同，此时等位计内空间被待测液体的蒸气充满。待测液体的蒸气压等于大气压与仪器读数的差值。

升温，按上述方法，测定 6 个温度下的蒸气压。若升温过程中等位计内液体沸腾剧烈，可缓缓开启大气阀门，漏入少量空气，防止管内液体大量挥发影响实验。

5. 数据处理

(1)记录当前大气压力 p_0，按公式 $p = p_0 - E$ 计算液体蒸气压 p。其中，E 为压力表读数。

(2)以 $\ln p$ 对 $1/T$ 作图，计算液体的平均摩尔蒸发热。

五、注意事项

(1)实验中减压系统不能漏气，否则抽气时达不到实验要求的真空度。

(2)AB 弯管内的空气必须排除干净，使 B 管液面上方只含待测液体的蒸气，因为若混有空气，则测定结果为待测液体的蒸气与空气的总压力。

(3)升温法测定中，打开活塞进空气时，速度不可太快，以免空气倒灌入 AB 弯管。发生倒灌必须重新排除空气。

六、思考题

(1)如何判断球管液面上方的空气是否被排净？若未排净，对实验结果有何影响？

(2) 如何防止 U 型管中的液体倒灌？若倒灌时带入空气，对实验结果有何影响？

(3) 本实验的误差来源有哪些？

(4) 本实验的测定方法能否用于测定溶液的蒸气压？

（王于杨）

实验十二　反应平衡常数与分配系数的测定

一、目的与要求

(1) 了解滴定法测定反应平衡常数与分配系数的原理和方法。

(2) 掌握从两液相平衡系统中取样分析的方法。

(3) 了解温度对分配系数及平衡常数的影响。

二、实验原理

(一)分配系数的测定

温度一定时，在两种彼此接触而又互不相溶的溶剂中，溶质可按一定比例在两种溶剂中分别溶解，此即为分配，分配达到平衡时，溶质在两种溶液中平衡浓度的比值是个常数，这个常数称为分配系数。

在一定温度和压力下，碘在四氯化碳和水中达到分配平衡

$$I_2(H_2O) \rightleftharpoons I_2(CCl_4)$$

分配系数的表达式为

$$K_{分配} = \frac{[I_2]_{CCl_4}}{[I_2]_{H_2O}}$$

用 $Na_2S_2O_3$ 标准溶液和淀粉指示剂，通过滴定可分别测出水层和四氯化碳层中碘的浓度，从而求出分配系数，滴定反应方程式如下：

$$I_2 + 2S_2O_3^{2-} \rightleftharpoons 2I^- + S_4O_6^{2-}$$

(二)平衡常数的测定

在一定温度和压力下，I_2 和 KI 在水溶液中可以建立如下平衡：

$$I_2 + KI \rightleftharpoons KI_3$$

$$K_{平} = \frac{[KI_3]}{[I_2][KI]}$$

测得平衡时各物质的浓度便可求得平衡常数。但用碘量法无法直接测定水溶液中各物质的浓度，因为当用 $Na_2S_2O_3$ 滴定 I_2 时，随着 I_2 的消耗，平衡向左移动，使 KI_3 继续分解，

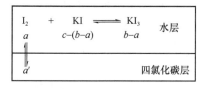

图 2-12-1　碘的复相平衡

最终只能测得溶液中 I_2 和 KI_3 的总量。

为了解决这个问题，本实验将溶有适量碘的 CCl_4 溶液和 KI 溶液混合振荡，达到复相平衡。KI 和 KI_3 均不溶于 CCl_4，而 I_2 不仅可以在水层中建立化学平衡，而且在 CCl_4 层与水层之间建立分配平衡，如图 2-12-1 所示。

当测定了 CCl_4 层中碘的浓度（设为 a'）之后，便可通过预先测定的分配系数，求出碘在水层中的浓度 a。由 $Na_2S_2O_3$ 标准溶液滴定求出水层中 I_2 和 KI_3 的总浓度 b，便可求出水层中 KI_3 的平衡浓度 $(b-a)$。

设水层中 KI 的初始浓度为 c，则平衡时 KI 的浓度为 $c-(b-a)$。上述化学反应的平衡常数为

$$K_{平} = \frac{[KI_3]}{[I_2][KI]} = \frac{b-a}{a[c-(b-a)]}$$

三、实验器材及试剂

1. 器材　恒温槽，250ml 碘量瓶，25ml 移液管，10ml 移液管，250ml 锥形瓶，碱式滴定管，10ml 量筒，25ml 量筒，50ml 小烧杯，洗耳球，分液漏斗。

2. 试剂　$0.01mol \cdot L^{-1} Na_2S_2O_3$ 标准溶液，$0.1mol \cdot L^{-1}$ KI 标准溶液，I_2 的 CCl_4 饱和溶液，纯 CCl_4，1% 淀粉溶液，固体 KI。

四、实验步骤

（1）按表 2-12-1 所列数据，于碘量瓶中配制样品溶液。

表 2-12-1　样品溶液组成表

试剂用量（ml）/样品编号	1	2	3
H_2O	200	50	0
I_2 的 CCl_4 溶液	25	20	25
KI 溶液	0	50	100
CCl_4	0	5	0

（2）将配好的溶液置于 25℃ 的恒温槽内恒温约 1h。恒温期间，每隔 10min 振荡 1 次，至少振荡 5 次。如需恒温槽外振荡，取出时间不要超过半分钟，以免温度改变，影响实验结果。最后一次振荡后，待两液层充分分层后，迅速将 CCl_4 层分离到碘量瓶中，盖紧塞子。

（3）取样分析：分析水层时，从各分液漏斗中分别准确量取水溶液 25.00ml，用 $0.01ml \cdot L^{-1} Na_2S_2O_3$ 标准溶液滴定其中碘的含量，先用 $Na_2S_2O_3$ 标准溶液滴至淡黄色，再加 2ml 淀粉溶液作指示剂，然后小心滴至蓝色恰好消失为止。分析 CCl_4 层时，分别准确吸取 CCl_4 层样品溶液 5.00ml，置于盛有 10ml 蒸馏水的锥形瓶中，再加入少许固体 KI 和 2ml 淀

粉溶液，用 $Na_2S_2O_3$ 标准溶液进行滴定，直至水层中蓝色恰好消失，CCl_4 层不再出现红色为止。平行测定两次，记录所消耗 $Na_2S_2O_3$ 标准溶液的体积，取平均值，计算水层和 CCl_4 层中 I_2 的浓度，求出分配系数和平衡常数（表 2-12-2）。

表 2-12-2　数据记录表

实验温度：_____，大气压：_____，$Na_2S_2O_3$浓度：_____，KI浓度：_____。

样品编号		1		2		3	
		H_2O 层	CCl_4 层	H_2O 层	CCl_4 层	H_2O 层	CCl_4 层
$V(Na_2S_2O_3)$ (ml)	第 1 次						
	第 2 次						
	平均值						
分配系数							
平衡常数							

分配系数平均值 K=_____，平衡常数平均值 K_c=_____ 。

五、注意事项

(1) $Na_2S_2O_3$ 标准溶液滴定碘时，先要滴定至淡黄色再加淀粉溶液。
(2) 滴定过程中需充分振荡。
(3) 平衡常数和分配系数均与温度有关，因此本实验应严格控制温度。

六、思考题

(1) 在有 kI 存在时，I_2 在各相中如何分配？
(2) 配制溶液时，哪些试剂需要准确计量其体积，为什么？

（董秀丽）

实验十三　蔗糖水解反应速率常数的测定

一、目的与要求

(1) 熟悉一级反应动力学的研究方法。
(2) 掌握蔗糖水解反应速率常数和活化能的测定方法，掌握一级反应规律。
(3) 了解旋光仪的基本原理和使用方法。

二、实验原理

蔗糖在 H^+ 催化作用下水解为葡萄糖和果糖，反应方程式为

$$C_{12}H_{22}O_{11}(蔗糖) + H_2O \xrightarrow{H^+} C_6H_{12}O_6(葡萄糖) + C_6H_{12}O_6(果糖)$$

实验证明，该反应的速率与蔗糖、水及催化剂 H^+ 的浓度均有关系。由于反应时水是大量的，尽管有部分水分子参与了反应，仍可近似地认为整个反应过程中水的浓度是恒定的，H^+ 是催化剂，其浓度也保持不变，这时反应速率只与蔗糖浓度有关，可视为假一级反应，其动力学方程为

$$\ln c = -kt + \ln c_0 \tag{1}$$

式中，k 为反应速率常数，t 为时间，c 为 t 时刻的反应物浓度，c_0 为反应物的初始浓度。

当 $c = \dfrac{c_0}{2}$ 时，反应所需的时间称为反应的半衰期，用 $t_{1/2}$ 表示。由式(1)可得

$$t_{1/2} = \frac{\ln 2}{k} = \frac{0.693}{k} \tag{2}$$

测定不同时刻反应物和产物的浓度，就可由式(1)和式(2)求得反应的速率常数和半衰期。

蔗糖及其水解产物均为旋光性物质，但它们的旋光能力不同，可以利用系统在反应过程中旋光度的变化来衡量反应的进程。

溶液的旋光度与溶液中所含旋光物质的旋光能力、溶剂、溶液浓度、溶液厚度、光源波长及温度等因素有关。为了比较物质的旋光能力，引入比旋光度 $[\alpha]_D^t$。

$$[\alpha]_D^t = \frac{\alpha}{c \cdot l} \tag{3}$$

式中，t 为实验温度，D 为光源波长，α 为旋光度，l 为溶液厚度，c 为浓度。

由式(3)可得：

$$\alpha = [\alpha]_D^t l \cdot c = kc \tag{4}$$

k 为比例常数，与物质的旋光能力、溶剂、溶液厚度、光源波长、温度等因素有关。

在蔗糖的水解反应中，反应物蔗糖是右旋性物质，其比旋光度 $[\alpha]_D^{20} = 66.6°$。产物中葡萄糖也是右旋性物质，其比旋光度 $[\alpha]_D^{20} = 52.5°$，而果糖是左旋性物质，其比旋光度 $[\alpha]_D^{20} = -91.9°$。由于溶液中各旋光性物质的旋光度具有加和性，因此，随着水解反应的进行，溶液的右旋角度将不断减小，至零后变成左旋，当蔗糖完全转化为产物时，左旋角度达到最大值。

$$t=0, \quad \alpha_0 = k_{反} c_0$$

$$t=\infty, \quad \alpha_\infty = k_{生} c_0$$

任意时刻 t，$\quad \alpha_t = k_{反} c_t + k_{生}(c_0 - c_t)$

其中，$k_{反}$ 和 $k_{生}$ 分别为反应物和生成物的比例常数。由此可知

$$c_0 = \frac{\alpha_0 - \alpha_\infty}{k_{反} - k_{生}} \tag{5}$$

$$c_t = \frac{\alpha_t - \alpha_\infty}{k_{反} - k_{生}} \tag{6}$$

将式(5)和式(6)代入式(1),即得

$$\ln(\alpha_t - \alpha_\infty) = -kt + \ln(\alpha_0 - \alpha_\infty) \tag{7}$$

由此可见,以 $\ln(\alpha_t - \alpha_\infty)$ 对 t 作图为一直线,由该直线的斜率可求得反应速率常数 k,进而可求得半衰期 $t_{1/2}$。

若测得不同温度下的速率常数,根据阿伦尼乌斯方程,可求取反应的活化能 E_a,即

$$\ln k = -\frac{E_a}{RT} + \ln A \tag{8}$$

反应的活化能可由 $\ln k$ 对 $1/T$ 作图所得直线的斜率求出。

三、实验器材及试剂

1. 器材 数字旋光仪,恒温槽,秒表,100ml 烧杯,移液管,具塞锥形瓶。

2. 试剂 20%蔗糖溶液,$2 \text{ mol} \cdot \text{L}^{-1}$ HCl 溶液。

四、实验步骤

1. 旋光仪零点的校正 打开旋光仪预热几分钟,旋光管内注满蒸馏水,旋紧套盖,用擦镜纸擦净两端玻璃片,放入旋光仪内,盖上槽盖,记录旋光度,重复操作三次,取其平均值,此即为旋光仪零点。

2. 恒温 用移液管移取 25ml 蔗糖溶液于干燥的 100ml 具塞锥形瓶中,移取 25ml $2 \text{ mol} \cdot \text{L}^{-1}$ HCl 溶液于另一锥形瓶中,两者分别放入 30℃恒温槽中恒温。

3. α_t 的测定 迅速将 HCl 溶液倒入蔗糖溶液中,计时开始。为了使两者完全等量混合,将溶液倒回到盛装 HCl 的锥形瓶中,摇匀,再倒回原锥形瓶中,来回倒 3 次,用少量混合液润洗旋光管 2 次,然后将混合液装满旋光管,测定 α_t。从计时开始,每隔 3min 测一次旋光度,测定 6 次,继而每隔 5min 测一次,测定 3 次。

测定旋光度前,应将旋光管置于恒温槽中,测定时迅速取出,两头擦净后进行测定,测定结束后,再迅速放回到恒温槽中。

4. α_∞ 的测定 步骤 3 剩余的混合液放入 50~60℃的恒温水浴槽中,反应 60min 后冷却至实验温度,测定其旋光度,此值即为 α_∞。注意:水浴温度不可太高,否则将产生副反应,溶液颜色变黄,同时,温度过高会使溶剂蒸发而改变溶液浓度,以致造成 α_∞ 偏差。

5. 根据需要,还可选做以下实验

(1)催化剂的用量对反应速率的影响:用蒸馏水将 $2\text{mol} \cdot \text{L}^{-1}$ HCl 稀释成 $1\text{mol} \cdot \text{L}^{-1}$,重复步骤 3、4,测定 α_t 和 α_∞,计算速率常数。

(2)温度对反应速率的影响:分别在不同温度(如 25℃、30℃和 35℃)下,使用相同浓度的催化剂,重复步骤 3、4,测定 α_t 和 α_∞,计算各温度下的速率常数和反应的活化能。不同温度测定时,取样时间间隔和反应总时间应作适当调整。

6. 数据处理 按表 2-13-1 记录实验数据。

(1)数据处理方法 I

根据式(7),以 $\ln(\alpha_t - \alpha_\infty)$ 对 t 作图,由直线斜率求反应速率常数 k;计算蔗糖转化反应

的半衰期。比较催化剂浓度对反应速率常数 k 及 α_∞ 的影响。根据阿伦尼乌斯方程，计算反应活化能 E_a。

表 2-13-1　不同时刻反应体系的旋光度数据

$\alpha_{零点}=$___；$c(HCl)=$___ $mol \cdot L^{-1}$；$c(蔗糖)=$___ %；T：___K；$p大气$：___ kPa。

时间 (min)	旋光度 α_t	$\alpha_t - \alpha_\infty$	$\ln(\alpha_t - \alpha_\infty)$
0			
3			
6			
9			
12			
…			
∞			

（2）数据处理方法Ⅱ

测定 α_∞ 时需要等待较长时间，改变数据处理方法可不必测定 α_∞。方法原理如下：

由反应的动力学方程（7）$\ln(\alpha_t - \alpha_\infty) = -kt + \ln(\alpha_0 - \alpha_\infty)$ 可得

$$\alpha_t - \alpha_\infty = (\alpha_0 - \alpha_\infty)e^{-kt} = Ae^{-kt} \tag{9}$$

其中，$A = \alpha_0 - \alpha_\infty$，为一常数。当反应时间由 t 增加到 $t + \Delta t$，由（9）式可得

$$\alpha_{t+\Delta t} - \alpha_\infty = Ae^{-k(t+\Delta t)} \tag{10}$$

式（9）－（10）得

$$\alpha_t - \alpha_{t+\Delta t} = Ae^{-kt} - Ae^{-k(t+\Delta t)} = Ae^{-kt}(1 - e^{-k\Delta t}) \tag{11}$$

固定 Δt，因 A 为定值。则 $A(1 - e^{-k\Delta t})$ 为定值，令 $A' = A(1 - e^{-k\Delta t})$，则式（11）可简化为：

$$\alpha_t - \alpha_{t+\Delta t} = A'e^{-kt} \tag{12}$$

式（12）两边取对数得

$$\ln(\alpha_t - \alpha_{t+\Delta t}) = -kt + \ln A' \tag{13}$$

以 $\ln(\alpha_t - \alpha_{t+\Delta t})$ 对 t 作图，可得一直线，通过直线斜率即可求得速率常数 k，而不必测定 α_∞。令 $\Delta t = 5min$，每隔 5 min 记录溶液的旋光度，按表 2-13-2 记录实验数据。

根据式（13），以 $\ln(\alpha_t - \alpha_{t+\Delta t})$ 对 t 作图，由直线斜率求反应速率常数 k；计算蔗糖转化反应的半衰期。根据阿伦尼乌斯方程，计算反应活化能 E_a。

表 2-13-2　不同时刻反应体系的旋光度数据

$\alpha_{零点}=$___；$c(HCl)=$___ $mol \cdot L^{-1}$；$c(蔗糖)=$___ %；T：___K；$p大气$：___ kPa。

时间 (min)	旋光度 α_t	$\alpha_t - \alpha_{t+\Delta t}$	$\ln(\alpha_t - \alpha_{t+\Delta t})$
0			
5			
10			

续表

时间(min)	旋光度 α_t	$\alpha_t - \alpha_{t+\Delta t}$	$\ln(\alpha_t - \alpha_{t+\Delta t})$
15			
20			
…			
45			

五、注意事项

(1)装液时要旋紧旋光管两端的旋光片。既要防止旋转过松引起液体渗漏，又要防止旋转过紧造成用力过大而压碎玻片。测定时旋光管中若有气泡，应先让气泡浮在旋光管的凸颈处。

(2)旋光仪使用中，若两次测定间隔时间较长，应切断电源，在下次使用时提前 10min 开启预热。

(3)由于反应液的酸度很大，因此旋光管一定要擦干后才能放入旋光仪内，以免酸液腐蚀旋光仪。实验结束后必须洗净样品管。

六、思考题

(1)在蔗糖转化反应过程中，所测旋光度 α_t 是否需要零点校正？为什么？

(2)蔗糖溶液为什么不需要准确配制？

(3)蔗糖的转化速率与哪些因素有关？

(王晓艳)

实验十四　乙酸乙酯皂化反应速率常数的测定

一、目的与要求

(1)掌握电导率法测定乙酸乙酯皂化反应速率常数和半衰期的原理和方法。

(2)学会用 Excel 作图法求二级反应的速率常数，掌握活化能的测定方法。

(3)掌握电导率仪的使用方法。

二、实验原理

乙酸乙酯皂化为二级反应

$$CH_3COOC_2H_5 + NaOH \longrightarrow CH_3COONa + C_2H_5OH$$

为了数据处理方便，在设计实验时将反应物 $CH_3COOC_2H_5$ 和 NaOH 采用相同的浓度 c_0 作为起始浓度。当反应时间为 t 时，若 $CH_3COOC_2H_5$ 和 NaOH 的浓度为 c，则 CH_3COONa

和 C_2H_5OH 的浓度为 (c_0-c)。

$$CH_3COOC_2H_5 + NaOH \longrightarrow CH_3COONa + C_2H_5OH$$

$t=0$	c_0	c_0	0	0
$t=t$	c	c	c_0-c	c_0-c
$t=\infty$	0	0	c_0	c_0

二级反应的积分速率方程为
$$\frac{1}{c} - \frac{1}{c_0} = kt \tag{1}$$

式中，k 为反应速率常数。只要测出不同时刻 t 下浓度 c，就可以通过计算得到反应速率常数。

反应过程中不同时刻各物质的浓度可以通过酸碱滴定测得（化学法），也可通过间接测定溶液的电导率而求得（物理法），本实验采用后者。反应在稀溶液中进行，系统中参与导电的离子有 Na^+、OH^-、CH_3COO^-。Na^+ 的浓度在反应前后不发生变化，随着反应的进行，溶液中电导率较大的 OH^- 离子逐渐被电导率较小的 CH_3COO^- 离子取代，溶液的电导率值逐渐减小。因此，可以用电导率的变化来表征浓度的变化。

$$\kappa_0 = A_1 c_0 \qquad \kappa_\infty = A_2 c_0 \qquad \kappa_t = A_1 c + A_2(c_0-c)$$

式中，κ_0 为反应起始时的电导率，κ_t 为反应进行到 t 时刻的电导率，κ_∞ 为反应完全时的电导率。消去比例常数 A_1、A_2，整理后可得浓度 c 与电导率的关系式为

$$c = \frac{\kappa_t - \kappa_\infty}{\kappa_0 - \kappa_\infty} c_0 \tag{2}$$

(2)式代入(1)式，整理后得

$$\kappa_t = \frac{1}{c_0 k} \times \frac{\kappa_0 - \kappa_t}{t} + \kappa_\infty \tag{3}$$

实验中，只要测出 κ_0 和不同时刻的 κ_t 后，以 κ_t 对 $\dfrac{\kappa_0 - \kappa_t}{t}$ 作图，由直线的斜率可以求出反应速率常数 k。

在温度变化范围不大时，反应速率常数与温度的关系符合阿伦尼乌斯方程，测定两个不同温度下的速率常数，即可求出反应的活化能 E_a。

$$\ln \frac{k_2}{k_1} = \frac{E_a}{R} \left(\frac{T_2 - T_1}{T_1 T_2} \right) \tag{4}$$

三、实验器材及试剂

1. 器材 恒温槽，电导率仪，双管电导池，吸量管，烧杯，洗耳球。

2. 试剂 $0.02mol \cdot L^{-1}$ NaOH，$0.02mol \cdot L^{-1}$ $CH_3COOC_2H_5$，$0.01mol \cdot L^{-1}$ NaOH。

四、实验步骤

(1)调节恒温水浴槽至 25℃（或维持室温）。

(2) κ_0 的测量：取适量 0.01mol·L^{-1} NaOH 溶液于烧杯中，插入电导电极，置于恒温槽中室温下恒温 10min，待示数稳定后读数。

(3) κ_t 的测量：准确移取 10.00ml 0.02mol·L^{-1} NaOH 溶液和 10.00ml 0.02mol·L^{-1} CH$_3$COOC$_2$H$_5$ 溶液分别置于双管电导池中，恒温 10min 后，用洗耳球将一侧反应物压入另一侧，开始计时，然后反复压入 3 次使其混合均匀，每隔 3min 记录一次电导率。

(4) 活化能的测定：调节恒温水浴槽至 30℃（或比室温高 5～8℃），重复步骤(2)、(3)，测定不同温度下速率常数。

(5) 实验数据记录：实验数据记录于表 2-14-1，并按要求进行数据处理。

表 2-14-1　不同时刻反应体系的电导率值

t(min)	$\kappa_t \times 10^3/(\text{S}\cdot\text{m}^{-1})$	$\dfrac{\kappa_0 - \kappa_t}{t}$
0		
3		
6		
9		
12		
15		
18		
21		
24		

1) 以 κ_t 对 $\dfrac{\kappa_0 - \kappa_t}{t}$ 作图，用 Excel 软件中的线性拟合得到标准曲线，由直线的斜率可以求出反应速率常数 k，并计算反应的半衰期。

2) 由 25℃和 30℃的速率常数值，计算反应活化能。

五、注意事项

(1) 更换电导池溶液时，要用电导水淋洗电极和电导池，然后用被测溶液淋洗 2～3 次。

(2) 电极引线不能潮湿，否则将影响测定结果。

(3) 盛放待测试液的容器必须清洁，无离子沾污。

六、思考题

(1) 在本实验中，溶液的电导率与反应进程有何关系？

(2) 本实验为何采用稀溶液，浓溶液可否？

(3) 本实验为何要在恒温条件下进行？

（王晓艳）

实验十五　完全互溶双液系平衡相图的绘制

一、目的与要求

(1)用回流冷凝法测定完全互溶双液系统的沸点和气、液两相平衡组成，绘制沸点-组成图。

(2)掌握阿贝折射仪的使用方法。

(3)通过实验进一步理解相图和相律的基本概念。

二、实验原理

在常温时为液态的两种物质混合组成的体系称为双液系统。两种液体若能按任意比例溶解，称为完全互溶双液系统。恒压下完全互溶双液系统的沸点-组成图有三种类型：①溶液沸点介于两种纯组分沸点之间，如苯与甲苯的双液系统，见图 2-15-1(a)。这类双液系统可用精馏法从溶液中分离出两个纯组分。②溶液有最高恒沸点，如硝酸-水的双液系统，见图 2-15-1(b)。③溶液有最低恒沸点，如环己烷-乙醇、水-乙醇的双液系统，见图 2-15-1(c)。

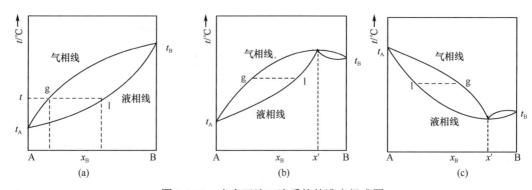

图 2-15-1　完全互溶双液系统的沸点组成图

具有最低或最高恒沸点的系统，在恒沸点处液相和气相组成相同，这时的混合物称为恒沸混合物。恒沸混合物不能用简单蒸馏或精馏法分离出两个纯组分。

本实验中的环己烷-乙醇双液系统具有最低恒沸点。在常压下对不同组成的样品进行回流冷凝，测定气液平衡时的沸点和组成，可绘制沸点-组成图。

测定沸点和平衡组成的装置称为沸点测定仪(图 2-15-2)，主要部件有温度计、回流冷凝管和特制长颈圆底烧瓶，烧瓶一侧支管底部有半球形小室，用以收集冷凝下来的气相样品。气、液平衡时的沸点可由温度计读出，气相和液相的组成可通过测定折射率对照标准曲线进行计算。

三、实验器材及试剂

1. 器材　沸点测定仪，阿贝折射仪（接超级恒温水浴），精密数字温度计，10ml 吸量管，20ml 吸量管，25ml 容量瓶。

2. 试剂　环己烷，无水乙醇。

四、实验步骤

1. 标准溶液的配制　按表 2-15-1 所示用量，配制环己烷体积分数从 0 到 1.0 的环己烷-乙醇溶液各 25ml。

2. 标准溶液折射率的测定　连接折射仪与超级恒温水浴，恒温（25℃或其他）。依次测定标准溶液的折射率，并将数据填入表中。每次测定后，应对折射仪的上下极镜表面进行清洁干燥处理。

3. 安装沸点测定仪　将干燥的沸点仪按图 2-15-2 安装好，塞紧带有温度计的塞子，注意温度计的水银球不能接触电热丝。

4. 沸点测定　将待测样品约 25ml 从加液口注入沸点仪中（注意电热丝应完全浸没于溶液中），使温度传感器浸入溶液。打开冷凝水，接通电源，调整输出电压 15～20V（勿使电压过大，以免发生事故），使液体缓缓升温。液体沸腾后，保持回流数分钟，并将接收管中的最初气相冷凝液倒回到液相中 2～3 次，在气液充分平衡后（此时温度恒定），读取沸点，并停止加热。注意，1 号和 11 号样品为纯乙醇和环己烷，可不做实验测定，其沸点根据当天的大气压按克劳修斯-克拉贝龙方程计算（乙醇的正常沸点为 78.5℃，摩尔汽化热 vH_m 为 39.380kJ·mol^{-1}。环己烷的沸点为 80.7℃，摩尔汽化热 vH_m 为 29.952 kJ·mol^{-1}）。

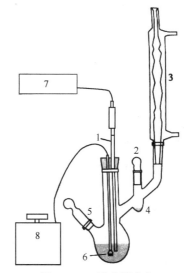

图 2-15-2　沸点测定仪
1. 温度计；2. 气相冷凝液取样口；3. 冷凝管；4. 气相冷凝液接收管；5. 加液口；6. 电热丝；7. 数字温度计；8. 调压器

5. 组成测定　用干燥的吸管分别吸取气相冷凝液（气相样品）和残留液（液相样品），用阿贝折射仪迅速测定其折射率。测定完毕，原溶液全部回收。沸点仪、取样吸管用电吹风干燥。

重复步骤 4、5，同法测定其他样品的沸点和气、液两相的折射率。

6. 数据记录与处理　实验数据填入表 2-15-1 中，并按要求处理数据。

表 2-15-1　样品的折射率和组成（$p_{大气}$＝_____ ）

组成及折射率\样品编号	1	2	3	4	5	6	7	8	9	10	11
体积分数	0	0.1	0.2	0.3	0.4	0.5	0.6	0.7	0.8	0.9	1.0
环己烷(ml)											

续表

组成及折射率\样品编号	1	2	3	4	5	6	7	8	9	10	11
乙醇(ml)											
标液折射率											
沸点											
气相折射率											
气相组成											
液相折射率(环己烷 V %)											
液相组成(环己烷 V %)											

(1)作折射率对组成的标准曲线，用 Excel 软件中的二次三项式拟合得到曲线方程，方程形式为

$$x = an^2 + bn + c$$

式中，n 为折射率；x 为组成(环己烷的体积分数)；a、b、c 为拟合参数。拟合相关系数 r 应大于 0.99。

(2)根据标准曲线计算各溶液气相与液相组成。

(3)绘制环己烷-乙醇溶液的沸点-组成相图。

五、注意事项

(1)测定折射率时，动作应迅速，以避免样品中易挥发组分损失，确保数据准确。

(2)每种浓度样品其沸腾状态应尽量一致，不要过于激烈也不要过于平缓。

(3)先开通冷却水，然后开始加热；系统达到平衡后，停止加热，稍冷却后方可取样分析；每次取样量不宜过多，取样管一定要干燥；取样后的滴管不能倒置。

(4)阿贝折射仪的棱镜不能用硬物触及(如滴管)，擦拭棱镜需用擦镜纸。

六、思考题

(1)将含环己烷 30%的环己烷-乙醇溶液在 100kPa 进行精馏时，如塔效率足够高可以得到何种液体？

(2)恒沸混合物能否通过精馏的方法进行分离？

(3)如何判断气液两相已达平衡？

(4)本实验的误差来源有哪些？

(王晓艳)

实验十六　液体表面张力的测定

一、目的与要求

(1)掌握最大泡压法测定表面张力的原理和方法。

(2)熟悉吉布斯吸附等温式，了解表面吸附量和单分子横截面积的测量方法。

二、实验原理

最大泡压法测定表面张力的装置如图 2-16-1(a)所示。将被测液体装于测定管中，打开滴液瓶活塞缓缓放水，系统不断加压，毛细管出口将出现一小气泡，如果毛细管半径很小，则形成的气泡基本上是球形的。当气泡开始形成时，表面几乎是平的，这时曲率半径最大；随着气泡的形成，曲率半径逐渐变小，直到形成半球形，这时曲率半径 r 等于毛细管半径 R，曲率半径达最小值，附加压力达最大值；气泡进一步长大，r 增大，附加压力变小，直到气泡逸出，如图 2-16-2(b)所示。

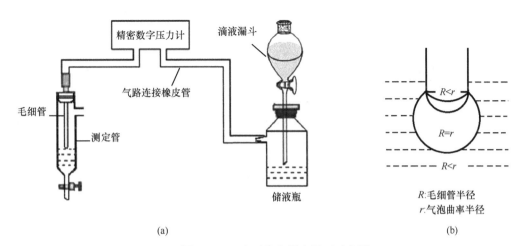

(a)   (b)

图 2-16-1 表面张力测定原理示意图

(a)实验装置；(b)气泡形成过程

气泡内压力等于气路系统内压力

$$p_内 = p_系统$$

气泡外压力等于大气压与气泡所处位置静水压之和

$$p_外 = p_大气 + \rho gh$$

控制毛细管端口与液面相切，使 $h=0$，气泡所受静水压为零。当气泡半径等于毛细管半径时，液面对小气泡的附加压力最大

$$\Delta p_{max} = p_大气 - p_系统 = \frac{2\sigma}{R}$$

液体的表面张力为

$$\sigma = \frac{R}{2}\Delta p_{max} = K\Delta p_{max}$$

式中，R 为毛细管半径，K 称为毛细管系数，通常用已知表面张力的标准物质测定。

恒温下测定不同浓度正丁醇溶液的表面张力，以表面张力对溶液浓度作图，可得 σ-c 曲线，根据吉布斯吸附等温式可求表面吸附量

$$\Gamma = -\frac{c}{RT}\left(\frac{\partial \sigma}{\partial c}\right)_T$$

溶液浓度足够大时，吸附达到饱和。饱和吸附量 Γ_{max} 可近似作为单位表面上定向排列呈单分子吸附时溶质的物质的量。利用饱和吸附量可计算被吸附的表面活性剂单个分子的横截面积。

$$A_s = \frac{1}{\Gamma_{max}N}$$

式中，A_s 为单个分子的横截面积，Γ_{max} 为饱和吸附量，N 为阿伏伽德罗常数。

三、实验器材及试剂

1. 器材　表面张力测定仪，超级恒温水浴，5ml、10ml、20ml 移液管，50ml 容量瓶。
2. 试剂　0.5mol·L^{-1} 正丁醇。

四、实验步骤

（1）按图 2-16-1（a）连接仪器，调节恒温槽温度至指定值，如 30℃，打开表面张力测定仪开关，预热 20min。

（2）准确配制下列浓度的溶液 0.025 mol·L^{-1}、0.050 mol·L^{-1}、0.075 mol·L^{-1}、0.10 mol·L^{-1}、0.15 mol·L^{-1}、0.20mol·L^{-1} 正丁醇溶液各 50ml。必要时可测定折射率，通过标准曲线确定溶液的准确浓度。

（3）在洁净的测定管中注入适量蒸馏水，插入毛细管，调节蒸馏水液面，确保毛细管端口刚好与液面垂直相切。

将测定管固定在恒温槽内，注意保持垂直。在系统通大气压的条件下按校零按钮，使显示器值为 0.000kPa。

（4）恒温 5~10min 后，打开滴液瓶活塞缓慢放水，使系统逐渐加压。控制水的流速使气泡形成速度稳定（5~10s 出一个气泡）后，记录气泡逃逸时的最大压力差。连续读取三次（误差不超过±2Pa），取平均值。

（5）按照由稀到浓的顺序，依次测定不同浓度正丁醇溶液，更换溶液时必须用待测溶液润洗测定管和毛细管 3 次。

（6）数据记录与处理：将实验所得数据记入表 2-16-1，并按要求处理数据。

1）根据水的表面张力和实测附加压力，计算毛细管系数 K。

2）计算各浓度正丁醇水溶液的表面张力，并列成表。

3）作 σ-c 图，用吉布斯公式计算不同浓度正丁醇的表面吸附量。

4）作 Γ-c 图，得到饱和吸附量，计算正丁醇分子的截面积。

表 2-16-1　表面张力测定实验数据（实验温度 $t=$ 　℃ ）

待测液	H$_2$O	C$_4$H$_9$OH/(mol·L^{-1})					
最大压力差（Pa）		0.025	0.050	0.075	0.10	0.15	0.20
Δp_{max} 第一次							

续表

待测液 最大压力差 (Pa)	H$_2$O	C$_4$H$_9$OH/(mol · L^{-1})					
		0.025	0.050	0.075	0.10	0.15	0.20
Δp_{max} 第二次							
Δp_{max} 第三次							
Δp_{max} 平均值							
表面张力 σ/（N·m^{-1}）	查表						

五、注意事项

(1)所用毛细管必须干净、干燥，应保持垂直，其管口刚好与液面相切。

(2)读取压力计的压差时，应取气泡单个逸出时的最大压力差。

六、思考题

(1)实验时，为什么毛细管口应处于刚好接触溶液表面的位置？如插入一定深度对实验将带来什么影响？

(2)在毛细管口所形成的气泡什么时候半径最小？毛细管半径太大或太小对实验有什么影响？

(3)实验中测定水的作用是什么？

(4)为什么要求从毛细管中逸出的气泡必须均匀而间断？如何控制出泡速度？

（董秀丽）

实验十七　临界胶束浓度的测定

一、目的与要求

(1)掌握用电导法测定表面活性剂 CMC 的方法。

(2)熟悉电导率仪的使用。

二、实验原理

能够显著降低水的表面张力的物质称为表面活性剂，它通常是由亲水基团和亲油基团两部分组成的。表面活性剂由于其两亲的分子结构特点，容易定向吸附在水溶液表面。当表面活性剂在溶液中的浓度达到一定值后，就会在水溶液中形成多分子聚集体，称为胶束（micelle）。形成胶束所需的表面活性剂的最低浓度称为临界胶束浓度（critical micelle concentration，CMC）。CMC 越小，表示这种表面活性剂形成胶束所需浓度越低，达到表面饱和吸附的浓度越低。因此，测定表面活性剂的 CMC，掌握 CMC 的影响因素，对于深入

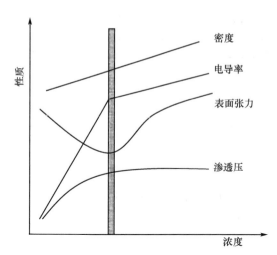

图 2-17-1 胶束形成前后溶液的性质改变

研究表面活性剂至关重要。

表面活性剂溶液的许多物理化学性质随着胶束的形成而发生突变（图 2-17-1）。理论上，对这些性质进行测量都可以用来测定 CMC。实验室常用的有电导法、表面张力法、染料法和加溶作用法等。本实验采用电导法测定离子型表面活性剂（十二烷基硫酸钠，Sodium dodecyl sulfate，简称 SDS）的 CMC 值。

由图 2-17-1 可见，表面活性剂的电导率在 CMC 点会发生明显改变。因此，测定不同浓度的十二烷基硫酸钠水溶液的电导率，作电导率与浓度的关系图，从图中的转折点即可求得临界胶束浓度。

三、实验器材及试剂

1. **器材** DDS-307 型电导率仪（附带电导电极），恒温水浴槽，25ml 容量瓶。
2. **试剂** 0.02 mol·L^{-1} 十二烷基硫酸钠溶液，电导水。

四、实验步骤

（一）准备

（1）打开恒温水浴，调节至合适的温度。
（2）开启电导率仪，预热 10min。

（二）溶液配制

准确配制 0.002 mol·L^{-1}、0.004 mol·L^{-1}、0.006 mol·L^{-1}、0.007 mol·L^{-1}、0.008 mol·L^{-1}、0.009 mol·L^{-1}、0.010 mol·L^{-1}、0.012 mol·L^{-1}、0.014 mol·L^{-1}，0.016 mol·L^{-1}、0.018 mol·L^{-1}、0.020mol·L^{-1} 的十二烷基硫酸钠溶液各 25.00ml。

（三）电导率测定

按照从稀到浓的顺序，分别测定 25℃、35℃和 45℃时上述各溶液的电导率。每个溶液的电导率读数 3 次，取平均值。实验数据记录于表 2-17-1。

（四）数据处理

分别以电导率对浓度作图，获得不同温度下十二烷基硫酸钠的 CMC 值。

表 2-17-1　十二烷基硫酸钠溶液的电导率

	1	2	3	4	5	6	7	8	9	10	11	12
c_{SDS}												
$\kappa(25℃)$												
$\kappa(35℃)$												
$\kappa(45℃)$												

五、注意事项

(1) 电极不使用时应浸泡在蒸馏水中，用时用滤纸轻轻吸干，不可用硬纸擦拭电极。

(2) 配制溶液时，尽量减少泡沫，保证表面活性剂完全溶解，否则影响浓度的准确性。

六、思考题

(1) 实验中影响临界胶束浓度的因素有哪些？

(2) 是否所有的表面活性剂都能用本实验方法测定临界胶束浓度？举例说明。

(3) 本实验中为何必须用电导水来配制溶液？

（董秀丽）

实验十八　胶体和乳状液的制备与性质

一、目的与要求

(1) 熟悉胶体、乳状液的分类和制备方法。

(2) 掌握溶胶的光学性质和电学性质，熟悉溶胶的稳定性和聚沉规律。

(3) 了解大分子溶液的稳定性和盐析作用。

(4) 掌握乳状液类型的鉴别方法，熟悉乳状液的转相与破乳。

二、实验原理

(一)胶体的制备与性质

胶体是物质的一种分散状态，当物质以 1～100nm 大小的粒子分散于某种介质中时，就成为胶体分散系。胶体分散系主要包括溶胶和大分子溶液。

溶胶的制备方法有分散法和凝聚法两种。分散法是把较大的溶质颗粒通过研磨法或超声波冲击法分散为胶体粒子，凝聚法是借助物理或化学方法使小分子聚集为胶体粒子。物理凝聚法有蒸气冷凝法、更换溶剂法等，例如向硫的饱和乙醇溶液中加水，由于硫难溶于水，硫原子相互聚集可形成硫溶胶。化学凝聚法包括水解法和复分解反应法。例如，水解法制备 $Fe(OH)_3$ 溶胶，反应方程式如下：

$$FeCl_3 + 3H_2O \longrightarrow Fe(OH)_3 + 3HCl$$
$$Fe(OH)_3 + HCl \longrightarrow FeOCl + 2H_2O$$

$$FeOCl \longrightarrow FeO^+ + Cl^-$$

胶核吸附 FeO^+ 而使胶粒带正电荷。再如，复分解反应制备 AgI 溶胶，反应式为：

$$AgNO_3 + KI \longrightarrow AgI + KNO_3$$

AgI 胶粒所带电荷取决于所用试剂的相对量，如在制备 AgI 溶胶的反应中 $AgNO_3$ 过量，则胶粒吸附 Ag^+ 带正电荷；若 KI 过量，则胶粒吸附 I^- 带负电荷。

胶体的性质与其结构密切相关。溶胶的胶粒直径为 $1\sim100nm$，易引起光的散射，可产生丁铎尔现象；多相、高度分散和热力学不稳定性使胶粒具有较强的吸附能力，能够选择性吸附电解质离子而带电，可发生电泳和电渗。胶粒带电是溶胶稳定的主要因素，如果在溶胶中加入电解质，中和其所带电荷，可使溶胶聚沉。

大分子化合物溶液的分散相是单个大分子，属于均相稳定系统，只有足量电解质才能使其聚沉。与溶胶聚沉不同，电解质对大分子的聚沉作用是由于争夺水分子从而破坏大分子水化膜所造成的，这种作用称为盐析。足量大分子溶液能显著提高溶胶的稳定性，但少量大分子溶液却会使溶胶聚沉，这种现象称为敏化作用。

(二)乳状液的制备与性质

乳状液是一种液体分散在另一种互不相溶的液体中形成的分散系统，其分散相粒子直径约为 $1\sim50\ \mu m$，属于粗分散系。与溶胶类似，乳状液具有多相和聚结不稳定等特点，也是胶体化学的研究范畴。为获得稳定的乳状液一般需要用表面活性剂作乳化剂。乳状液分为水包油型(油/水型)和油包水型(水/油型)。通常，一价金属离子的脂肪酸盐亲水性好，能形成油/水型乳状液，二价金属离子的脂肪酸盐亲油性好，能形成水/油型乳状液。可用稀释法、染色法或电导法鉴别乳状液的类型。加入足量电解质、改变乳化剂性质、加热等方法可以使乳状液破坏。

三、实验器材及试剂

1. 器材 试管架及试管，100ml 烧杯，10ml 量筒，50ml 量筒，电泳装置，具塞锥形瓶，激光笔，电热套，电导率仪。

2. 试剂 $0.1mol \cdot L^{-1}$ $FeCl_3$，$0.1mol \cdot L^{-1}$ KI，$0.1mol \cdot L^{-1}$ $AgNO_3$，$0.1mol \cdot L^{-1}$ KNO_3，$0.1mol \cdot L^{-1}$ K_2CrO_4，$0.1mol \cdot L^{-1}$ $K_3[Fe(CN)_6]$，$0.1mol \cdot L^{-1}$ $(NH_4)_2SO_4$，$(NH_4)_2SO_4$ 饱和溶液，硫的乙醇饱和溶液，1%白明胶溶液，蛋清溶液[①]，琼脂，乙酸乙酯，1%油酸钠水溶液，5%油酸钠水溶液，0.2%油酸钙乙酸乙酯溶液，$3\ mol \cdot L^{-1}$ HCl 溶液，$0.25\ mol \cdot L^{-1}$ $CaCl_2$ 水溶液，饱和 NaCl 水溶液，苏丹红Ⅲ溶液，亚甲基蓝水溶液。

四、实验步骤

(一)胶体的制备与性质

1. 溶胶的制备与性质

(1)制备 $Fe(OH)_3$ 溶胶：$0.1mol \cdot L^{-1}$ $FeCl_3$ 加蒸馏水稀释 10 倍，取 50ml 稀释后的溶液

---

①蛋清溶液的配制：用新鲜鸡蛋清与水按 1:10 体积比混合即得。

置于洁净烧杯中，缓慢加热至溶液变为红褐色，用激光笔照射，观察有无乳光，并与 $FeCl_3$ 溶液对照。溶胶放凉备用。

(2) 制备 AgI 溶胶：$0.1mol \cdot L^{-1}$ KI 加蒸馏水稀释 10 倍，取 50ml 稀释后的溶液置于洁净烧杯中，不断搅拌下逐滴加入 $0.1mol \cdot L^{-1}$ $AgNO_3$ 至溶液变为乳黄色，用激光笔照射，观察有无乳光。写出胶团结构式。溶胶保留备用。

(3) 制备硫溶胶：试管中加入 5ml 蒸馏水，然后加入硫的乙醇饱和溶液 10~15 滴，充分振荡，观察硫溶胶的生成。

(4) 电泳：将 6~7ml 蒸馏水由中间漏斗注入电泳装置的 U 型管中，滴加 4 滴 $0.1mol \cdot L^{-1}$ KNO_3，然后缓缓注入 AgI 溶胶，保持两侧溶胶与 KNO_3 溶液界面清晰，等界面升到所需刻度，小心插入电极，接通电源，电压调至 30~40V，电泳 20min。根据溶胶移动方向，判断胶粒所带电荷，写出 AgI 胶团结构式。同法观察 $Fe(OH)_3$ 溶胶的电泳现象，写出 $Fe(OH)_3$ 胶团结构式。注意，电泳结束，立即切断电源，将电极取出并清洗干净。

(5) 溶胶的聚沉：取三支试管各加入 $Fe(OH)_3$ 溶胶 1ml，然后分别逐滴加入 $0.1mol \cdot L^{-1}$ KNO_3、$0.1mol \cdot L^{-1}$ K_2SO_4 和 $0.1mol \cdot L^{-1}$ $K_3[Fe(CN)_6]$ 溶液，直到溶液出现混浊为止，记录聚沉所用电解质溶液滴数，比较电解质的聚沉能力。

另取两支试管，分别加入 2ml $Fe(OH)_3$ 溶胶和 2ml AgI 溶胶，加热至沸，观察现象并解释原因。

再取一支试管，加入 1ml AgI 溶胶，然后逐滴加入 $Fe(OH)_3$ 溶胶，并不断振荡，观察现象并解释原因。

2. 大分子溶液的性质

(1) 大分子溶液的凝胶作用：在烧杯中加入 30ml 蒸馏水，加热至沸，在沸水中加入约 0.06g 琼脂，搅拌，完全溶解后配成琼脂大分子溶液，静置冷却，即得凝胶。

(2) 蛋白质溶液的盐析作用：在一支大试管中，加入 1ml 蛋清溶液，逐滴加入饱和 $(NH_4)_2SO_4$ 溶液，至沉淀析出，然后加入 5~6ml 蒸馏水，观察沉淀是否溶解，并解释原因。

(3) 大分子溶液对溶胶的保护作用：取两支试管各加入 2ml $Fe(OH)_3$ 溶胶，然后在一支试管中加入 1ml 蒸馏水，另一支试管中加入 1ml 1%白明胶溶液，摇匀后，向第一支试管中逐滴加入 $0.1mol \cdot L^{-1}$ $(NH_4)_2SO_4$ 至溶液出现混浊，记录所用 $(NH_4)_2SO_4$ 溶液滴数，于第二支试管中滴入相同滴数的 $0.1mol \cdot L^{-1}$ $(NH_4)_2SO_4$ 溶液，观察有无沉淀，并加以解释。

(4) 敏化作用：取两支试管各加入 2ml AgI 溶胶，一支试管中加入 2 滴 1%白明胶溶液，另一支试管中加入 1 滴 $0.1mol \cdot L^{-1}$ KNO_3 溶液，摇匀。观察两试管中的聚沉现象并加以解释。

(二)乳状液的制备与性质

1. 乳状液的制备 在具塞锥形瓶中加入 15ml 1%油酸钠溶液，分数次共加 15ml 乙酸乙酯，每加一次乙酸乙酯，剧烈振摇至完全乳化，得 I 型乳状液。

在另一具塞锥形瓶中加入 10ml 0.2%油酸钙乙酸乙酯溶液，分数次共加 10ml 水，剧烈摇动至完全乳化，得 II 型乳状液。

2. 乳状液的类型鉴别

（1）稀释法：取两支干净的试管，各加入 2ml 蒸馏水，然后分别加入 5 滴Ⅰ型和Ⅱ型乳状液，静置，观察现象。溶于水中则为水包油型，反之为油包水型。

（2）染色法：取两支干净的试管，分别加入 1～2mlⅠ型和Ⅱ型乳状液，向每支试管中加入 1 滴苏丹红Ⅲ溶液，振荡，观察现象。同样操作加 1 滴亚甲基蓝溶液，振荡，观察现象。

（3）电导法：测定Ⅰ型和Ⅱ型乳状液的电导率。

根据上述三种方法鉴别两种乳状液的类型。

3. 乳状液的破坏和转相

（1）取两支试管，分别加入Ⅰ型和Ⅱ型乳状液 2ml，然后逐滴加入 $3mol \cdot L^{-1}$ HCl 溶液，观察现象。

（2）取两支试管，分别加入Ⅰ型和Ⅱ型乳状液 2ml，水浴加热，观察现象。

（3）取 2～3mlⅠ型乳状液于试管中，逐滴加入 $0.25mol \cdot L^{-1}$ $CaCl_2$ 溶液，每加一滴剧烈摇动，观察并解释现象。

（4）取 2～3mlⅠ型乳状液于试管中，逐滴加入饱和 NaCl 溶液，剧烈摇动，观察并解释现象。

（5）取 2～3mlⅡ型乳状液于试管中，逐滴加入 5%油酸钠水溶液，每加一滴剧烈摇动，观察并解释现象。

五、注意事项

制备氢氧化铁胶体时，加热时间不能过长，因为温度升高，胶粒的运动速度加快，且吸附的离子数减少，容易相互聚沉而形成 $Fe(OH)_3$ 沉淀。

六、思考题

（1）溶胶稳定存在的原因是什么？使溶胶聚沉的措施有哪些？

（2）溶胶与大分子溶液有何异同点？

（3）在 $AgNO_3$ 过量时制备的 AgI 溶胶，能否与 $Fe(OH)_3$ 溶胶相互聚沉？

（4）乳状液有什么作用？

（5）决定乳状液稳定性的因素主要是什么？

（王于杨）

实验十九　黏度法测定大分子化合物的摩尔质量

一、目的与要求

（1）掌握黏度法测定大分子化合物摩尔质量的原理和方法。

(2)熟悉乌氏黏度计的使用方法。

二、实验原理

摩尔质量大于1万的物质称为大分子。大分子通常是由一种或多种小分子聚合而成，由于聚合程度存在差别，所以大分子的摩尔质量实际是一个平均值。摩尔质量是表征化合物特征的重要参数。测定大分子平均摩尔质量的方法很多，如端基分析法、沸点升高法、凝固点降低法、渗透压法、光散射法及黏度法等，其中黏度法由于设备简单、操作方便、准确度高，是常用的方法之一，测量范围在$10^4 \sim 10^7$之间。

黏度是液体流动时内摩擦力大小的反映。纯溶剂的黏度反映了溶剂分子间内摩擦力的大小，而大分子溶液的黏度是大分子之间、大分子与溶剂分子之间以及溶剂与溶剂分子之间内摩擦力的总和。溶液中的大分子呈不规则线团状结构，体积较大，阻碍介质流动，大分子的溶剂化使大量溶剂被束缚，流动性变差，链段间的相互作用也增大了分子间的摩擦阻力。因此，大分子溶液的黏度大于纯溶剂黏度，浓度越大，黏度越大。

溶液黏度η与纯溶剂黏度η_0的比值称为相对黏度η_r；相对于溶剂，溶液黏度增加的分数称为增比黏度η_{sp}

$$\eta_r = \frac{\eta}{\eta_0} \quad \eta_{sp} = \frac{\eta - \eta_0}{\eta_0} = \eta_r - 1 \tag{1}$$

增比黏度扣除了溶剂分子间的内摩擦效应，其值随溶液浓度的增大而增加。实验发现，足够稀的溶液中，黏度与溶液浓度的关系符合下述经验式

$$\frac{\eta_{sp}}{c} = [\eta] + k[\eta]^2 c \tag{2}$$

$$\frac{\ln \eta_r}{c} = [\eta] - \beta [\eta]^2 c \tag{3}$$

式中，k和β为经验常数；$[\eta]$为大分子溶液的特征黏度，与大分子的摩尔质量有关。由式(2)、式(3)可知，以η_{sp}/c和$\ln \eta_r /c$对浓度c作图得两条直线，如图2-19-1，由直线外推至浓度趋于零可得大分子溶液的特征黏度$[\eta]$。

$$[\eta] = \lim_{c \to 0} \frac{\eta_{sp}}{c} = \lim_{c \to 0} \frac{\ln \eta_r}{c} \tag{4}$$

式(4)中，η_{sp}/c称为比浓黏度，为增比黏度与浓度的比值；$\ln \eta_r /c$称为对数比浓黏度；特征黏度$[\eta]$相当于浓度趋近于零时，比浓黏度或比浓对数黏度的极限值。

在无限稀释条件下，大分子之间相隔较远，相互作用可以忽略。因此，特征黏度反映的是溶剂分子与大分子之间的摩擦力大小，它不仅与溶剂有关，还与大分子的大小、形态以及溶液温度有关。在一定溶剂和温度下，特征黏度$[\eta]$只与大分子的形态和大小有关。大分子的摩尔质量越大，则与溶剂分子的接触面越大、摩擦力越大，特征黏度越大。特征黏度与大分子摩尔质量的经验公式为

$$[\eta] = K \bar{M}^\alpha \tag{5}$$

式中，$\bar{M}$为黏均分子量；K是与溶剂、温度、大分子种类有关的常数；α是与大分子形态

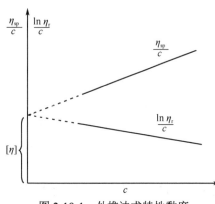

图 2-19-1 外推法求特性黏度

有关的常数，球型分子 $\alpha =1$，刚性棒状分子 $\alpha =2$，线团柔性分子 $\alpha = 0.5\sim1.0$。K、α 的具体数值可通过渗透压、光散射等方法确定。常见大分子-溶剂系统的 K、α 数值见表 2-19-1。

黏度测定方法有落球法、旋筒法和毛细管法。前两者适合高、中黏度的测定，后者适合较低黏度的测定。本实验采用毛细管法，利用乌氏黏度计进行测定，其结构如图 2-19-2 所示。液体从 A 管注入黏度计，在 C 管处用洗耳球打气使溶液混匀，封闭 C 管，在 B 管处将溶液吸至 G 球 2/3 处，松开夹子使 C 管与大气相通，D 球内溶液回流至 F 球，毛细管下端液体悬空，上面液体受重力作用而下落。当液体在重力作用下流经黏度计毛细管时，遵守 Poiseuille 定律，即

$$\frac{\eta}{\rho} = \frac{\pi hgr^4t}{8LV} - m\frac{V}{8\pi Lt} \qquad (6)$$

式中，η 为液体黏度，ρ 为液体密度，h 为流经毛细管的平均液柱高度，r 为毛细管半径，L 为毛细管长度，V 为流经毛细管的液体体积，t 为液体流出毛细管的时间，m 为毛细管形状参数（$r/L \ll 1$ 时，$m=1$）。对于指定毛细管黏度计，其 h、r、L、V、m 均为定值，令

$A = \dfrac{\pi hgr^4}{8LV}$，$B = m\dfrac{V}{8\pi L}$，则式（6）可以改写为

$$\frac{\eta}{\rho} = At - \frac{B}{t} \qquad (7)$$

若液体的流出时间大于 100s，第二项忽略。通常是在稀溶液中测定大分子溶液的黏度，溶液的密度与溶剂的密度近似相等，因此溶液的相对黏度可表示为

$$\eta_r = \frac{\eta}{\eta_0} = \frac{t}{t_0} \qquad (8)$$

式中，t 为溶液的流出时间；t_0 为纯溶剂的流出时间。

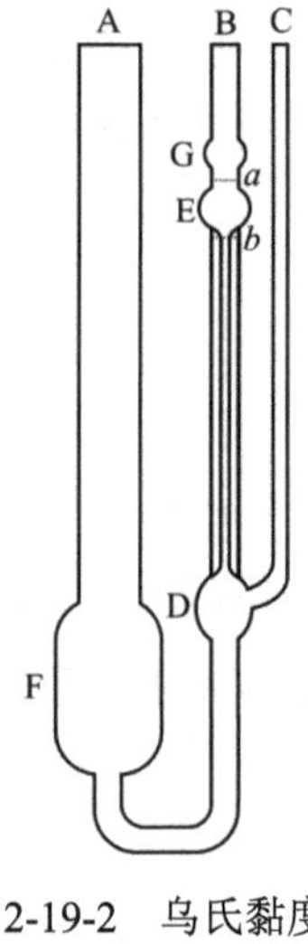

综上所述，配制不同浓度的大分子溶液，利用黏度计，分别测定溶液和纯溶剂在毛细管中的流出时间，由式（8）求出溶液的相对黏度 η_r，再按照公式（1）、（2）、（3）计算 η_{sp}/c 和 $\ln\eta_r/c$，然后分别以 η_{sp}/c 和 $\ln\eta_r/c$ 对浓度 c 作图得两条直线，直线外推至浓度为零获得大分子溶液的特征黏度 $[\eta]$，在已知 K、α 的情况下，利用式（5），即可求得大分子化合物平均摩尔质量。

图 2-19-2 乌氏黏度计

表2-19-1 大分子化合物-溶剂体系的 K、α 表

大分子	溶剂	T（℃）	$K \times 10^3$（L·kg^{-1}）	α
聚丙烯酰胺	水	30	6.31	0.80
	水	30	68	0.66

续表

大分子	溶剂	$T(℃)$	$K×10^3(L·kg^{-1})$	α
聚甲基丙烯酸甲酯	苯	25	3.8	0.79
	丙酮	25	7.5	0.70
聚乙烯醇	水	25	20	0.76
	水	30	66.6	0.64
聚苯乙烯	甲苯	25	17	0.69

三、实验器材及试剂

1. 器材　乌氏黏度计，恒温槽，分析天平，吸量管，洗耳球，烧杯，100ml 容量瓶，砂芯漏斗，秒表，橡胶管。

2. 试剂　聚乙烯醇，正丁醇。

四、实验步骤

1. 溶液配制　准确称取聚乙烯醇 0.500g 于小烧杯中，加 60ml 蒸馏水，微热使之溶解，加入 0.25～0.30ml 正丁醇(消泡剂)，加水稀释至 100ml。如溶液浑浊则用砂芯漏斗过滤。

2. 仪器安装　调节恒温槽温度至 25℃(或 30℃)，将黏度计的 B 管和 C 管套上橡胶管，然后将其垂直放入恒温槽，使水面完全浸没 G 球。

3. 溶液流出时间的测定　用移液管分别吸取聚乙烯醇溶液 10ml 和蒸馏水 5ml，由 A 管注入黏度计中，在 C 管处用洗耳球缓慢打气，使溶液混合均匀，浓度记为 c_1，恒温 10min 后，进行测定。

用夹子将 C 管夹紧封闭，用吸耳球在 B 管处将溶液从 F 球经 D 球、毛细管、E 球吸至 G 球 2/3 处，除去洗耳球并松开 C 管夹子使之与大气相通，此时 D 球内的溶液回流至 F 球，毛细管下端液体悬空，毛细管上面液体受重力自由下落。记录液面由标线 a 降至标线 b 所用时间，重复操作三次，间隔时间相差不大于 0.3s，取平均值，记为 t_1。

然后由 A 管逐次加入 5ml、5ml、5ml、5ml 蒸馏水，将溶液稀释，溶液浓度分别记为 c_2、c_3、c_4、c_5，用同法测定溶液流经毛细管的时间 t_2、t_3、t_4、t_5。

4. 溶剂流出时间的测定　用蒸馏水洗净黏度计，然后由 A 管加入约 12ml 蒸馏水。恒温后，用同法测定溶剂流出的时间 t_0。

5. 数据处理

(1)将所测的实验数据及计算结果填入表 2-19-2 中。

表2-19-2　数据记录与处理

$c(g·cm^{-1})$	$t_1(s)$	$t_2(s)$	$t_3(s)$	$t_{平均}(s)$	η_r	$\ln\eta_r$	η_{sp}	η_{sp}/c	$\ln\eta_r/c$
c_1									
c_2									

续表

$c(\text{g}\cdot\text{cm}^{-1})$	$t_1(\text{s})$	$t_2(\text{s})$	$t_3(\text{s})$	$t_{\text{平均}}(\text{s})$	η_r	$\ln\eta_r$	η_{sp}	η_{sp}/c	$\ln\eta_r/c$
c_3									
c_4									
c_5									
纯溶剂					—	—	—	—	—

(2) 作 $\eta_{sp}/c - c$ 及 $\ln\eta_r/c - c$ 图，并外推到 $c\rightarrow 0$，由截距求出 $[\eta]$。

(3) 计算聚乙烯醇的黏均分子量。

五、注意事项

(1) 所用黏度计必须洁净。微量灰尘、油污等会产生局部阻塞现象，影响溶液在毛细管中的流速，而引入较大的误差。黏度计可先用洗液清洗，再用自来水、蒸馏水冲洗干净，注意反复流洗毛细管部分，洗净后烘干备用。

(2) 本实验溶液的稀释是直接在黏度计中进行的，每加入一次溶剂必须反复抽洗毛细管、E 球和 G 球，使溶液混匀。

(3) 实验温度要恒定，溶液每经稀释需恒温 5min 后才能测量。

(4) 黏度计要垂直放置，实验过程中不要晃动黏度计。

六、思考题

(1) 乌氏黏度计中的支管 C 有何作用？若除去支管 C，还能否测定黏度？

(2) 黏度计的毛细管太粗或太细有什么缺点？

(3) 特征黏度 $[\eta]$ 与什么因素有关？用其测量摩尔质量的依据是什么？它和纯溶剂黏度有何关系？

（王于杨）

第三部分　元素化合物性质

本部分包括 s 区、p 区、d 区和 ds 区元素及其化合物的性质和鉴定实验，最后还设计了一个趣味实验，以提高学生的学习兴趣。通过学习，使学生掌握常见元素和化合物的溶解性、酸碱性、热稳定性、氧化还原性、水解及配位等性质及其递变规律，熟悉常见元素和化合物的鉴定反应，以巩固对所学理论知识的理解，养成正确观察、如实记录、善于分析实验现象的习惯，培养实事求是的科学态度和严谨的工作作风。

实验二十　s 区元素的性质

一、目的与要求

(1) 熟悉 s 区元素及化合物的性质及递变规律。

(2) 掌握 s 区元素的特征反应和鉴别方法。

二、实验原理

s 区元素包括ⅠA族和ⅡA族，它们的化学性质活泼，能直接或间接地与电负性较大的非金属元素反应；除 Be 外，都可与水反应；ⅠA 元素的氢氧化物可溶于水，其溶解度从 Li 到 Cs 依次递增，而ⅡA族元素的氢氧化物溶解度较低，其中 $Be(OH)_2$ 和 $Mg(OH)_2$ 为难溶氢氧化物；这两族的氢氧化物除 $Be(OH)_2$ 显两性外，其余属中强碱或强碱；ⅠA族元素的绝大部分盐类易溶于水，某些盐具有特殊颜色，例如，高氯酸钾 $KClO_4$ 为白色，钴亚硝酸钠钾 $K_2Na[Co(NO_2)_4]$ 为亮黄色，醋酸铀酰锌钠 $NaZn(UO_3)_3(Ac)\cdot 6H_2O$ 为黄绿色，这些物质的生成反应常用于定性鉴定；ⅡA族元素盐类的溶解度较ⅠA族盐类低，有不少是难溶的，利用溶解度的差别可对ⅡA族金属元素进行分离和鉴定。

此外，s 区元素的挥发性化合物在无色火焰中燃烧时，会呈现出一定的颜色，称为焰色反应。可用来鉴别化合物中某元素的存在。其特征颜色及对应波长见表 3-20-1。

表 3-20-1　金属离子特征颜色

元素	Li	Na	K	Rb	Cs	Ca	Sr	Ba
颜色	深红	黄	紫	红紫	蓝	橙红	深红	绿
波长/nm	670.8	589.2	766.5	780.0	455.5	714.9	687.8	553.5

s 区元素中的 K、Na、Mg 和 Ca 属于生物体中的宏量元素，具有重要的生理意义。例如 Na 和 K 可以调节体液的渗透压和酸碱平衡，参与神经信息的传递过程，Ca 是骨骼、牙

齿和细胞壁时的必要结构成分（如磷灰石等），而 Mg 在物质代谢及神经系统中起着不可替代的作用。这四种离子的常用鉴别反应如下：

（1）K^+：在中性或者弱酸性介质中，K^+与 $Na_3[Co(NO_2)_6]$（亚硝酸钴钠）可生成黄色结晶型沉淀。

$$2K^+ + Na^+ + [Co(NO_2)_6]^{3-} =\!=\!= K_2Na[Co(NO_2)_6]\downarrow$$

NH_4^+与 $Na_3[Co(NO_2)]_6$ 反应生成橙色沉淀而干扰 K^+的鉴定，可加热使 NH_4^+的橙色沉淀分解。另外，溶液中的 Fe^{3+}、Cu^{3+}、Co^{2+}、Ni^{2+}等有色离子也会形成干扰，需事先除去。

（2）Na^+：在中性或者稀醋酸介质中，Na^+与 $Zn(Ac)_2 \cdot UO_2(Ac)_2$（醋酸铀酰锌）可生成淡黄色结晶型沉淀。如有其他金属离子干扰，可加 EDTA 配位掩蔽。

$$Na^+ + Zn^{2+} + 3\,UO_2^{2+} + 9\,Ac^- + 9\,H_2O =\!=\!= NaAc \cdot Zn(Ac)_2 \cdot 3UO_2(Ac)_2 \cdot 9H_2O\downarrow$$

（3）Mg^{2+}：在碱性介质中，Mg^{2+}与镁试剂（对硝基苯偶氮间苯二酚）反应生成蓝色螯合物沉淀。有些能生成深色氢氧化物沉淀的金属离子对鉴定有干扰，可加 EDTA 配位掩蔽。

（4）Ca^{2+}：在弱酸性条件下，Ca^{2+}和草酸铵 $(NH_4)_2C_2O_4$ 反应生成白色沉淀。

$$Ca^{2+} + C_2O_4^{2-} =\!=\!= CaC_2O_4\downarrow（白）$$

三、实验器材及试剂

1. 器材　试管，玻璃棒，小刀，镊子，pH 试纸，酒精灯，铁架台，石棉网，火柴，铂丝，蓝色钴玻璃。

2. 试剂　Na、Mg 单质，$0.1mol \cdot L^{-1}$ $MgCl_2$，$0.1mol \cdot L^{-1}$ $CaCl_2$，$0.1mol \cdot L^{-1}$ $BaCl_2$，$0.1mol \cdot L^{-1}$ KCl，$1.0\,mol \cdot L^{-1}$ LiCl，$0.1mol \cdot L^{-1}$ NaCl，$1mol \cdot L^{-1}$ NH_4Cl，$2mol \cdot L^{-1}$ NaOH，$2mol \cdot L^{-1}$ $NH_3 \cdot H_2O$，$2mol \cdot L^{-1}$ HAc，$0.1mol \cdot L^{-1}$ $Na_3[Co(NO_2)_6]$，$0.1mol \cdot L^{-1}$ $(NH_4)_2C_2O_4$，$0.1mol \cdot L^{-1}$ $Zn(Ac)_2 \cdot UO_2(Ac)_2$，镁试剂[①]，酚酞指示剂，浓盐酸。

四、实验步骤

（一）Na、Mg 与水的反应

从试剂瓶中取出一小块 Na，观察金属钠的颜色与状态。用小刀切取绿豆粒大小的金属钠，放入盛有水的 50ml 烧杯中，观察现象。反应完毕后，在烧杯中加入 1 滴酚酞指示剂，观察并解释现象。

Mg 与 Na 进行相同实验操作，比较两种金属与水反应的异同。

（二）Mg、Ca、Ba 氢氧化物的制备和性质

（1）分别取 $0.1\,mol \cdot L^{-1}$ 的 $MgCl_2$、$CaCl_2$ 和 $BaCl_2$ 溶液各 1ml 于三支试管中，各加入等量的新配制的 $2\,mol \cdot L^{-1}$ NaOH 溶液，观察并比较试管中的沉淀量，分析ⅡA族金属氢氧化物溶解度递变顺序。

---

① 0.001g 对硝基苯偶氮间苯二酚溶于 100ml 1mol · L^{-1} NaOH 中，搅拌使其充分溶解即可。

(2)取 $0.5ml$ $0.1mol \cdot L^{-1}$ $MgCl_2$ 溶液于试管中，逐滴加入 $2mol \cdot L^{-1}$ $NH_3 \cdot H_2O$，观察沉淀颜色，然后加入 $1mol \cdot L^{-1}$ NH_4Cl 溶液，直至沉淀溶解，解释现象，写出反应方程式。

（三）K^+、Na^+、Mg^{2+} 和 Ca^{2+} 离子的鉴定

1. K^+　取 $3 \sim 4$ 滴 K^+ 试液于试管中，用 $2mol \cdot L^{-1}$ HAc 将溶液酸化至微酸性，再加入 2 滴 $0.1mol \cdot L^{-1}$ $Na_3[Co(NO_2)_6]$ 溶液，沸水浴 2min。如有黄色沉淀，说明试液中有 K^+。

2. Na^+　取 2 滴 Na^+ 试液于试管中，用 $2mol \cdot L^{-1}$ HAc 将溶液酸化至微酸性，再加入 $6 \sim 8$ 滴 $0.1mol \cdot L^{-1}$ $Zn(Ac)_2 \cdot UO_2(Ac)_2$，振荡，放置片刻。如有淡黄色晶状沉淀，说明试液中有 Na^+。

3. Mg^{2+}　取 2 滴 Mg^{2+} 试液于试管中，加入 2 滴镁试剂，再加入 1 滴 $2mol \cdot L^{-1}$ NaOH 溶液将溶液碱化，振荡。如有天蓝色沉淀，说明试液中有 Mg^{2+}。

4. Ca^{2+}　取 1 滴 Ca^{2+} 试液于试管中，用 $2mol \cdot L^{-1}$ HAc 将溶液酸化至 pH 为 4 左右，然后逐滴加入 $0.1mol \cdot L^{-1}$ $(NH_4)_2C_2O_4$。如果生成白色沉淀，说明试液中有 Ca^{2+}。

（四）焰色反应

(1)将铂丝蘸取少量浓盐酸在火焰上灼烧至无色，然后蘸取 NaCl 试液在火焰上灼烧，观察火焰颜色。

(2)按照上述实验步骤，分别对 Li、Na、K、Ca、Ba 的试液进行焰色反应，注意观察，比较火焰颜色的不同。检验钾离子时要透过蓝色钴玻璃观察。

五、注意事项

(1)鉴定 K^+ 和 Na^+ 时，溶液必须调为中性或者微酸性。

(2)鉴定 Na^+ 时，可用玻璃棒摩擦试管壁，促进晶体快速生成。

(3)焰色反应时，必须将铂丝在火焰上灼烧至无色。

六、思考题

(1)某中性溶液可与 $Na_3[Co(NO_2)_6]$ 生成黄色结晶型沉淀，是否说明该溶液一定含有 K^+？

(2)Na_2SO_4 溶液中含有少量 Na_2CO_3，该 Na_2CO_3 杂质如何除去？

(3)现有 3 瓶试剂，分别为 LiCl、NaCl 和 KCl，但标签脱落。试用至少两种方法将它们鉴别出来。

（魏光成）

实验二十一　p 区元素的性质

一、目的与要求

(1)熟悉 p 区元素的重要性质及递变规律。

（2）掌握 p 区常见离子的特征反应和鉴定方法。

二、实验原理

p 区元素包括周期表中ⅢA～ⅦA 族和 0 族等六个族的 31 种元素，囊括了除氢以外的所有非金属元素、准金属元素和一部分金属元素。p 区元素的价电子层构型为 ns^2np^{1-6}，既可以失去电子呈正氧化态，也可以得到电子呈负氧化态。其中ⅢA～ⅣA 族元素以正氧化态为主，而ⅥA～ⅦA 族以负氧化态为主。与其他区的元素相比，p 区元素电负性较大，价层轨道中电子数较多，可与相应的元素共用电子形成共价键，也可以通过失去电子或者得到电子形成离子键，或者提供孤对电子形成配位键等。因此，p 区元素广泛出现于共价型化合物、离子型化合物及配位化合物中。p 区元素多数属于生命必需元素，在医药领域中具有广泛的应用。

卤素属元素周期表中ⅦA 族元素，是典型的非金属元素。卤素原子具有获得一个电子成为离子的强烈倾向，所以卤素单质都具有氧化性，并按氟、氯、溴、碘顺序依次减弱。相应的，卤素离子的还原性按氯、溴、碘顺序依次增强。卤素单质都较难溶于水，溴与碘可溶于 CS_2 和 CCl_4 等有机溶剂，随浓度增加溶液由黄到棕红色，碘则呈紫色。卤素单质的溶解性和在有机溶剂中的特征颜色，可用于卤素离子分离和鉴别。卤素单质在碱性介质中都可以发生歧化反应，歧化反应的产物与温度有关。在酸性介质中，卤素的各种含氧酸及其盐都有较强的氧化性，在碱性或中性介质中，其氧化性明显下降，如氯酸钾只有在酸性介质中才显强氧化性。次卤酸盐的氧化性按次氯酸盐、次溴酸盐、次碘酸盐顺序递减。卤酸盐在酸性介质中是强氧化剂，氧化能力按溴酸盐、氯酸盐、碘酸盐的顺序递减。

氧和硫是第ⅥA 族元素，电负性较大。氧的常见氧化数是–2。H_2O_2 分子中 O 的氧化数为–1，既有氧化性又有还原性。H_2O_2 不稳定，见光受热易分解，I_2、MnO_2 以及重金属离子 Fe^{2+}、Mn^{2+}、Cu^{2+} 和 Cr^{3+} 等都会加快 H_2O_2 的分解。S 的常见氧化数是–2，0，+4，+6。碱金属和氨的硫化物是易溶的，而其余大多硫化物难溶于水，并且有特征颜色。硫代硫酸盐遇酸形成极不稳定的酸，在室温下立即分解生成 SO_2 和 S。$S_2O_3^{2-}$ 中两个 S 原子的平均氧化数为+2，是中等强度的还原剂，可被 Cl_2、Br_2、I_2 等氧化，其产物随氧化剂氧化性能的不同而不同。$S_2O_3^{2-}$ 有很强配位能力，可与 Ag^+ 等金属离子形成配位化合物。

氮和磷是第ⅤA 族元素，也属于电负性比较大的元素。磷酸是非挥发性的中等强度三元酸，它有三种形式盐：M_3PO_4、M_2HPO_4 和 MH_2PO_4（M 为一价金属离子）。碱金属的磷酸盐如 Na_3PO_4、Na_2HPO_4、NaH_2PO_4 由于水解程度不同，其溶液呈现不同的 pH。磷酸二氢盐易溶于水，而其余两种磷酸盐除了钠、钾、氨以外一般都难溶于水，但可以溶于盐酸。

三、实验器材及试剂

1. **器材** 酒精灯，铁架台，火柴，离心机，带导管的试管。
2. **试剂** $0.1mol \cdot L^{-1}$ KI, $0.1mol \cdot L^{-1}$ KBr, $0.1mol \cdot L^{-1}$ Na_3PO_4, $0.1mol \cdot L^{-1}$ Na_2HPO_4,

$0.1mol \cdot L^{-1}$ NaH_2PO_4，$0.2mol \cdot L^{-1}$ $Na_2S_2O_3$，$0.1mol \cdot L^{-1}$ $FeCl_3$，$0.1mol \cdot L^{-1}$ $MnSO_4$，$0.1mol \cdot L^{-1}$ $ZnSO_4$，$0.1mol \cdot L^{-1}$ $CdSO_4$，$0.1mol \cdot L^{-1}$ $CuSO_4$，$0.1mol \cdot L^{-1}$ Na_2S，$0.01mol \cdot L^{-1}$ $KMnO_4$，$0.1mol \cdot L^{-1}$ $Pb(NO_3)_2$，$0.1mol \cdot L^{-1}$ $AgNO_3$，$0.1mol \cdot L^{-1}$ $CaCl_2$，$2mol \cdot L^{-1}$ $NH_3 \cdot H_2O$，$2mol \cdot L^{-1}$ HCl，$2mol \cdot L^{-1}$ H_2SO_4，$3\%H_2O_2$，$0.1mol \cdot L^{-1}$ 硫代乙酰胺，氯水，碘水，品红溶液，饱和 NaClO 溶液，饱和 $KClO_3$ 溶液，浓硝酸，浓盐酸，CCl_4，MnO_2，KI-淀粉试纸，pH 试纸。

四、实验步骤

(一)氯、溴、碘的氧化还原性质

在两支试管中分别加入 0.5ml 浓度均为 $0.1mol \cdot L^{-1}$ 的 KI 和 KBr 溶液，再加入 2 滴 $0.1mol \cdot L^{-1}$ $FeCl_3$ 溶液和 0.5ml CCl_4 溶液。充分振荡，观察两试管中 CCl_4 层的颜色有无变化，解释现象。若将 $FeCl_3$ 溶液换成饱和氯水，重复实验，观察 CCl_4 层颜色变化，并解释现象。

(二)卤素含氧酸盐的性质

1. NaClO 的氧化性　取四支试管，依次编号，每支试管中加入 0.5ml NaClO 饱和溶液，向前三支试管中分别加入 5 滴品红、5 滴浓盐酸和 5 滴 $0.1mol \cdot L^{-1}$ $MnSO_4$ 溶液，向第四支试管中加入 5 滴 $0.1mol \cdot L^{-1}$ KI 和 2 滴 $2mol \cdot L^{-1}$ H_2SO_4，观察现象。(提示：第二支试管，用 KI-淀粉试纸检验反应产生气体)

2. $KClO_3$ 的氧化性　取三支试管，依次编号，每支试管中加入 0.5ml 饱和 $KClO_3$ 溶液，向第一支试管中加入 5 滴浓盐酸，向第二支试管中加入 5 滴 $0.1 mol \cdot L^{-1}$ KI 溶液，向第三支试管中加入 5 滴 $0.1mol \cdot L^{-1}$ KI 和 2 滴 $2mol \cdot L^{-1}$ H_2SO_4，观察并解释现象。

(三)过氧化氢的性质

1. H_2O_2 的不稳定性　向试管中加入 2ml 3%的 H_2O_2 溶液，水浴微热，观察现象，再向试管中加入少量 MnO_2，将带火星的木条伸入试管中，考察 MnO_2 对 H_2O_2 分解速率的影响。

2. H_2O_2 的氧化性　取两支试管，第一支试管中依次加入 5 滴 $0.1mol \cdot L^{-1}$ KI，3 滴 $2mol \cdot L^{-1}$ H_2SO_4，2 滴 3%的 H_2O_2；第二支试管中依次加入 10 滴 $0.1mol \cdot L^{-1}$ $Pb(NO_3)_2$，10 滴 $0.1mol \cdot L^{-1}$ 硫代乙酰胺，2 滴 3%的 H_2O_2。观察并比较两支试管中的现象。

3. H_2O_2 的还原性　向试管中加入 5 滴 $0.01mol \cdot L^{-1}$ $KMnO_4$，3 滴 $2mol \cdot L^{-1}$ H_2SO_4，2 滴 $3\%H_2O_2$，观察现象。

(四)硫的化合物的性质

1. 硫化物的溶解性　三支试管各加入 5 滴 $0.1mol \cdot L^{-1}$ $ZnSO_4$，$0.1mol \cdot L^{-1}$ $CdSO_4$ 和 $0.1mol \cdot L^{-1}$ $CuSO_4$ 溶液，再向每支试管中加入 5 滴 $0.1mol \cdot L^{-1}$ Na_2S 溶液，振荡，观察现象。将沉淀离心分离并洗涤，分别检验沉淀在 $2mol \cdot L^{-1}$ HCl、浓 HCl、浓 HNO_3(浓 HNO_3:

浓 HCl = 1 : 3 体积比）中的溶解情况。

2. 硫代硫酸盐的性质 取四支试管，各加入 0.5ml 0.1mol · L^{-1} Na$_2$S$_2$O$_3$ 溶液，向前两支试管中分别加入 0.5ml 氯水和 0.5ml 碘水，向第三支试管中加入 0.5ml 0.1mol · L^{-1} AgNO$_3$ 溶液和 1 滴 2mol · L^{-1} HCl，观察现象。向第四支试管中加入 5 滴 2mol · L^{-1} H$_2$SO$_4$，观察是否有气体生成，并检验气体的酸碱性。

（五）磷酸盐性质

取三支试管，分别加入 3 滴 0.1mol · L^{-1} 的 Na$_3$PO$_4$、Na$_2$HPO$_4$、NaH$_2$PO$_4$ 溶液，用 pH 试纸检验溶液的酸碱性，再各加 3 滴 0.1mol · L^{-1} CaCl$_2$ 溶液，观察有无沉淀生成，pH 有无变化。将上述溶液各分为两等份，其中一份中加入 2 滴 2mol · L^{-1} NH$_3$ · H$_2$O，另一份中分别加入 2mol · L^{-1} HCl 溶液，观察有无变化，并用方程式解释之。

五、注意事项

（1）试管等仪器必须洁净。
（2）在制备和使用有毒气体时，应在通风橱中进行。

六、思考题

（1）在酸性介质中 H$_2$S 与 KMnO$_4$ 反应，有时出现乳白色浑浊，有时为无色透明溶液，在同样条件下，H$_2$S 与 FeCl$_3$ 反应只出现乳白色浑浊。请解释实验现象并讨论氧化剂种类、用量、浓度及溶液酸度对氧化程度影响。
（2）如何回收含 I$_2$、Br$_2$ 的 CCl$_4$ 溶剂？试列出实验方案。

（魏光成）

实验二十二　d 区与 ds 区元素的性质

一、目的与要求

（1）熟悉 d 区与 ds 区元素的主要化学性质。
（2）掌握 d 区与 ds 区元素常用的分离及鉴定反应。

二、实验原理

d 区元素是指周期表ⅢB～Ⅷ族的元素，价电子层构型为 $(n-1)d^{1-9}ns^{1-2}$。d 区元素原子结构的共同特点是次外层 d 轨道未充满。ds 区元素包括周期表中的ⅠB族和ⅡB族，价电子层构型为$(n-1)d^{10}ns^{1-2}$，由于它们的 d 亚层刚好排满 10 个电子，而最外层构型又和 s 区相同，故称为 ds 区。由价电子层结构可知，d 区与 ds 区元素价电子数目多，可变氧化态多，元素的性质随 d 电子数目的变化而变化，从而形成了丰富的 d 电子化学特征。其主要特征有如下三点：①氧化数多。通常，氧化态从+2 开始，逐一增至与族数相同的数值（Ⅷ族元素除外）。当元素的$(n-1)d$电子的数目达到 5 个以上时，d 电子参与成键的倾向减小，可变氧化态的数目减少。②配位化合物多。所有的 d 区和 ds 区元素都能作为中心离子形成稳定的配合物。③颜色多。其化合物的颜色通常是 d 电子发生 d-d 跃迁形成的，物质所具有的颜色及化学反应中的颜色变化在物质鉴定中具有重要的意义。

三、实验器材及试剂

1. 器材 试管，酒精灯，离心机，量筒，滴管。

2. 试剂 $0.1mol \cdot L^{-1}$ $CrCl_3$，$0.1mol \cdot L^{-1}$ $MnSO_4$，$0.1mol \cdot L^{-1}$ $FeCl_3$，$0.1mol \cdot L^{-1}$ $CoCl_2$，$0.1mol \cdot L^{-1}$ $NiSO_4$，$0.1mol \cdot L^{-1}$ $CuSO_4$，$0.1mol \cdot L^{-1}$ $AgNO_3$，$1mol \cdot L^{-1}$ NH_4Cl，$0.1mol \cdot L^{-1}$ $K_2Cr_2O_7$，$0.1 mol \cdot L^{-1}$ Na_2SO_3，$0.1mol \cdot L^{-1}$ KI，$2mol \cdot L^{-1}$ $NaOH$，$2 mol \cdot L^{-1}$ HCl，$2mol \cdot L^{-1}$ HNO_3，$2mol \cdot L^{-1}$ H_2SO_4，$2 mol \cdot L^{-1}$ $NH_3 \cdot H_2O$，$0.1mol \cdot L^{-1}$ $K_4[Fe(CN)_6]$，$0.1mol \cdot L^{-1}$ 丁二酮肟，$0.1 mol \cdot L^{-1}$ NaF，$3\%H_2O_2$，10%的葡萄糖溶液，$NaBiO_3$，乙醚，丙酮，KSCN。

四、实验步骤

（一）氧化还原性质

（1）取 3 滴 $0.1mol \cdot L^{-1}$ $CrCl_3$ 溶液于试管中，逐滴加入 2 $mol \cdot L^{-1}$ NaOH 溶液，观察沉淀颜色，继续滴加 NaOH 至沉淀溶解，再加入 6 滴 $3\%H_2O_2$ 溶液，加热，观察溶液颜色的变化，写出有关反应方程式。

（2）取 5 滴 $0.1mol \cdot L^{-1}$ $MnSO_4$ 溶液于试管中，加入少量 $NaBiO_3$ 固体，然后逐滴加入 2 $mol \cdot L^{-1}$ HNO_3，观察溶液颜色的变化，写出反应方程式。

（3）取 5 滴 $0.1mol \cdot L^{-1}$ $K_2Cr_2O_7$ 溶液于试管中，滴加 1 滴 $2mol \cdot L^{-1}$ H_2SO_4 溶液，再加入 3 滴 $0.1mol \cdot L^{-1}$ Na_2SO_3 溶液，观察溶液颜色变化，写出反应方程式。

（4）取 5 滴 $0.1mol \cdot L^{-1}$ $FeCl_3$ 于试管中，逐滴加入 $0.1mol \cdot L^{-1}$ KI，观察现象并写出反应方程式。

（二）配位性质

（1）取 5 滴 $0.1mol \cdot L^{-1}$ $CoCl_2$ 溶液于试管中，滴加 1 滴 $1mol \cdot L^{-1}$ NH_4Cl 和过量 $2mol \cdot L^{-1}$ $NH_3 \cdot H_2O$，观察溶液颜色的变化，写出有关反应方程式。

（2）取 5 滴 $0.1mol \cdot L^{-1}$ $NiSO_4$ 溶液于试管中，滴加 1 滴 $1mol \cdot L^{-1}$ NH_4Cl 和过量 $2mol \cdot L^{-1}$ $NH_3 \cdot H_2O$，观察溶液颜色，写出有关反应方程式。

（3）取 5 滴 $0.1mol \cdot L^{-1}$ $CuSO_4$ 溶液于试管中，逐滴加入 $2mol \cdot L^{-1}$ $NH_3 \cdot H_2O$ 10 滴，边

加边振荡，观察现象。将沉淀离心分离，向所得沉淀中继续逐滴加入 2mol·L^{-1} NH$_3$·H$_2$O，观察现象。待沉淀完全溶解之后，将溶液平均分成两份，一份中加入 10 滴 2mol·L^{-1} HCl，另一份中加入 10 滴 2mol·L^{-1} NaOH，观察现象，写出有关反应方程式。

(4)在洁净的试管中加入 5 滴 0.1mol·L^{-1} AgNO$_3$，然后逐滴加入 2mol·L^{-1} NH$_3$·H$_2$O，至形成的沉淀刚好溶解为止。然后加入数滴 10%的葡萄糖溶液，摇匀后静置于 60～80℃ 水浴中，观察银镜的形成。

(三)两性

取 5 滴 0.1mol·L^{-1} CuSO$_4$ 溶液于试管中，加入 5 滴 2mol·L^{-1} NH$_3$·H$_2$O，将所得絮状沉淀平均分成两份，一份中逐滴加入 2.0mol·L^{-1} HCl，另一份中逐滴加入 2mol·L^{-1} NaOH，观察现象，写出有关反应方程式。

(四)鉴定反应

1. Cr^{3+} 取 2 滴 0.1mol·L^{-1} CrCl$_3$ 试液于试管中，逐滴加入 2.0mol·L^{-1} NaOH 溶液至生成的沉淀刚好溶解后，再多加 2 滴。然后加入 2 滴 3%H$_2$O$_2$ 溶液，微热，溶液呈黄色。冷却后再加 5 滴 3%H$_2$O$_2$ 溶液，1ml 乙醚，最后慢慢滴加 2.0mol·L^{-1} HNO$_3$ 溶液。如乙醚层显蓝色，说明试液中有 Cr^{3+}。

2. Mn^{2+} 取 2 滴 0.1mol·L^{-1} MnSO$_4$ 试液于试管中，加 2mol·L^{-1} HNO$_3$ 溶液酸化，加少量 NaBiO$_3$ 固体，振摇，静置片刻。如溶液呈紫红色，说明试液中有 Mn^{2+}。

3. Fe^{3+} 取 2 滴 0.1mol·L^{-1} FeCl$_3$ 试液于试管中，加 1 滴 2.0mol·L^{-1} HCl 溶液酸化，再加 1 滴 0.1mol·L^{-1} K$_4$[Fe(CN)$_6$]溶液。如立即出现蓝色沉淀，说明试液中有 Fe^{3+}。

4. Co^{2+} 取 5 滴 0.1mol·L^{-1} CoCl$_2$ 试液于试管中，加数滴丙酮，再加少量 KSCN 晶体，充分振荡。如溶液呈鲜艳的蓝色，说明试液中有 Co^{2+}。

5. Ni^{2+} 取 5 滴 0.1mol·L^{-1} NiSO$_4$ 试液于试管中，加 5 滴 2.0mol·L^{-1} 氨水碱化，再加 0.1mol·L^{-1} 丁二酮肟溶液。如出现鲜红色沉淀，说明试液中有 Ni^{2+}。

6. Cu^{2+} 取 2 滴 0.1mol·L^{-1} CuSO$_4$ 试液于试管中，加 2 滴 0.1mol·L^{-1} NaF 溶液，2 滴 0.1mol·L^{-1} K$_4$[Fe(CN)$_6$]溶液。若生成红棕色沉淀，说明试液中有 Cu^{2+}。

五、注意事项

(1)本实验中涉及的物质种类和颜色较多，需仔细观察。

(2)制作银镜时，试管必须干净，氨水不能过量，银氨溶液须现配现用，必须在水浴中加热，加热时不能摇动试管，整个反应必须在微碱性溶液中进行。

(3)鉴定 Cr^{3+} 时，每滴加 1 滴 HNO$_3$ 溶液，都必须充分振荡。

六、思考题

(1)鉴定 Ni^{2+} 离子时，为何用 NH$_3$·H$_2$O 调节 pH？强酸或强碱溶液对检验 Ni^{2+} 有何影响？

(2)合金钢中一般含有 Fe，Cr 或 Ni，Mn 等金属元素。设计分离方案，定性鉴定合金钢中含有何种元素。

（魏光成）

实验二十三　趣味化学实验

一、目的与要求

(1)进一步掌握元素及化合物的性质。

(2)激发学习兴趣，培养科学探究能力。

二、实验原理

(1)钴盐的水合物受热时逐渐失去结晶水而表现出不同的颜色。例如，六水氯化钴呈粉红色，二水氯化钴呈紫红色，一水氯化钴呈蓝紫色，无水氯化钴呈蓝色。根据钴盐的不同颜色可以判断温度的高低。

(2)大多数硅酸盐不溶于水。将金属盐的晶体投入硅酸钠溶液中，金属盐与硅酸钠反应生成不同颜色的金属硅酸盐胶体，在金属盐晶体与溶液的界面上形成半透膜，溶液不断渗入膜内与金属盐的晶体接触，逐渐形成芽状或树枝状的胶状金属硅酸盐，从而呈现水中花园的景观。相关反应为

$$CuSO_4 + Na_2SiO_3 \Longrightarrow CuSiO_3\downarrow + Na_2SO_4$$
$$MnSO_4 + Na_2SiO_3 \Longrightarrow MnSiO_3\downarrow + Na_2SO_4$$
$$CoCl_2 + Na_2SiO_3 \Longrightarrow CoSiO_3\downarrow + 2NaCl$$

(3)浓度较大的 $FeCl_3$ 溶液呈棕黄色，向其中加入 KSCN，溶液变为血红色；加入 $K_4[Fe(CN)_6]$，溶液变为蓝色；加入 $K_3[Fe(CN)_6]$，溶液变为绿色；加入苯酚，溶液显紫色。相关反应方程式为：

$$Fe^{3+} + SCN^- \Longrightarrow Fe(SCN)^{2+}(血红色)$$
$$4Fe^{3+} + 3[Fe(CN)_6]^{4-} \Longrightarrow Fe_4[Fe(CN)_6]_3\downarrow(蓝色)$$
$$Fe^{3+} + [Fe(CN)_6]^{3-} \Longrightarrow Fe[Fe(CN)_6]\downarrow(绿色)$$

$$Fe^{3+} + 6\,\text{（苯酚根）}O^- \Longrightarrow [Fe(\text{（苯酚根）}O^-)_6]^{3-}(紫色)$$

利用铁盐的不同颜色可以进行定性鉴定。

(4)乙酸渗入蛋壳后接触蛋白，蛋白在弱酸性条件下水解，生成多肽等物质，多肽中的肽键遇 Cu^{2+} 发生配位反应，呈现蓝或者紫的特征颜色。

(5)浓硫酸与高锰酸钾反应生成氧化性很强的七氧化二锰，七氧化二锰和易燃性有机物如乙醇等剧烈反应放出大量热，可将有机物点燃。

$$H_2SO_4(浓) + 2KMnO_4 \rightleftharpoons K_2SO_4 + Mn_2O_7 + H_2O$$

$$2Mn_2O_7 + C_2H_5OH \rightleftharpoons 4MnO_2 + 2CO_2 + 3H_2O$$

(6) 过氧化钠能与二氧化碳反应，产生氧气并放出大量的热，可使棉花着火燃烧。

$$2Na_2O_2 + 2CO_2 \rightleftharpoons 2Na_2CO_3 + O_2$$

三、实验器材及试剂

1. 器材 白纸，毛笔，喷雾器，蒸发皿，酒精灯，鸡蛋，镊子，细长玻璃管，脱脂棉。

2. 试剂 $0.1mol \cdot L^{-1}$ $FeCl_3$，$0.1mol \cdot L^{-1}$ $CuSO_4$，$0.1mol \cdot L^{-1}$ KSCN，$0.1mol \cdot L^{-1}$ $K_4[Fe(CN)_6]$，$0.1mol \cdot L^{-1}$ $K_3[Fe(CN)_6]$，$0.1mol \cdot L^{-1}$ HAc，饱和 Na_2SiO_3 溶液，饱和苯酚溶液，95%乙醇，浓 H_2SO_4，$KMnO_4$，$CoCl_2 \cdot 6H_2O$，$ZnCl_2$，$FeSO_4$，$FeCl_3$，$CuSO_4$，$NiSO_4$，$MnSO_4$，Na_2O_2。

四、实验步骤

(一) 制作彩色温度计

试管中加入 3ml 95%乙醇溶液和少量 $CoCl_2 \cdot 6H_2O$ 晶体，振荡溶解，小火加热，观察溶液颜色变化，说明原因。

(二) 水中花园

250ml 烧杯中加入澄清的饱和 Na_2SiO_3 溶液，至溶液深度 10cm 左右，用镊子夹取黄豆粒大小的晶体 $CoCl_2 \cdot 6H_2O$、$ZnCl_2$、$FeSO_4$、$CuSO_4$、$FeCl_3$、$NiSO_4$、$MnSO_4$ 等，投入 Na_2SiO_3 溶液中的不同位置，观察晶体表面的变化，说明原因。

(三) 喷雾作画

取一张白纸，用毛笔分别蘸取 $0.1mol \cdot L^{-1}$ KSCN 溶液、$0.1mol \cdot L^{-1}$ $K_4[Fe(CN)_6]$ 溶液、$0.1mol \cdot L^{-1}$ $K_3[Fe(CN)_6]$ 溶液、饱和苯酚溶液在白纸上绘画，晾干后，用喷雾器在绘画处喷洒 $0.1mol \cdot L^{-1}$ $FeCl_3$ 溶液，观察白纸的变色情况，并加以解释。

(四) 蛋白留痕

取一只鸡蛋，洗去表面的油污，擦干。用毛笔蘸取 $0.1mol \cdot L^{-1}$ HAc，在蛋壳上写字。待乙酸蒸发后，将鸡蛋放入 $0.1mol \cdot L^{-1}$ $CuSO_4$ 溶液中煮熟，冷却后剥去蛋壳，观察蛋皮与蛋白的变化，并加以解释。

(五) 魔棒点灯

取少量 $KMnO_4$ 晶体置于表面皿中，滴加 3 滴浓 H_2SO_4，用玻璃棒蘸取混合物与酒精灯灯芯接触，观察现象，解释原因。

（六）吹气生火

把少量 Na_2O_2 粉末平铺在一薄层脱脂棉上，用玻璃棒轻轻压拨，使 Na_2O_2 进入脱脂棉中，用镊子将带有 Na_2O_2 的脱脂棉轻轻卷好，放入蒸发皿中，用细长玻璃管向脱脂棉缓缓吹气，观察现象，解释原因。

五、注意事项

(1)硅酸钠溶液中加入金属晶体后，溶液不能搅拌，否则难以观察到花园景象。

(2)魔棒点灯和吹气生火要注意安全。

六、思考题

(1)你熟悉的魔术中还有哪些是利用化学反应进行的？

(2)实验中的现象涉及物质的哪些物理或化学性质？

（胡　威）

第四部分　无机物的制备

无机物的制备又称为无机合成。制备无机物不仅仅局限于烧杯反应，现代制备方法还包括高温合成、低温合成、高压合成、水热合成、无水无氧合成、电化学合成、等离子体合成等等。本部分介绍几种常用的无机药物制备方法，使学生了解无机物制备的基本原理、条件控制和分离提纯方法，掌握无机药物制备的基本实验技能。

实验二十四　药用氯化钠的制备

一、目的与要求

(1) 掌握药用氯化钠的制备原理与方法。
(2) 掌握称量、溶解、过滤、蒸发等基本操作。

二、实验原理

药用氯化钠以粗食盐为原料提纯而得。粗食盐中含有泥沙等不溶性杂质和 Ca^{2+}、Mg^{2+}、SO_4^{2-} 等可溶性杂质。不溶性杂质可用溶解、过滤的方法除去，可溶性杂质可用适当的试剂使其生成难溶性化合物，再通过过滤除去。

首先，在粗食盐的溶液中加入稍过量的 $BaCl_2$ 溶液，将 SO_4^{2-} 转化为难溶的 $BaSO_4$ 沉淀。

$$Ba^{2+} + SO_4^{2-} = BaSO_4\downarrow$$

过滤除去 $BaSO_4$ 沉淀，并向滤液中依次加入 NaOH 溶液和 Na_2CO_3 溶液除去 Ca^{2+}、Mg^{2+} 和过量的 Ba^{2+} 离子。

$$2Mg^{2+} + 2OH^- + CO_3^{2-} = Mg_2(OH)_2CO_3\downarrow$$
$$Ca^{2+} + CO_3^{2-} = CaCO_3\downarrow$$
$$Ba^{2+} + CO_3^{2-} = BaCO_3\downarrow$$

过量的 NaOH 和 Na_2CO_3 可用盐酸中和。

$$NaOH + HCl = NaCl + H_2O$$
$$Na_2CO_3 + 2HCl = 2NaCl + H_2O + CO_2\uparrow$$

三、实验器材及试剂

1. 器材　研钵，蒸发皿，普通漏斗，滤纸，坩埚钳，酒精灯，火柴，试管，电子天平，药匙，pH 试纸。

2. 试剂　$1mol \cdot L^{-1} Na_2CO_3$，$0.5mol \cdot L^{-1} (NH_4)_2C_2O_4$，$1mol \cdot L^{-1} NaOH$，$2mol \cdot L^{-1} HCl$，$1 mol \cdot L^{-1} BaCl_2$，$6mol \cdot L^{-1} HAc$，镁试剂。

四、实验步骤

(一)NaCl 的精制

1. 称量与溶解 称取研细的粗食盐 2g,转入 100ml 烧杯中,加入 20ml 蒸馏水,加热搅拌,使粗食盐溶解,不溶物沉于烧杯底部。

2. 除去 SO_4^{2-} 将粗盐溶液加热至沸,逐滴加入 $1mol \cdot L^{-1}BaCl_2$ 溶液 1ml,继续加热 5min,静置沉降。于上清液中补加一滴 $BaCl_2$ 溶液,若无浑浊现象出现,表明 SO_4^{2-} 已沉淀完全。过滤,弃去沉淀。

3. 除去 Ca^{2+}、Mg^{2+}和过量的 Ba^{2+} 向滤液中加入 $1mol \cdot L^{-1}NaOH$ 和 $1mol \cdot L^{-1}Na_2CO_3$ 溶液各 1ml,加热至沸,静置、过滤,弃去沉淀。

4. 除去剩余的 OH^-和 CO_3^{2-} 在滤液中加入 $2mol \cdot L^{-1}HCl$ 溶液至溶液呈微酸性(pH=4~6)。

5. 蒸发结晶 将溶液转移到蒸发皿中,加热浓缩至黏稠状,待大量晶体析出,过滤,将产品用少量蒸馏水洗涤后转移至另一蒸发皿中,小火加热干燥,冷却称量,计算产率。

(二)纯度检验

取粗食盐和精制的食盐各 0.5g,分别加 5ml 水溶解,过滤后分别进行下列检验。

1. SO_4^{2-} 的检验 取上述滤液各 1ml,分别置于两支试管中,各滴入 2 滴 $BaCl_2$ 溶液,检查有无沉淀生成。若有沉淀生成,再加入 $2mol \cdot L^{-1}HCl$ 使溶液呈酸性,沉淀若不溶解,表明有 SO_4^{2-}存在。对照观察,记录结果。

2. Ca^{2+}的检验 取上述滤液各 1ml,分别置于两支试管中,并分别滴入 $6mol \cdot L^{-1}HAc$ 使溶液呈酸性,再分别加入 2 滴 $0.5mol \cdot L^{-1}(NH_4)_2C_2O_4$ 溶液①,观察是否有白色沉淀 CaC_2O_4 生成,记录结果。

3. Mg^{2+}的检验 取上述滤液各 1ml,分别置于两支试管中,滴入 $1mol \cdot L^{-1}NaOH$ 使溶液呈碱性,再分别加入 2 滴镁试剂,观察有无天蓝色沉淀生成,记录结果。

五、注意事项

(1)蒸发浓缩溶液至黏稠状即可,不可蒸干,否则溶于水的 Br^-、I^-、K^+等难以除去。

(2)产品炒干时要用小火,以免热的粒盐迸溅伤人,并降低产率。

六、思考题

(1)如果产率过高,可能的原因是什么?

(2)除去 Ca^{2+}、Mg^2、SO_4^{2-}离子时,为何先加入 $BaCl_2$ 溶液,再加入 NaOH 和 Na_2CO_3 溶液?

(李 凤)

---

①用$(NH_4)_2C_2O_2$ 溶液检验 Ca^{2+}时,Mg^{2+}对此有干扰,也产生 MgC_2O_2 沉淀,但 MgC_2O_2 溶于 HAc 溶液,而 CaC_2O_2 不溶于 HAc 溶液,加入 HAc 溶液可排除 Mg^{2+}的干扰。

实验二十五　葡萄糖酸锌的制备

一、目的与要求

(1) 熟悉葡萄糖酸锌的制备原理与方法。

(2) 掌握热过滤和减压抽滤的操作技术。

二、实验原理

人体缺锌会造成生长停滞、自发性味觉减退或创伤愈合不良等。以往常用硫酸锌作补锌剂，但它对人体肠胃有一定的刺激作用，而且吸收率也比较低。葡萄糖酸锌有吸收率高、副作用少、使用方便等特点，是 20 世纪 80 年代中期发展起来的一种新型补锌剂，特别适合作儿童食品、糖果的添加剂。葡萄糖酸锌为白色或接近白色的结晶性粉末，易溶于沸水，不溶于无水乙醇、氯仿和乙醚。《中华人民共和国药典》(2015 版)规定葡萄糖酸锌含量应在 97.0%～102.0%。

葡萄糖酸锌有多种制备方法，本实验以葡萄糖酸钙和硫酸锌为原料通过置换反应获得。其反应为：

$$Ca(C_6H_{11}O_7)_2 + ZnSO_4 =\!=\!=\!= Zn(C_6H_{11}O_7)_2 + CaSO_4\downarrow$$

过滤除去 $CaSO_4$ 沉淀，溶液经浓缩可得无色或白色葡萄糖酸锌结晶。用 EDTA 配位滴定法测定所得产品中葡萄糖酸锌的含量，滴定反应及终点前后溶液颜色变化如下：

终点前：Zn + EBT(蓝色) =\!=\!=\!= Zn–EBT(紫红色)

终点时：Zn-EBT(紫红色) + EDTA =\!=\!=\!= Zn–EDTA(无色) + EBT(蓝色)

三、实验器材及试剂

1. 器材　电子天平，角匙，蒸发皿，布氏漏斗，抽滤瓶，圆形滤纸，真空泵，玻璃棒，10ml 量筒，250ml 烧杯，温度计(150℃)，滴定管，烘箱。

2. 试剂　95%乙醇溶液，NH_3-NH_4Cl 缓冲溶液(pH=10.0)，铬黑 T，0.01mol·L^{-1}EDTA，葡萄糖酸钙，$ZnSO_4 \cdot 7H_2O$，活性炭。

四、实验步骤

(一) 葡萄糖酸锌的制备

称取葡萄糖酸钙 4.5g，置于 100ml 烧杯中，加入 20ml 蒸馏水，搅拌溶解。另称取 $ZnSO_4 \cdot 7H_2O$ 3.0g，加 15ml 蒸馏水溶解。在不断搅拌下，将葡萄糖酸钙溶液逐滴加入到 $ZnSO_4$ 溶液中，加完后在 90℃ 水浴中保温约 20min，抽滤除去 $CaSO_4$ 沉淀。如果溶液有颜色，可在滤液中加入少量活性炭，加热近沸，趁热抽滤除去。

滤液冷却至室温，加 30ml 95%乙醇，并不断搅拌，待大量胶状葡萄糖酸锌析出后，用倾析法除去乙醇，得葡萄糖酸锌粗品。

(二) 葡萄糖酸锌的纯化

粗品中加适量水，90℃水浴加热溶解，趁热抽滤。滤液冷至室温，加 30ml 95%乙醇，充分搅拌，静置，待结晶析出后抽滤。晶体转入表面皿中，烘干，称量，计算产率。

(三) 葡萄糖酸锌含量的测定

准确称取新制得的葡萄糖酸锌约 0.2g，置于锥形瓶中，加水 100ml，微热使之溶解，加 5ml NH_3-NH_4Cl 缓冲溶液(pH=10.0)，2 滴铬黑 T 指示剂，用 $0.01mol·L^{-1}$ EDTA 标准溶液滴定至溶液自紫红色变为蓝色，平行测定三次，计算葡萄糖酸锌的含量。

五、注意事项

(1) 滤液加热浓缩时，不宜过稠，以免葡萄糖酸锌损失过多。

(2) 胶状沉淀出现后，需要补加乙醇并加热，再连续搅拌至晶体出现，否则胶状物很难搅动。

六、思考题

(1) 在沉淀与结晶葡萄糖酸锌时，加入 95%乙醇的作用是什么？

(2) 在葡萄糖酸锌的制备中，为什么必须在热水浴中进行？

(3) 国家药典规定(2015 版)，药用葡萄糖酸锌含量为 97.0%～102%，如果测得含量结果不符合规定，可能的原因是什么？

(李 凤)

实验二十六　枸橼酸铁铵的制备

一、目的与要求

(1) 掌握枸橼酸铁铵的制备原理和方法。

(2) 练习减压抽滤和蒸发、浓缩的基本操作。

二、实验原理

柠檬酸铁铵又名枸橼酸铁铵，分子式为$(NH_4)_3Fe(C_6H_5O_7)_2$，是枸橼酸铁和枸橼酸铵的复盐。由于合成的条件与组成不同，外观为棕色或绿色鳞片状的晶体或粉末。随着含铁量的增大，产品颜色逐渐由绿变棕直到棕黑色。棕色品多用于补血，以治疗缺铁性贫血，也可作食品添加剂。我国药典（2015 版）要求柠檬酸铁铵含铁量应为 20.5%～22.5%枸橼酸铁铵含铁量较高、性能稳定、水溶性较好，具有较好的应用前景。

以硫酸亚铁为原料，用氯酸盐作氧化剂，在酸性条件下，将二价铁氧化为三价铁，然后加碱中和得 $Fe(OH)_3$，$Fe(OH)_3$ 与枸橼酸反应得枸橼酸铁，枸橼酸铁再与氨反应得到枸橼酸铁铵。反应原理如下：

$$6FeSO_4 + NaClO_3 + 3H_2SO_4 \rightleftharpoons 3Fe_2(SO_4)_3 + NaCl + 3H_2O$$

$$Fe_2(SO_4)_3 + 6NaOH \rightleftharpoons 2Fe(OH)_3\downarrow + 3Na_2SO_4$$

$$Fe(OH)_3 + C_6H_8O_7 \rightleftharpoons Fe(C_6H_5O_7) + 3H_2O$$

$$Fe(C_6H_5O_7) + 3NH_3 + C_6H_5O_7 \rightleftharpoons (NH_4)_3Fe(C_6H_5O_7)_2$$

三、实验器材及试剂

1. 器材　50ml 三口烧瓶，电热磁力搅拌器，减压抽滤装置，温度计，电子天平，烧杯，容量瓶，锥形瓶，水浴锅，蒸发皿，坩埚钳，电热套，pH 试纸。

2. 试剂　$2mol \cdot L^{-1}H_2SO_4$，$2mol \cdot L^{-1}NaOH$，$2mol \cdot L^{-1}HCl$，$2mol \cdot L^{-1}NH_3 \cdot H_2O$，$0.1mol \cdot L^{-1}BaCl_2$，$0.1mol \cdot L^{-1}K_3[Fe(CN)_6]$，$0.1mol \cdot L^{-1}AgNO_3$，$FeSO_4 \cdot 7H_2O$，$C_6H_8O_7 \cdot H_2O$，$NaClO_3$。

四、实验步骤

(一) 氢氧化铁的制备

在装有搅拌磁子的三口烧瓶中加入 16.7g $FeSO_4 \cdot 7H_2O$ 和 40ml 蒸馏水，搅拌下缓慢加入 3ml $2mol \cdot L^{-1}H_2SO_4$，再加入 1g 固体 $NaClO_3$，水浴加热，温度升至 80℃，再加入 1g $NaClO_3$，搅拌，反应 0.5h，此时晶体逐渐溶解，溶液变为棕红色。

为检验反应是否充分，可取少量反应液于点滴板上，加入 1～2 滴 $0.1mol \cdot L^{-1}K_3[Fe(CN)_6]$，无明显蓝色出现说明反应完全，否则应适当补加 $NaClO_3$ 并重新加热至反应完全为止。

向溶液中加入 $2mol \cdot L^{-1}$ NaOH，使溶液呈弱碱性(pH=7～8)，温度控制在 80～90℃，不断搅拌，直到沉淀完全，停止加热，减压抽滤，得到 $Fe(OH)_3$ 沉淀。用蒸馏水洗涤所得沉淀 3～5 次，至滤液不再有 SO_4^{2-}和 Cl^-。检验方法是，取少量滤液分别滴加酸化的 $BaCl_2$ 溶液和 $AgNO_3$ 溶液，若浑浊，继续重复上述操作，直至无白色沉淀产生为止。

制得的 $Fe(OH)_3$ 应是具有适当疏松度的深棕色沉淀，过分紧密或色泽鲜艳的均不易溶于柠檬酸溶液。沉淀不可久存，应立即进行下一步反应。

(二) 柠檬酸铁铵的制备

取枸橼酸 12.6g 于 250ml 烧杯中，用适量蒸馏水溶解，再加入新制得的 $Fe(OH)_3$，加热至 95℃ 以上，搅拌，保温反应 1h，冷却到 50℃ 以下，再在搅拌下加入 $2mol \cdot L^{-1}$ 氨水 40ml，静置澄清，抽滤，滤液浓缩至膏状，于80℃以下干燥得枸橼酸铁铵，计算产率。

五、注意事项

(1)铁与枸橼酸的反应速率较小，需要控制温度在95℃以上。

(2)产品的含铁量与硫酸亚铁、枸橼酸的投料比有关，随枸橼酸加入量的增多，产品含铁量减少，颜色由红色、棕色再至绿色。

六、思考题

(1)在制备氢氧化铁时，为何要加入氢氧化钠使溶液成弱碱性？

(2)为何制得的枸橼酸铁铵的含铁量和加入的枸橼酸的多少有关？

(李　凤)

实验二十七　硫代硫酸钠的制备

一、目的与要求

(1)了解制备硫代硫酸钠的原理和方法。

(2)巩固蒸发、浓缩、结晶、减压过滤等基本操作。

二、实验原理

硫代硫酸钠又名大苏打、海波、次亚硫酸钠，为无色透明晶体，无臭，味清凉而微苦，密度为 $1.729g \cdot ml^{-1}$，难溶于乙醇，易溶于水，在酸性条件下易分解。含结晶水的硫代硫酸钠在330℃以上的干燥空气中风化，48℃分解，100℃时失去五个结晶水，灼烧分解为硫化钠和硫酸钠。

硫代硫酸钠具有较强的还原性和配位能力，可用作冲洗照相底片的定影剂，棉纺织物漂白后的脱氧剂，定量分析的还原剂等；临床上可用于治疗皮肤瘙痒症、慢性荨麻疹、药物性皮炎、氰化物中毒等症。硫代硫酸钠具有活泼的硫原子，在体内能使 CN^- 转变为毒性很低的 SCN^-。此外，硫代硫酸钠还能与砷、铋、汞、铅、碘等结合为毒性较低的硫化物，达到解毒的效果。

制备硫代硫酸钠的方法有多种，本实验用硫粉与亚硫酸钠反应制备硫代硫酸钠：

$$Na_2SO_3 + S \xrightarrow{\triangle} Na_2S_2O_3$$

活性炭吸附除去没有反应的单质硫，滤液浓缩结晶，过滤除去 Na_2SO_3，得晶体硫代硫酸钠。

三、实验器材及试剂

1. 器材 电热套，表面皿，烧杯，电子天平，漏斗，蒸发皿，量筒，吸量管，滤纸，减压抽滤装置，烘箱。

2. 试剂 $2mol \cdot L^{-1}H_2SO_4$，$0.01mol \cdot L^{-1}KMnO_4$，$2mol \cdot L^{-1}HCl$，$0.1mol \cdot L^{-1}AgNO_3$，$Na_2SO_3$，活性炭，95%乙醇，硫粉。

四、实验步骤

（一）硫代硫酸钠的制备

（1）烧杯中，加入 8.0g 亚硫酸钠和 50ml 蒸馏水，搅拌溶解。另取 2g 硫粉，用 3ml 乙醇润湿后，加入到上述亚硫酸钠溶液中。在不断搅拌下，加热煮沸 40min，及时补充水。反应完毕后，在煮沸的溶液中加入 1～2g 活性炭，吸附过剩的硫粉，在不断搅拌下，继续煮沸约 10min，趁热过滤，弃去杂质。

（2）滤液置于蒸发皿中，微沸浓缩到刚有结晶析出时，停止加热，冷却，使硫代硫酸钠结晶析出，抽滤，用乙醇洗涤，抽干，即得白色 $Na_2S_2O_3 \cdot 5H_2O$ 晶体。

（3）将晶体放在烘箱中，在 40℃下干燥 40～60min，称量，计算产率。

（二）硫代硫酸钠的检验

分别取配制的 $0.01mol \cdot L^{-1}$ 硫代硫酸钠溶液 2ml，进行下列反应：
（1）加几滴已酸化的 $0.01mol \cdot L^{-1}KMnO_4$ 溶液，观察现象，写出反应方程式。
（2）加 2ml $2mol \cdot L^{-1}HCl$ 溶液，煮沸，观察现象，写出反应方程式。
（3）滴加 $0.1mol \cdot L^{-1}AgNO_3$ 溶液，观察现象，写出反应方程式。

五、注意事项

（1）蒸发浓缩时，当滤液呈黏稠状为止，不可蒸干，否则溶于水的杂质难以除去。
（2）结晶时勿用玻璃棒搅拌，便于形成较大结晶。

六、思考题

（1）制备硫代硫酸钠时，硫粉中加入乙醇的作用是什么？
（2）如果没有结晶析出，该如何处理？

（郭会蕊）

实验二十八　纳米二氧化硅的制备与吸附性能

一、目的与要求

(1) 了解水解法制备纳米材料的原理和方法。

(2) 熟悉溶胶的鉴别方法。

二、实验原理

纳米二氧化硅为纳米材料之一，表面带有羟基，粒径通常为 20～60nm，分散性好，比表面积大，吸附性能高，既可作为载体，也可作为填充物制备复合纳米材料，广泛应用于生物医学领域，例如，纳米二氧化硅可用作微孔反应器、功能性分子吸附剂、生物酶催化剂以及药物控释体系的载体等。

本实验采用硅酸酯在碱性条件下水解制备纳米二氧化硅，制备过程如下：

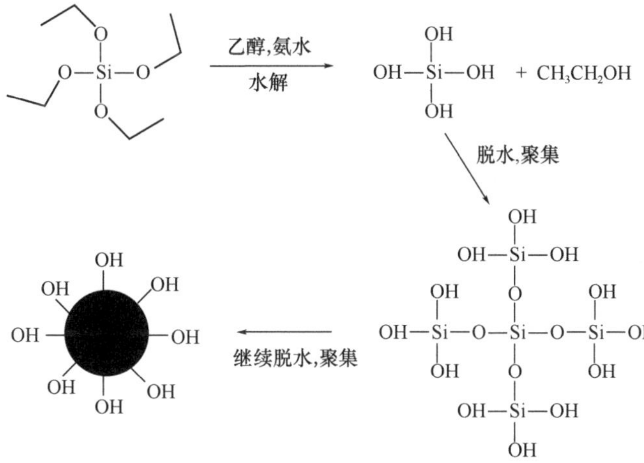

水解时加入乙醇，一方面起到溶解硅酸酯的作用，另一方面将硅酸酯稀释，防止硅酸酯剧烈水解，形成大颗粒沉淀。纳米二氧化硅对 Ag^+ 有良好的吸附性能，吸附后剩余的 Ag^+ 以铁铵矾 $NH_4Fe(SO_4)_2$ 作指示剂，用 NH_4SCN 作标准溶液滴定。滴定时，溶液中首先析出 $AgSCN$ 白色沉淀，当 Ag^+ 定量沉淀后，过量的 NH_4SCN 与 Fe^{3+} 作用生成红色的 $[Fe(SCN)]^{2-}$ 配合物，指示终点到达：

$$Ag^+ + SCN^- \rightleftharpoons AgSCN\downarrow（白）$$
$$Fe^{3+} + SCN^- \rightleftharpoons [Fe(SCN)]^{2-}（红色）$$

三、实验器材及试剂

1. 器材　磁力搅拌器，酸度计，烧杯，减压抽滤装置，烘箱，滴定管，移液管，锥形瓶。

2. 试剂 正硅酸乙酯（TEOS），$6mol·L^{-1}NH_3·H_2O$，95%乙醇，$0.01mol·L^{-1}$ $AgNO_3$，$0.01mol·L^{-1}$ NH_4SCN 标准溶液，10% $NH_4Fe(SO_4)_2$ 指示剂。

四、实验步骤

（一）纳米二氧化硅的制备

在 50ml 小烧杯中加入 10ml 水和 10ml 95%乙醇，加入搅拌磁子，用 $6mol·L^{-1}$ 氨水调节溶液酸度至 pH=8（酸度计监测），不断搅拌下缓慢滴加 2ml TEOS，加完后继续搅拌 30min，静置分层，抽滤，得纳米二氧化硅粉末。烘干，称重，计算产率。

（二）纳米二氧化硅的吸附性能

（1）准确称取纳米二氧化硅 2.0g，加入 25.00ml $0.01mol·L^{-1}AgNO_3$ 溶液中，缓慢搅拌 0.5h，过滤，沉淀用少量蒸馏水洗涤，抽干，合并滤液。

（2）滤液转入锥形瓶中，加入 10% $NH_4Fe(SO_4)_2$ 指示剂 3 滴，用 $0.01mol·L^{-1}NH_4SCN$ 标准溶液滴定至红色，记录所消耗的 NH_4SCN 标准溶液的体积，计算滤液中 Ag^+ 的浓度，考察纳米二氧化硅的吸附能力。

五、注意事项

（1）制备纳米二氧化硅时，TEOS 的滴加速度不能过快，否则沉淀颗粒太大，难于形成纳米颗粒。

（2）反应过程需充分搅拌。

六、思考题

（1）制备纳米二氧化硅时加入氨水和乙醇的目的是什么？

（2）纳米二氧化硅的吸附能力与什么因素有关？

（魏光成）

实验二十九 硫酸亚铁铵的制备

一、目的与要求

（1）了解复盐的制备方法和一般特征。

（2）掌握水浴加热、蒸发、结晶、常压过滤和减压过滤等基本操作。

二、实验原理

硫酸亚铁铵又称摩尔盐，化学组成为 $(NH_4)Fe(SO_4)_2 \cdot 6H_2O$，为浅蓝绿色晶体，在临床上常用做补铁剂治疗缺铁性贫血。本实验采用铁与稀硫酸反应制备硫酸亚铁

$$Fe + H_2SO_4 == FeSO_4 + H_2\uparrow$$

新制备的硫酸亚铁与等量的硫酸铵溶液混合，即生成溶解度较小的浅蓝色硫酸亚铁铵 $(NH_4)_2Fe(SO_4)_2 \cdot 6H_2O$ 复盐晶体。

$$FeSO_4 + (NH_4)_2SO_4 == (NH_4)_2Fe(SO_4)_2$$

该复盐组成稳定，在空气中不易被氧化，在定量分析中，常用于标定 $KMnO_4$ 和 $K_2Cr_2O_7$ 溶液。

三、实验器材及试剂

1. 器材　电子天平，减压抽滤装置，锥形瓶，滤纸，水浴锅。
2. 试剂　$3mol \cdot L^{-1}H_2SO_4$，$1mol \cdot L^{-1}Na_2CO_3$，$(NH_4)_2SO_4$，铁屑，pH 试纸。

四、实验步骤

(一)硫酸亚铁的制备

称取 4.0g 预处理的铁屑[①]，置于 150ml 锥形瓶中，加入 20ml $3mol \cdot L^{-1}H_2SO_4$，水浴加热，温度控制在 70～75℃范围内，加热过程中应补加少量蒸馏水，以防 $FeSO_4$ 结晶，待反应速度明显减缓(约需 30min)后，停止加热，趁热减压抽滤，用 2ml $3mol \cdot L^{-1}H_2SO_4$ 洗涤未反应完的 Fe 和固体残渣，滤液转移至蒸发皿中备用，未反应完的铁屑及残渣用滤纸吸干后称量，计算 $FeSO_4$ 的产率。

(二)硫酸亚铁铵的制备

根据生成的 $FeSO_4$ 的质量，计算反应所需 $(NH_4)_2SO_4$ 的质量[②]。按计算量称取 $(NH_4)_2SO_4$，加水制成饱和溶液，然后加入到用适量水溶解的 $FeSO_4$ 溶液中，混合均匀，在水浴中加热蒸发至溶液表面出现晶膜，停止加热。冷却至室温，即析出浅蓝绿色的 $(NH_4)Fe(SO_4)_2 \cdot 6H_2O$ 晶体。减压抽滤，再用少量 95%乙醇溶液洗涤晶体。晶体用滤纸吸干，称重，计算产率。

五、注意事项

(1)制备硫酸亚铁时，反应温度不能太高，以免反应过于剧烈。

---

①铁屑预处理方法：称取 4.0g 铁屑，放入锥形瓶中，加入 $1mol \cdot L^{-1}$ Na_2CO_3 20ml，加热煮沸以除去铁屑表面的油污，用倾泻法倾出碱液，用水洗涤铁屑至中性。

②由于 $FeSO_4$ 在过滤过程中会造成一定的损失，因此 $(NH_4)_2SO_4$ 用量可按 $FeSO_4$ 理论量的 85%计算。

（2）配制硫酸亚铁溶液时，浓度不能太稀，否则浓缩时间过长。

六、思考题

（1）在制备 $FeSO_4$ 过程中，为什么需铁过量？

（2）若硫酸亚铁被部分氧化，如何处理才能得到较为纯净的 $FeSO_4$ 溶液？

（郭会蕊）

第五部分 滴 定 分 析

滴定分析是定量分析中常用的化学分析方法。根据所利用的化学反应不同，滴定分析法分为酸碱滴定法、配位滴定法、氧化还原滴定法和沉淀滴定法。根据滴定方式的不同又分为直接滴定法、返滴定法、置换滴定法、间接滴定法等。滴定分析通常用于常量组分的测定，即被测组分含量大于1%或质量大于0.1g，体积大于10ml的试样分析，有时也可以测定微量组分。该法快速、准确，测定的相对误差不大于0.2%。滴定分析法仪器设备简单、操作简便，常作为标准方法，广泛应用在生产实践和科学研究的各个方面。通过本部分的学习，要求学生熟悉滴定分析的基本流程，掌握滴定仪器的正确操作，了解减少误差的常用措施，树立定量观念，培养严谨作风。

实验三十 盐酸标准溶液的配制与标定

一、目的与要求

(1) 掌握酸碱滴定法的原理和操作技术。
(2) 掌握分析天平、酸式滴定管、锥形瓶等滴定分析仪器的使用方法。
(3) 掌握标定盐酸溶液的原理和方法。
(4) 熟悉甲基红-溴甲酚绿混合指示剂滴定终点的判定。

二、实验原理

市售盐酸是HCl含量约为36%～38%的水溶液。由于浓盐酸易挥发，无法直接配制准确浓度的盐酸标准溶液，因此需用浓盐酸采用间接法配制。

可用于标定盐酸溶液的基准物质有无水碳酸钠和硼砂等。无水碳酸钠性质稳定易于干燥，本实验采用无水碳酸钠为标定盐酸溶液的基准物质，指示剂选用甲基红-溴甲酚绿混合溶液，终点时溶液颜色由绿色转变为暗紫色。滴定反应为

$$2HCl + Na_2CO_3 =\!=\!= 2NaCl + H_2O + CO_2\uparrow$$

三、实验器材及试剂

1. 器材 50ml酸式滴定管，250ml锥形瓶，100ml、10ml量筒，500ml试剂瓶，电子分析天平。

2. 试剂　盐酸，无水碳酸钠（基准试剂），甲基红-溴甲酚绿混合指示剂[①]。

四、实验步骤

（一）HCl 标准溶液的配制

取浓盐酸 9ml 加水稀释至 500ml，混匀，得 $0.2mol \cdot L^{-1}$ HCl 溶液。

（二）HCl 溶液的标定

基准无水碳酸钠在 270～300℃干燥至恒重，准确称取约 0.4g，置于锥形瓶中，加 50ml 蒸馏水溶解后，加甲基红-溴甲酚绿混合指示剂 10 滴，用 $0.2mol \cdot L^{-1}$ HCl 溶液滴定至溶液由绿色变为紫色，加热沸腾约 2min，冷却至室温，继续滴定至溶液由绿色变为暗紫色，即为终点。计算盐酸溶液的浓度。

五、注意事项

（1）无水碳酸钠干燥温度不能超过 300℃，否则碳酸钠会部分发生分解。

（2）无水碳酸钠极易吸水，故称量瓶一定要盖严；称量时，动作要迅速，以免无水碳酸钠吸水。

六、思考题

（1）如果干燥碳酸钠的温度过高，对测定结果有什么影响？

（2）称取碳酸钠约为 0.4g 的依据是什么？

（3）用碳酸钠标定盐酸溶液，为何选用甲基红-溴甲酚绿指示剂指示终点？该指示剂有何优点？

（4）如何配制 $0.1mol \cdot L^{-1}$ 盐酸溶液 1000ml？

（陈向明）

实验三十一　药用氧化锌的测定

一、目的与要求

（1）掌握碱式滴定管、移液管的使用方法。

（2）掌握返滴定法测定氧化锌含量的原理和操作方法。

（3）熟悉甲基橙指示剂的颜色变化。

[①]甲基红-溴甲酚绿混合指示剂的配制：0.1%溴甲酚绿乙醇溶液与 0.2%甲基红乙醇溶液，以体积比 3：1 混合而得。

二、实验原理

氧化锌具有收敛及抑菌作用，临床常用于治疗恶急性皮炎、湿疹等。氧化锌是一种两性氧化物，不溶于水，难以直接滴定。可以采用返滴定法测定其含量。即用过量已知浓度的 HCl 溶解氧化锌样品，剩余的 HCl 以甲基橙为指示剂，用 NaOH 标准溶液进行返滴定。其滴定反应

$$ZnO + 2HCl(定量过量) =\!=\!= ZnCl_2 + H_2O$$
$$HCl(剩余量) + NaOH =\!=\!= NaCl + H_2O$$

三、实验器材及试剂

1. **器材** 50ml 碱式滴定管，250ml 锥形瓶，25ml 移液管，分析天平。
2. **试剂** $0.2mol\cdot L^{-1}$HCl 标准溶液，$0.1mol\cdot L^{-1}$NaOH 标准溶液，甲基橙指示剂，药用氧化锌。

四、实验步骤

准确称取氧化锌试样约 0.1g，置于锥形瓶中，加入 25.00ml $0.2mol\cdot L^{-1}$HCl 标准溶液，微热，振摇，使氧化锌样品与盐酸充分反应，待溶液冷却后加入甲基橙指示剂 3 滴，用 $0.1mol\cdot L^{-1}$NaOH 标准溶液滴定至溶液由红色变为黄色，即为终点。平行测定三次，计算试样中氧化锌的含量。

五、注意事项

(1)为避免 HCl 挥发而使测定结果偏高，盐酸与 ZnO 反应时，加热温度不能过高。
(2)接近滴定终点时要逐滴加入，防止 NaOH 过量使滴定结果偏低。

六、思考题

(1)哪些样品可以采用返滴定法测定其含量？
(2)本实验若用酚酞作指示剂，将会对滴定结果产生什么影响？
(3)返滴定时 NaOH 过量会生成沉淀，原因是什么？

(陈向明)

实验三十二 酸碱滴定法测定阿司匹林的含量

一、目的与要求

(1)掌握碱式滴定管的操作方法。

（2）掌握氢氧化钠标准溶液的配制及标定方法。

（3）熟悉酚酞作指示剂时滴定终点的判断。

（4）熟悉酸碱滴定法测定阿司匹林原料药含量的原理和方法。

二、实验原理

（一）氢氧化钠标准溶液的配制

固体氢氧化钠易吸收空气中的水蒸气和 CO_2，使得氢氧化钠固体的组成发生变化，在它的固体和溶液中常含有杂质 Na_2CO_3。

$$2NaOH + CO_2 \longrightarrow Na_2CO_3 + H_2O$$

此外，市售氢氧化钠还含有少量的硫酸盐、硅酸盐和氯化物等杂质，因此氢氧化钠标准溶液只能采用间接法配制。最常用的配制方法是浓碱法，因为碳酸钠在饱和氢氧化钠溶液中难以溶解，可过滤除去。具体方法是：首先配制氢氧化钠饱和溶液，浓度约 $20mol·L^{-1}$，静置一段时间后，取上层清液，稀释至所需浓度，即得不含 Na_2CO_3 的 NaOH 溶液。为避免 CO_2 干扰，配制 NaOH 溶液宜用新煮沸并放冷的蒸馏水。

（二）氢氧化钠标准溶液的标定

标定 NaOH 常用的基准物质有邻苯二甲酸氢钾（$KHC_8H_4O_4$）和结晶草酸（$H_2C_2O_4 · 2H_2O$）等。由于邻苯二甲酸氢钾易制得纯品、性质稳定，摩尔质量较大，是标定 NaOH 溶液较好的基准物质，其反应式为

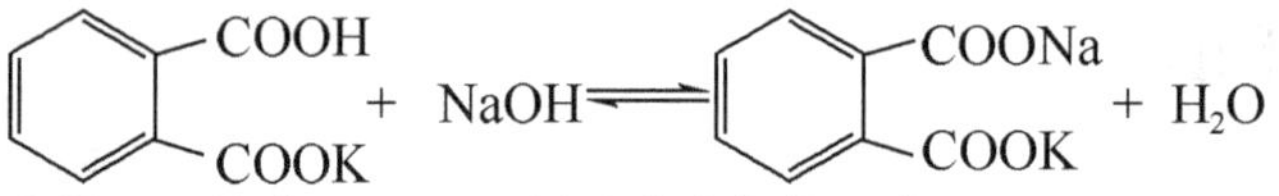

计量点时，溶液的 pH 约为 9.1，可选用酚酞作指示剂。

（三）阿司匹林的测定

阿司匹林是广泛使用的解热镇痛药，其主要成分为乙酰水杨酸（分子式为 $C_9H_8O_4$）。乙酰水杨酸属于芳酸类药物，分子结构中含有羧基而呈较强酸性（$K_a=3.27×10^{-4}$）。可用酸碱滴定法以 NaOH 标准溶液直接测定其含量，滴定反应为：

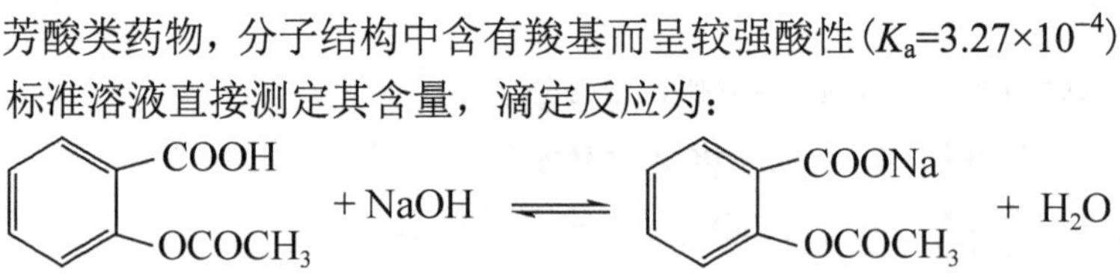

由于阿司匹林在水中的溶解度较小，一般采用中性乙醇作为溶剂，同时，乙醇可以防止乙酰水杨酸的水解。计量点时，溶液呈微碱性，可选用酚酞作指示剂。

三、实验器材及试剂

1. **器材** 称量瓶，分析天平，碱式滴定管，锥形瓶，量筒，烧杯，试剂瓶。

2. **试剂** 氢氧化钠，邻苯二甲酸氢钾（基准试剂），酚酞指示剂，阿司匹林，中性乙醇[①]。

①取 95%乙醇溶液 50ml，加酚酞指示剂 3 滴，用 $0.1mol·L^{-1}$ NaOH 溶液滴定至呈淡红色，即得。

四、实验步骤

(一)NaOH 标准溶液的配制

(1)NaOH 饱和水溶液的配制:在 100ml 水中加 NaOH 固体约 120g,充分搅拌使之溶解,并补加适量 NaOH 固体,保证溶液中有少量 NaOH 固体存在,得 NaOH 饱和溶液。冷却后,放置在聚乙烯塑料瓶中,静置一周,取上清液备用。

(2)0.1mol·L^{-1}NaOH 标准溶液的配制:量取饱和 NaOH 澄清溶液 2.8ml,置于带有橡皮塞的试剂瓶中,加新煮沸放冷的蒸馏水 500ml,摇匀即得。

(二)NaOH 标准溶液的标定

准确称取 105℃干燥至恒重的邻苯二甲酸氢钾 0.6g(准确至小数点后 4 位),置于锥形瓶中,加新沸并冷却的蒸馏水 50ml,轻轻振摇使之完全溶解,滴加酚酞指示剂 2 滴,用 0.1mol·L^{-1}NaOH 标准溶液滴定至浅红且 30s 不褪色即为终点。平行测定 3 次,计算 NaOH 标准溶液的准确浓度及标准偏差。

(三)阿司匹林的测定

准确称取阿司匹林 0.4g,加中性乙醇 20ml,振摇溶解后加酚酞指示剂 3 滴,用 0.1mol·L^{-1}NaOH 标准溶液滴定至溶液呈淡红色,30s 不褪色即为终点。平行测定 3 次,计算试样中阿司匹林的百分含量。

五、注意事项

(1)固体 NaOH 的称量不能用称量纸,应放在表面皿上或小烧杯等玻璃仪器中称量。

(2)为保证邻苯二甲酸氢钾溶解迅速,应充分研细。

(3)实验中应尽可能少用水,以避免阿司匹林水解。

六、思考题

(1)称量氢氧化钠时的注意事项有哪些?

(2)锥形瓶不干燥是否影响滴定结果?溶解邻苯二甲酸氢钾所用水的体积是否需要准确量取?

(3)为什么用中性乙醇而不是用水溶解阿司匹林?

(陈向明)

实验三十三　NaOH、Na$_2$CO$_3$ 混合碱含量的测定

一、目的与要求

(1)掌握双指示剂法测定混合碱各组分含量的原理和方法。

（2）巩固滴定分析仪器的使用及操作方法。

二、实验原理

NaOH 有增加药物的水溶性和调节溶液 pH 的作用，但是 NaOH 易吸收空气中的 CO_2 而产生杂质 Na_2CO_3，因此 NaOH 是含有 Na_2CO_3 的混合碱。本实验采用双指示剂法用 HCl 标准溶液测定混合碱中 Na_2CO_3 和 NaOH 的含量。

测定时，先在 NaOH 溶液中加入酚酞指示剂，用 HCl 标准溶液滴至酚酞褪色（第一计量点），此时 NaOH 完全被中和，而 Na_2CO_3 则被中和至 $NaHCO_3$，设滴定至第一计量点共消耗 HCl 的体积为 V_1ml。滴定反应为

$$NaOH + HCl \Longrightarrow NaCl + H_2O$$
$$Na_2CO_3 + HCl \Longrightarrow NaHCO_3 + NaCl$$

在溶液中再加入甲基橙指示剂，继续滴定至甲基橙变色（第二计量点），此时 $NaHCO_3$ 进一步与盐酸反应生成 CO_2，消耗 HCl 体积为 V_2ml。滴定反应为

$$NaHCO_3 + HCl \Longrightarrow NaCl + CO_2\uparrow + H_2O$$

根据反应方程式可知，混合碱共消耗 HCl 溶液的体积为 (V_1+V_2)ml，其中 NaOH 消耗的体积为 (V_1-V_2)ml，Na_2CO_3 消耗的体积为 $2V_2$ml。

三、实验器材及试剂

1. 器材 50ml 酸式滴定管，250ml 锥形瓶，25ml 移液管，50ml 量筒，50ml 烧杯，100ml 量筒，分析天平。

2. 试剂 $0.1mol\cdot L^{-1}$HCl 标准溶液，酚酞指示剂，甲基橙指示剂，药用 NaOH 试样（或 NaOH 与 Na_2CO_3 的混合溶液）。

四、实验步骤

（一）溶液配制

准确称取药用 NaOH 约 0.5g，置于烧杯中，用少量蒸馏水溶解后，转移至 250ml 容量瓶中，加水稀释至刻度，摇匀。

（二）含量测定

准确量取 NaOH 溶液 50.00ml 于锥形瓶中，加酚酞指示剂 2 滴，用 $0.1mol\cdot L^{-1}$HCl 标准溶液滴定至红色恰好消失，记录所消耗的 HCl 标准溶液的体积 V_1；溶液中加入 2 滴甲基橙指示剂，用 $0.1mol\cdot L^{-1}$HCl 标准溶液继续滴定至溶液由黄色变成橙色，记录第 2 次滴定所消耗 HCl 标准溶液的体积 V_2。根据消耗的盐酸的体积与浓度计算样品中 NaOH 和 Na_2CO_3 的百分含量。

五、注意事项

(1)NaOH 与空气接触能吸收 CO₂，使样品中 Na₂CO₃ 的含量偏高。因此，实验过程中尽可能避免样品与空气接触。称样、转移、量取等环节均应迅速进行。

(2)本实验中酚酞指示剂的变色为粉红色→淡红色→无色，接近终点时须放慢滴速，并在白色背景上观察颜色，以准确判断终点。

(3)滴定时要充分振摇以保证生成的 CO_2 能快速释放到空气中。

六、思考题

(1)双指示剂法分步滴定混合碱时，指示剂选择的依据是什么？

(2)已知某混合物是由 NaOH、NaCO₃、NaHCO₃ 中的两种碱组成，如何分析是哪两种碱？

(陈向明)

实验三十四　非水滴定法测定盐酸苯海拉明的含量

一、目的与要求

(1)掌握非水溶液酸碱滴定的原理及操作。

(2)掌握高氯酸标准溶液的配制及标定的原理和方法。

(3)熟悉盐酸苯海拉明的测定方法。

二、实验原理

某些有机碱由于碱性太弱，在水溶液中难以准确测定，通常采用非水溶液酸碱滴定法测定其含量。通常用冰醋酸为溶剂，用酸性最强的高氯酸的冰醋酸溶液为滴定剂测定有机弱碱的含量。由于水影响非水滴定的突跃范围，且使指示剂的变色不灵敏，实验所用试剂必须用乙酸酐干燥，除水反应如下：

$$(CH_3CO)_2O + H_2O \Longrightarrow 2CH_3COOH$$

高氯酸标准溶液的浓度通常用结晶紫为指示剂，用邻苯二甲酸氢钾为基准试剂进行标定，滴定反应为：

产物 KClO₄ 在冰醋酸中不溶解。

盐酸苯海拉明，抗过敏、抗晕动性药物，化学名为 N,N-二甲基-2-(二苯基甲氧基)乙胺盐酸盐，与高氯酸标准溶液发生置换反应生成盐酸，由于盐酸的酸性比较强能干扰滴定终点，需要加入醋酸汞除去。

$$\left[\begin{array}{c} \text{C}-\text{O}-\text{CH}_2\text{CH}_2\text{N(CH}_3)_2 \\ \text{(C}_6\text{H}_5)_2 \end{array}\right] \text{HCl} + \text{HClO}_4 \longrightarrow \left[\begin{array}{c} \text{C}-\text{O}-\text{CH}_2\text{CH}_2\text{N(CH}_3)_2 \\ \text{(C}_6\text{H}_5)_2 \end{array}\right] \text{HClO}_4 + \text{HCl}$$

三、实验器材及试剂

1. 器材 10ml 酸式滴定管，100ml 锥形瓶，烧杯，量筒，10ml 吸量管，2ml 吸量管，分析天平。

2. 试剂 高氯酸，无水冰醋酸，乙酸酐，盐酸苯海拉明原料药，结晶紫指示液（0.5% 冰醋酸溶液），邻苯二甲酸氢钾（基准试剂），醋酸汞。

四、实验步骤

（一）0.1 mol·L^{-1} 高氯酸标准溶液的配制

量取冰醋酸 200ml，加入 2.1ml 高氯酸（浓度约为 70%～72%），摇匀，在室温下缓缓滴加乙酸酐 6ml，边滴加边摇，冷却至室温。加冰醋酸稀释至 250ml，摇匀，放置 24h。

（二）高氯酸标准溶液的标定

准确称量基准邻苯二甲酸氢钾（在 105℃ 干燥至恒重）约 0.16g，置于锥形瓶中，加冰醋酸 20ml 使邻苯二甲酸氢钾溶解，加结晶紫指示剂 1 滴，用高氯酸标准溶液缓缓滴定至溶液呈蓝色，滴定结果须用空白实验校正。根据邻苯二甲酸氢钾和消耗的滴定液的体积计算高氯酸标准溶液的准确浓度。

（三）盐酸苯海拉明的测定

准确称量盐酸苯海拉明试样 0.2g，加冰醋酸 20ml 和乙酸酐 4ml，溶解后，再加醋酸汞试液 4ml，结晶紫指示液 1 滴，用高氯酸标准溶液滴定至溶液呈蓝绿色，滴定结果用空白实验校正。

五、注意事项

（1）高氯酸具有强氧化性，和乙酸酐混合时会发生剧烈反应而放出大量热。因此，配制高氯酸冰醋酸溶液时，不能将乙酸酐直接加入高氯酸中，须用冰醋酸将高氯酸稀释后，在不断搅拌下缓缓滴加适量乙酸酐，以免剧烈氧化而引起爆炸。高氯酸、冰醋酸均能腐蚀皮肤、刺激黏膜，应注意防护。

（2）实验所用仪器应是洁净干燥的，操作过程中应减少空气中水蒸气的影响。

（3）非水滴定一般使用 10ml 微量滴定管，注意使用方法和读数的准确性。

（4）为避免冰醋酸的挥发，高氯酸标准溶液须盛放于棕色瓶中密闭保存。

（5）结晶紫指示剂终点颜色变化为：紫→蓝紫→纯蓝→蓝绿。

六、思考题

(1) 实验中乙酸酐的用量应如何计算？

(2) 邻苯二甲酸氢钾既可用作标定碱(如 NaOH)的基准试剂又可用作标定酸(如 HClO₄)的基准试剂，其原理是什么？

(3) 本实验为什么要做空白实验？如何进行空白实验？

(4) 实验中加入醋酸汞的作用是什么？其量的多少对实验结果有什么影响？

(5) 盐酸苯海拉明的含量还可以用什么方法进行测定？

(陈向明)

实验三十五　$KMnO_4$ 法测定药用硫酸亚铁的含量

一、目的与要求

(1) 掌握 $KMnO_4$ 法测定药用硫酸亚铁的原理和方法。

(2) 掌握 $KMnO_4$ 标准溶液的配制、标定和保存方法。

(3) 熟悉自身指示剂指示终点的方法。

二、实验原理

硫酸亚铁($FeSO_4 \cdot 7H_2O$，278.01)为抗贫血药，为淡蓝绿色柱状结晶或颗粒，在干燥空气中易风化，潮湿环境中易氧化变质。本品在水中易溶，在乙醇中不溶，中国药典(2015版)采用氧化还原滴定法测定其原料药的含量。

亚铁盐在硫酸酸性溶液中能被 $KMnO_4$ 氧化成高铁盐，因此可用 $KMnO_4$ 标准溶液滴定，采用 $KMnO_4$ 自身的颜色指示滴定终点，也可用邻二氮菲亚铁作指示剂。反应如下：

$$2KMnO_4 + 10FeSO_4 + 8H_2SO_4 =\!=\!= 2MnSO_4 + 5Fe_2(SO_4)_3 + K_2SO_4 + 8H_2O$$

溶液酸碱性会影响测定结果，通常溶液酸度应控制在 $1 \sim 2 mol \cdot L^{-1}$ 范围。Fe^{2+} 易被空气和溶液中的氧所氧化，为避免水中溶解氧的影响，应用新煮沸放冷的蒸馏水溶解样品，且样品溶解后应立即滴定。

市售 $KMnO_4$ 中常含有少量 MnO_2 等杂质，且 $KMnO_4$ 氧化能力很强，能氧化水中的有机物而使溶液浓度发生变化，因此 $KMnO_4$ 溶液配制初期浓度易发生变化，不能直接配制，需采用间接法配制标准溶液。为获得稳定的 $KMnO_4$ 标准溶液，配成的溶液要密闭储存于棕色瓶中，在暗处放置 7~8 天(或加水溶解后煮沸 10~20min，静置 2 天以上)，过滤除去 MnO_2 等不溶性杂质后再标定。

$Na_2C_2O_4$ 是标定 $KMnO_4$ 最常用的基准物质，利用 $KMnO_4$ 自身的颜色指示滴定终点，标定反应为

$$2MnO_4^- + 5C_2O_4^{2-} + 16H^+ = 2Mn^{2+} + 10CO_2 + 8H_2O$$

三、实验器材及试剂

1. 器材　砂芯漏斗，250ml 锥形瓶，500ml 棕色试剂瓶，50ml 棕色酸式滴定管，烧杯，10ml、100ml 量筒，分析天平。

2. 试剂　药用硫酸亚铁（$FeSO_4 \cdot 7H_2O$，原料药），$9mol \cdot L^{-1} H_2SO_4$，$1mol \cdot L^{-1} H_2SO_4$，$KMnO_4(s)$，$Na_2C_2O_4$（基准物质）。

四、实验步骤

（一）$0.02\ mol \cdot L^{-1} KMnO_4$ 标准溶液的配制

称取 $KMnO_4$ 1.0g 于 500ml 烧杯中，加 300ml 蒸馏水，煮沸 15min，冷却后转移至棕色试剂瓶中，密封，暗处放置 7 天以上，砂芯漏斗过滤，存储于另一棕色试剂瓶中。

（二）$KMnO_4$ 标准溶液的标定

称取 105℃干燥至恒重的基准物质 $Na_2C_2O_4$ 约 0.2g，置于锥形瓶中，加 100ml 新煮沸放冷的蒸馏水及 10ml $9mol \cdot L^{-1} H_2SO_4$，振摇使之溶解，迅速自滴定管中加入待标定的 $KMnO_4$ 标准溶液约 20ml，边加边摇，以免产生沉淀，待褪色后，水浴加热至 75℃，继续滴定至溶液显微红色且 30s 不褪色即为终点（滴定终点时，溶液温度应不低于 55℃），平行测定三次，计算 $KMnO_4$ 标准溶液的浓度。

（三）药用硫酸亚铁的测定

准确称量药用硫酸亚铁样品约 0.5g 于锥形瓶中，加入 15ml 1mol·$L^{-1} H_2SO_4$，试样溶解后，加入 15ml 新煮沸放冷的蒸馏水，摇匀，立即用 $KMnO_4$ 标准溶液滴定，至溶液显淡红色且 30s 不退色即为终点。平行测定三次，计算 $FeSO_4 \cdot 7H_2O$ 的百分含量。

五、注意事项

（1）采用 $KMnO_4$ 法时，溶液酸度应在 $1 \sim 2mol \cdot L^{-1}$ 为宜。pH 过低，$KMnO_4$ 易分解，pH 过高，氧化反应较慢，且会产生 MnO_2，通常用 H_2SO_4 调节酸度。

（2）本实验也可用邻二氮菲为指示剂，终点时溶液由深红色变为淡蓝色。

六、思考题

（1）标定 $KMnO_4$ 标准溶液过程中，提高反应速度的方法有哪些？

（2）是否可以用盐酸或硝酸调节酸度？

（3）溶解硫酸亚铁样品时，为什么要先加稀硫酸，再加新煮沸放冷的蒸馏水？

(4) $KMnO_4$ 法能否用于硫酸亚铁制剂的含量测定？为什么？

(陈向明)

实验三十六 直接碘量法测定维生素 C 的含量

一、目的与要求

(1) 掌握直接碘量法测定维生素 C 的原理及条件。
(2) 掌握碘标准溶液的配制及标定方法。

二、实验原理

维生素 C($C_6H_8O_6$，176.13)又名 L-抗坏血酸，为白色结晶或结晶性粉末，味酸，放置一段时间后颜色逐渐变黄，中国药典(2015 版)采用氧化还原滴定法测定原料药含量。

维生素 C 结构中的烯二醇基具有强还原性，能被氧化剂 I_2 定量地氧化成二酮基，形成脱氢抗坏血酸，$\varphi^{\ominus}(C_6H_8O_6/C_6H_6O_6) = 0.18V$，$\varphi^{\ominus}(I_2/I^-) = 0.535V$，反应方程式如下：

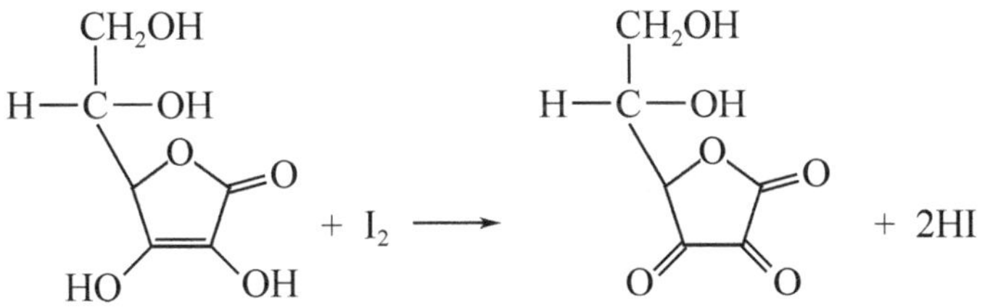

反应完成程度很高，可以采用直接碘量法，用 I_2 标准溶液测定维生素 C 的含量。维生素 C 的还原性很强，可被空气或溶液中的氧气氧化，碱性条件下更容易氧化，因此滴定反应应在稀乙酸中进行，溶液应用新煮沸放冷的蒸馏水配制。

碘具有较强的挥发性及腐蚀性，不宜用分析天平准确称量，因此碘标准溶液须用间接法配制。碘在水中的溶解度很小(25℃时为 $1.8\times10^{-3}mol\cdot L^{-1}$)，易挥发。通常是将 I_2 溶解在过量的 KI 溶液中，利用 I_2 与 I^- 反应生成 I_3^- 离子，增加 I_2 的溶解度，降低其挥发性。

本实验采用 $Na_2S_2O_3$ 标准溶液标定 I_2 标准溶液浓度，反应方程式为

$$I_2 + 2S_2O_3^{2-} === 2I^- + S_4O_6^{2-}$$

三、实验器材及试剂

1. 器材 250ml 锥形瓶，50ml 棕色酸式滴定管，25ml 移液管，1000ml 棕色试剂瓶，量筒，砂芯漏斗，研钵，分析天平。

2. 试剂 维生素 C(原料药)，盐酸[①]，$2mol\cdot L^{-1}HAc$，$0.1mol\cdot L^{-1}Na_2S_2O_3$ 标准溶液，KI(S)，$I_2(S)$，0.5%淀粉指示剂。

————————————

[①]取 9ml 浓盐酸加水稀释成 10ml。

四、实验步骤

（一）0.05mol · L^{-1} I$_2$ 标准溶液的配制

称取 I$_2$ 6.5g，置研钵中，加 18g 碘化钾和 30ml 水，研磨均匀，完全溶解后，加 3 滴盐酸，用水稀释至 500ml，摇匀，过滤，滤液贮存在棕色试剂瓶中，密封，暗处保存。

（二）I$_2$ 标准溶液的标定

准确吸取碘标准溶液 25ml，置碘量瓶中，加 100ml 蒸馏水及 1ml 盐酸溶液，混匀，用 0.1mol · L^{-1} Na$_2$S$_2$O$_3$ 标准溶液滴定，近终点时加 2ml 淀粉指示剂，继续滴定至蓝色消失，到达终点，计算 I$_2$ 标准溶液的浓度。

（三）维生素 C 的测定

准确称量维生素 C 约 0.2g 于锥形瓶中，加 10ml 2mol · L^{-1} HAc，100ml 新沸放冷的蒸馏水，用玻璃棒压碎，搅拌使之溶解，加 1ml 淀粉指示剂，立即用 I$_2$ 标准溶液滴定，滴定至溶液显蓝色且 30s 内不褪色为终点，计算维生素 C 的含量。

五、注意事项

（1）I$_2$ 在稀 KI 溶液中溶解速度较慢，配制 I$_2$ 溶液时，应使 I$_2$ 在稀 KI 溶液中溶解完全后，再加水稀释。

（2）由于光照和受热都能促使空气中的 O$_2$ 把 I$^-$ 氧化成 I$_2$，引起 I$_2$ 浓度的增加使碘标准溶液浓度变化。因此，配好的 I$_2$ 标准溶液应贮存在棕色瓶中，置凉暗处保存。

（3）为消除碘试剂中可能含有的 KIO$_3$ 杂质和配制 Na$_2$S$_2$O$_3$ 溶液时加入的稳定剂 Na$_2$CO$_3$ 的影响，在配制 I$_2$ 标准溶液时需加入少量盐酸。

六、思考题

（1）碘量法误差的主要来源有哪些？应如何避免？

（2）为什么维生素 C 样品需要用新煮沸放冷的蒸馏水溶解且溶解后要立即滴定？

（陈向明）

实验三十七　间接碘量法测定葡萄糖的含量

一、目的与要求

（1）掌握间接碘量法和返滴定法的原理及方法。

（2）掌握间接碘量法空白试验的操作及作用。

(3)熟悉用间接碘量法测定葡萄糖的原理及方法。

二、实验原理

葡萄糖($C_6H_{12}O_6 \cdot H_2O$，198.17)为无色结晶或白色结晶性粉末，无臭，味甜，在水中易溶，乙醇中微溶。葡萄糖具有还原性，在碱性介质中能被过量的 I_2 氧化成葡萄糖酸，然后在酸性条件下，用 $Na_2S_2O_3$ 标准溶液回滴剩余的 I_2，便可计算葡萄糖含量。相关反应式为：

过量 I_2 氧化葡萄糖

$$I_2 + 2NaOH \Longrightarrow NaIO + NaI + H_2O$$
$$CH_2OH(CHOH)_4CHO + NaIO + NaOH \Longrightarrow CH_2OH(CHOH)_4COONa + NaI + H_2O$$

剩余的 NaIO 在碱性溶液中歧化成 NaI 和 $NaIO_3$

$$3NaIO \Longrightarrow NaIO_3 + 2NaI$$

当溶液酸化后又析出 I_2，可用 $Na_2S_2O_3$ 标准溶液滴定

$$NaIO_3 + 5NaI + 3H_2SO_4 \Longrightarrow 3I_2 + 3Na_2SO_4 + 3H_2O$$
$$I_2 + 2Na_2S_2O_3 \Longrightarrow Na_2S_4O_6 + 2NaI$$

三、实验器材及试剂

1. 器材　250ml 碘量瓶，25ml 移液管，50ml 滴定管，10ml、100ml 量筒，分析天平。

2. 试剂　0.05mol·$L^{-1}I_2$ 标准溶液，0.1mol·$L^{-1}Na_2S_2O_3$ 标准溶液，0.1mol·L^{-1}NaOH，0.5mol·$L^{-1}H_2SO_4$，0.5%淀粉，葡萄糖原料药。

四、实验步骤

准确称取葡萄糖样品约0.1g，置于碘量瓶中，加30ml 蒸馏水使其溶解，准确加入25.00ml I_2 标准溶液，缓慢滴加 40ml NaOH 溶液(慢滴轻摇)。加完后，密封，瓶塞处封水，暗处放置 10min。取出后加入 6ml H_2SO_4 溶液酸化，摇匀，用 0.1mol·$L^{-1}Na_2S_2O_3$ 标准溶液滴定剩余的 I_2，近终点时加入 2ml 淀粉溶液，滴定至蓝色消失到达终点。滴定结果用空白试验校正，记录所消耗 $Na_2S_2O_3$ 溶液的体积，重复测定三次，计算葡萄糖的百分含量。

空白试验的做法是，按与试样相同的处理方法，在碘量瓶中，加30ml 蒸馏水、25.00ml I_2 标准溶液、40ml NaOH 溶液、6ml H_2SO_4 溶液、2ml 淀粉，用 0.1mol·$L^{-1}Na_2S_2O_3$ 标准溶液滴定，测定空白值。

五、注意事项

(1)本实验采用间接碘量法测定葡萄糖的含量，为消除试剂的影响需要做空白试验，对结果进行校正。

(2)滴加 NaOH 溶液的速度不宜过快，否则生成的 NaIO 来不及氧化葡萄糖就发生歧化

反应，生成不与葡萄糖反应的 IO_3^- 和 $2I^-$，致使测定结果偏低。

六、思考题

(1) 葡萄糖能否用直接碘量法测定？为什么？

(2) 直接碘量法的指示剂在滴定前加入，而间接碘量法在近终点时加入，原因是什么？

(3) 碘量法为什么需要进行空白校正？

（刘德胜）

实验三十八　EDTA 标准溶液的配制与标定

一、目的与要求

(1) 掌握配位滴定的原理，了解配位滴定的特点。

(2) 熟悉 EDTA 标准溶液的配制和标定方法。

(3) 了解金属指示剂的特点，熟悉二甲酚橙、钙指示剂的变色原理及颜色变化。

二、实验原理

乙二胺四乙酸（简称 EDTA 或者 EDTA 酸）难溶于水，其标准溶液常用其二钠盐（EDTA·2Na·H_2O，分子量 M_r=392.28）采用间接法配制。在溶液中 EDTA 为双偶极离子结构（即羧酸上的两个 H^+ 转移至 N 原子上，形成双极离子），在溶液中有六级解离，对应的有六级解离常数。在 EDTA 与金属离子形成的配合物中，以 Y^{4+} 和金属离子形成的配位物最为稳定，溶液酸度是影响金属-EDTA 配合物稳定性的重要影响因素。标定 EDTA 溶液的基准物质有 Zn、ZnO、$CaCO_3$、Cu、$MgSO_4$·$7H_2O$、Hg、Ni、Pb 等。

EDTA 溶液可用 ZnO 或金属 Zn 作基准物质进行标定。以二甲酚橙为指示剂，在 pH=5～6 的溶液中，二甲酚橙指示剂（XO）本身显黄色，而与 Zn^{2+} 的配位物显紫红色。当使用 EDTA 溶液滴定至近终点时，EDTA 将与二甲酚橙配位的 Zn 置换出来，而使二甲酚橙游离，溶液由紫红色变为黄色。其变色反应可表示为

$$XO + Zn^{2+} \Longrightarrow Zn\text{–}XO$$
（黄色）　　　（紫红色）

$$Zn\text{–}XO + EDTA \Longrightarrow Zn\text{–}EDTA + XO$$
（紫红色）　　　　　　　　（黄色）

在测定 Ca 含量时，EDTA 标准溶液最好用 $CaCO_3$ 为基准物质进行标定，因为基准物质和被测组分含有相同的成分，滴定条件一致，可以减小误差。标定时，将 $CaCO_3$ 用 HCl 溶解后，调节 pH≥12，以钙指示剂作指示剂，用 EDTA 滴至溶液由酒红色变为纯蓝色。

三、实验器材及试剂

1. 器材　分析天平，50ml 酸式滴定管，25ml 移液管，250ml 锥形瓶，烧杯，试剂瓶。

2. 试剂　以 ZnO 为基准物质时所用试剂：乙二胺四乙酸二钠(S)，ZnO(基准物质)，6mol·L^{-1}HCl，20%六次甲基四胺，0.2%二甲酚橙指示剂。

以 CaCO$_3$ 为基准物质时所用试剂：乙二胺四乙酸二钠，CaCO$_3$(基准物质)，6mol·L^{-1}HCl，10%NaOH，0.01 mol·L^{-1}MgCl$_2$，1%钙指示剂。

四、实验步骤

(一)0.02mol·L^{-1}EDTA 标准溶液的配制

称取乙二胺四乙酸二钠约 3.8g 溶于 200ml 温水中，冷却后稀释至 500ml，摇匀，如浑浊应予过滤，储存于 500ml 试剂瓶中备用。

(二)以 ZnO 为基准物质标定 EDTA 溶液

1. Zn 标准溶液的配制　精密称定 ZnO 基准物质 0.35～0.50g 于 150ml 烧杯中，滴加 3ml 6mol·L^{-1}HCl，待完全溶解后转移至 250ml 容量瓶中，加水稀释至刻度，摇匀，计算其准确浓度。

2. EDTA 标准溶液的标定　用移液管移取 Zn 标准溶液 25.00ml 于 250ml 锥形瓶中，加水 20ml，加二甲酚橙指示剂 2 滴，然后滴加六次甲基四胺溶液，直至溶液呈现稳定的紫红色后，再多加 3ml，用 EDTA 滴定至溶液由紫红色刚变为亮黄色即为终点。

(三)以 CaCO$_3$ 为基准物质标定 EDTA 溶液

1. 钙标准溶液的配制　精密称定 120℃干燥恒重的 CaCO$_3$ 0.5～0.6g 于 150ml 烧杯中，加水润湿，然后滴加 3ml 6mol·L^{-1}HCl，待 CaCO$_3$ 完全溶解后，加热近沸，转移至 250ml 容量瓶中，稀释定容，摇匀。

2. EDTA 标准溶液的标定　用移液管移取 25.00ml 钙标准溶液于 250ml 锥形瓶中，加水 25ml，0.01 mol·L^{-1}MgCl$_2$ 溶液 2ml，10%NaOH 溶液 5ml 及少量(约米粒大小)钙指示剂，摇匀后用 EDTA 标准溶液滴定至由酒红色恰转变为蓝色即为终点。

五、注意事项

(1)在酸性溶液中，六次甲基四胺(CH$_2$)$_6$N$_4$ 与其质子化的共轭碱(CH$_2$)$_6$N$_4$H$^+$构成缓冲对，能使溶液的酸度稳定在 pH=5～6 的范围内。

(2)溶解 CaCO$_3$ 时需事先用水润湿，以防反应过于激烈使 CaCO$_3$ 飞溅损失。

(3)加入少量的 Mg^{2+}，并不干扰钙的测定，反而使终点比 Ca^{2+}单独存在时更敏锐。当 Ca^{2+}、Mg^{2+}共存时，终点由酒红色变为纯蓝色，而当 Ca^{2+}单独存在时，则由酒红色变为紫蓝色。

六、思考题

(1)通常使用乙二胺四乙酸二钠盐配制 EDTA 标准溶液，为什么不用乙二胺四乙酸？

(2)以金属锌为基准物质，二甲酚橙为指示剂标定 EDTA 溶液时，溶液的酸度应控制在什么范围？若溶液为强酸性，应如何调节？

(3)用 $CaCO_3$ 为基准物质，以钙指示剂指示终点标定 EDTA 时，如何控制溶液酸度？

(4)用 $CaCO_3$ 为基准物质标定 EDTA 溶液时，为什么加入少量镁溶液？

(5)配位滴定法和酸碱滴定法相比有哪些不同？实际操作中应注意哪些问题？

（刘德胜）

实验三十九　水硬度的测定

一、目的与要求

(1)掌握 EDTA 法测定水的硬度的原理和方法。

(2)掌握铬黑 T 和钙指示剂的应用，了解金属指示剂的特点。

(3)了解水硬度的测定意义和常用硬度表示方法。

二、实验原理

水的硬度是指水中 Ca^{2+}、Mg^{2+} 离子的总含量。硬度分为暂时硬度和永久硬度。暂时硬度由钙、镁的酸式碳酸盐所产生，加热可使酸式碳酸盐转化碳酸盐沉淀。永久硬度由钙、镁的硫酸盐、氯化物、硝酸盐等产生。由镁离子形成的硬度称为镁硬度，由钙离子形成的硬度称为钙硬度。硬度有多种表示方法。一般直接用钙离子和镁离子的浓度表示水硬度，也有的将水中的盐类折算成 $CaCO_3$，以 $CaCO_3$ 的含量表示硬度，还有的将盐类合算成 CaO，以 CaO 的含量表示硬度。我国采用度(°)表示水的硬度，规定 Ca^{2+}、Mg^{2+} 的总浓度为 $1mmol·L^{-1}$ 时为 1 度，相当于 $100mg·L^{-1}$ 以 $CaCO_3$ 表示的硬度。通常把低于 4° 的水称为极软水，4°～8° 称为软水，8°～16° 称为中等硬水，16°～32° 称为硬水，大于 32° 称为超硬水。生活用水的总硬度一般不超过 25°。

测定水的总硬度，一般采用配位滴定法。以 EDTA 为标准溶液，借助于金属指示剂确定滴定终点。常用的金属指示剂为铬黑 T(EBT)，它在 pH 为 10 的 NH_3–NH_4Cl 缓冲溶液中呈蓝色，与 Ca^{2+}、Mg^{2+} 形成的配合物为酒红色。滴定反应如下(略去电荷)：

滴定前：　$Mg + EBT \rightleftharpoons Mg\text{-}EBT$

滴定时：　$Ca + EDTA =\!=\!= Ca\text{-}EDTA$　　　$Mg + EDTA =\!=\!= Mg\text{-}EDTA$

终点时：　Mg-EBT (酒红色) + EDTA $=\!=\!=$ Mg-EDTA + EBT (蓝色)

由于 $\lg K_s(Mg\text{-}EBT) > \lg K_s(Ca\text{-}EBT)$，因此滴定前，水样中加入铬黑 T，铬黑 T 优先

与 Mg^{2+} 反应。又因为 $lgK_s(CaY) > lgK_s(MgY)$，所以滴定时 EDTA 与 Ca^{2+} 优先作用。当达到终点时，EDTA 夺取 Mg-EBT 中的 Mg^{2+}，形成 MgY 而将指示剂游离出来，溶液由酒红色变为纯蓝色。

钙硬度的测定与以 $CaCO_3$ 为基准物质标定 EDTA 的原理相同，由总硬度减去钙硬度即为镁硬度。

三、实验材料及试剂

1. 器材 50ml 酸式滴定管，25ml 移液管，250ml 锥形瓶，烧杯，试剂瓶。

2. 试剂 $0.01mol \cdot L^{-1}$ EDTA 标准溶液，NH_3-NH_4Cl 缓冲溶液($pH \approx 10$)，10% NaOH 溶液，钙指示剂，铬黑 T 指示剂。

四、实验步骤

(一)总硬度的测定

量取澄清的水样 100ml 置于 250ml 锥形瓶中，加入 5ml NH_3-NH_4Cl 缓冲液，摇匀。再加入约 0.01g 铬黑 T 固体指示剂，再摇匀，此时溶液呈酒红色，以 $0.01mol \cdot L^{-1}$ EDTA 标准溶液滴定至纯蓝色，即为终点。

(二)钙硬度的测定

量取澄清水样 100ml，置入 250ml 锥形瓶内，加 4ml 10% NaOH 溶液，摇匀，再加入约 0.01g 钙指示剂，再摇匀。此时溶液呈淡红色。用 $0.01mol \cdot L^{-1}$ EDTA 标准溶液滴定至纯蓝色，即为终点。

(三)镁硬度的确定

由总硬度减去钙硬度即得镁硬度。

五、注意事项

(1)配位反应进行较慢，滴定速度不宜过快，尤其临近终点时更应缓慢滴定并充分摇动。

(2)用 EDTA 测定水中的 Ca^{2+}、Mg^{2+} 含量时，Al^{3+}、Fe^{3+} 的存在会使结果偏高，可通过加入三乙醇胺消除，因为三乙醇胺能与 Al^{3+}、Fe^{3+} 形成稳定的配合物，而不影响 Ca^{2+}、Mg^{2+} 的测定。

(3)测定时若水温过低应将水样加热到 30~40℃再进行测定。

六、思考题

(1)滴定时为什么要加入 $NH_3 \cdot H_2O$-NH_4Cl 缓冲溶液？

(2)铬黑 T 指示终点的原理是什么？

(3)本实验中移液管是否要用去离子水润洗？锥形瓶是否要用去离子水润洗？

(4)根据你的测定结果说明所测水样属于哪种类型？

（刘德胜）

实验四十　沉淀滴定法测定氯化钠的含量

一、目的与要求

(1)熟悉沉淀滴定法的原理及操作方法。

(2)掌握吸附指示剂的变色原理及终点判断方法。

二、实验原理

本实验以荧光黄为指示剂，以 $AgNO_3$ 为标准溶液测定 NaCl 的含量，滴定反应为

$$Ag^+ + Cl^- \rightleftharpoons AgCl\downarrow$$

荧光黄属于吸附指示剂。吸附指示剂是一类有机染料，当其被沉淀吸附后，会发生颜色的变化。荧光黄（HFIn）为酸性有机染料，在水溶液中部分解离为带负电荷的 FIn^-。滴定终点前，由于 Cl^- 过量，AgCl 胶粒选择性吸附 Cl^- 带负电荷，无法与指示剂结合，溶液显示游离指示剂的黄绿色，终点时，过量的 Ag^+ 使 AgCl 胶粒的电性逆转，带负电荷的指示剂被 AgCl 胶粒吸附，生成粉红色的吸附化合物，溶液由黄绿色变为粉红色。变色反应可表示为

$$(AgCl) \cdot Ag^+ + FIn^- \rightleftharpoons (AgCl) \cdot Ag^+ \cdot FIn^-$$

（黄绿色）　　（粉红色）

$AgNO_3$ 标准溶液用间接法配制，以 K_2CrO_4 作为指示剂，用基准物质 NaCl 进行标定，终点时，微过量的 Ag^+ 与 CrO_4^{2-} 反应析出砖红色 Ag_2CrO_4 沉淀，指示滴定终点。

三、实验器材及试剂

1. 器材　分析天平，称量瓶，烧杯，50ml 酸式滴定管，250ml 锥形瓶，250ml 容量瓶，25ml 移液管。

2. 试剂　NaCl 样品，NaCl（基准物质），$AgNO_3$，荧光黄指示剂，2%糊精溶液，5%K_2CrO_4 指示剂。

四、实验步骤

(一)硝酸银标准溶液的配制和标定

1. 0.1mol · L^{-1}AgNO$_3$ 标准溶液的配制　8.5g $AgNO_3$ 溶于 500ml 蒸馏水中，贮存于带玻璃塞的棕色试剂瓶中，摇匀，置于暗处，保存备用。

2. AgNO₃ 标准溶液的标定 准确称取基准试剂 NaCl 约 0.13g，置于锥形瓶中，加 50ml 蒸馏水，溶解后，加 5% K_2CrO_4 指示剂 1ml，摇匀，用 $AgNO_3$ 标准溶液滴定至溶液呈微红色即为终点。平行测定 3 次，计算 $AgNO_3$ 标准溶液的浓度。

（二）氯化钠的测定

（1）准确称取氯化钠样品约 1.2g，置于 100ml 烧杯中，用少量蒸馏水溶解后，转入 250ml 容量瓶中，加水稀释至标线，摇匀。

（2）移取试样溶液 25.00ml，置于 250ml 锥形瓶中，加 20ml 蒸馏水，5ml 2% 糊精，再加荧光黄指示剂 5~8 滴，在不断振摇下，用 $AgNO_3$ 标准溶液滴定至溶液从黄绿色变至粉红色沉淀为滴定终点。记录消耗的 $AgNO_3$ 标准溶液的体积。平行测定 3 次，计算样品中 NaCl 的百分含量。

五、注意事项

（1）$AgNO_3$ 具有腐蚀性，使用时请勿洒在手上和衣服上。

（2）实验中加入糊精是防止形成大的沉淀颗粒，产生夹带效应使测定结果偏低。

（3）由于卤化银易感光分解为金属银，使沉淀变为灰色或黑灰色，因此在实验过程中应避免强光照射，否则影响终点观察，造成测量误差。

六、思考题

（1）滴定氯化钠能否用曙红作指示剂？

（2）K_2CrO_4 指示剂的加入量对测定结果有何影响？

（刘德胜）

实验四十一　永停滴定法测定亚硝酸钠溶液的浓度

一、目的与要求

（1）掌握永停滴定法原理、操作及终点的确定。

（2）熟悉永停滴定法的实验装置和实验操作。

二、实验原理

永停滴定法是一种电流滴定法，它是根据滴定过程中电流的变化来确定终点的方法。将双铂电极插入待测液中，在电极间加一低电压，与待测液构成电解池。若溶液中存在氧化还原电对，且随着滴定的进行，电对中氧化还原态的浓度发生变化，则电解电流将发生变化，通过观察滴定过程中电流的突变情况即可确定滴定终点。永停滴定法综合了氧化还原滴定和电位滴定的优点，装置简单，测定方便，终点指示准确。

本实验用对氨基苯磺酸作为基准物质，采用永停滴定法，测定 $NaNO_2$ 标准溶液的浓度。在酸性条件下，$NaNO_2$ 可与芳伯氨基化合物对氨基苯磺酸发生重氮化反应生成重氮盐，反应方程式如下：

$$SO_3H-\langle\ \rangle-NH_2+NaNO_2+2HCl \longrightarrow \left[SO_3H-\langle\ \rangle-N\equiv N \right]^+ Cl^- + NaCl + 2H_2O$$

化学计量点前，亚硝酸钠与对氨基苯磺酸反应，溶液中不存在可逆电对，电路中没有电流通过。化学计量点后，稍过量的 $NaNO_2$ 与 H^+ 反应生成 HNO_2，HNO_2 与其微量分解产物 NO 形成可逆电对 HNO_2/NO，在两个铂电极上发生如下电解反应：

$$阳极：NO + H_2O - e \rightleftharpoons HNO_2 + H^+$$
$$阴极：HNO_2 + H^+ + e \rightleftharpoons NO + H_2O$$

电极间有电流通过，电流计指针偏转并不再回复，以此确定滴定终点。

三、实验器材及试剂

1. 器材 永停滴定仪，双铂电极，磁力搅拌器，容量瓶，100ml 烧杯，10ml 刻度吸管，量筒，25ml 酸式滴定管，分析天平。

2. 试剂 $NaNO_2$，无水 Na_2CO_3，对氨基苯磺酸（基准物质），浓氨水，$6mol·L^{-1}HCl$，淀粉-KI 试纸。

四、实验步骤

（一）$NaNO_2$ 标准溶液的配制

称取 7.0g $NaNO_2$，0.10g 无水 Na_2CO_3，加水溶解，制成 1000ml 溶液，摇匀，得 $0.1mol·L^{-1}NaNO_2$ 标准溶液。

（二）$NaNO_2$ 标准溶液的标定

准确称取干燥至恒重的基准物质对氨基苯磺酸约 0.3g，置于烧杯中，加水 30ml 及浓氨水 3ml 溶解，之后加入 $6mol·L^{-1}$ HCl 20ml，混匀，在 30℃以下用 $0.1mol·L^{-1}NaNO_2$ 标准溶液迅速滴定，滴定时将滴定管尖端没入液面以下，以防生成的 NO 逸出，先将大部分 $NaNO_2$ 溶液快速滴入，边滴定边搅拌，近终点时，将滴定管尖端提出液面，用少量蒸馏水淋洗滴定管尖端，继续缓慢滴定，当电流计指针发生较大偏转，持续 1 分钟不回复时即为终点。平行测定 3 次，计算 $NaNO_2$ 标准溶液的浓度。

五、注意事项

（1）亚硝酸钠溶液在 pH=10 左右最稳定，在配制溶液时加入 0.1g Na_2CO_3 作为稳定剂。

(2) 反应温度不得超过 30℃，若温度过高，重氮盐分解。

(3) 重氮化滴定需要很强的酸度，否则，生成的重氮盐不稳定，可与游离氨类生成偶氮氨基化合物，使滴定结果偏低，加入盐酸的量需超过理论量的 2.5～5 倍。

(4) 对于重氮化反应较慢的样品，可加溴化钾加快反应速度。

六、思考题

(1) 滴定速度和溶液温度对测定结果有何影响？

(2) 为什么用盐酸酸化，对浓度有什么要求？

(3) 重氮化反应需要什么条件？

(刘德胜)

第六部分 仪 器 分 析

仪器分析法主要分为光谱分析、电分析和色谱分析等三类。光谱分析包括原子吸收光谱法、原子发射光谱法、紫外-可见吸收光谱法、荧光光谱法、红外光谱法、核磁共振波谱法等；电分析包括电流分析、电位分析、电导分析法等；色谱分析包括气相色谱法、液相色谱法等。仪器分析法灵敏度高，检测限低，比较适合于微量、痕量和超痕量的测定，该法选择性好、操作简便、分析速度快、易于实现自动化和智能化。本部分实验包含紫外-可见、荧光、红外、色谱、旋光等常用分析方法，通过本部分学习，使学生掌握常用仪器分析方法的定性定量依据，熟悉各类方法的分析过程和适用范围，了解常用仪器的主要组成和使用方法，能够利用所学知识技能进行实验设计，为实际药物分析奠定良好的基础。

实验四十二 紫外-可见分光光度计的性能检查

一、目的与要求

(1)掌握紫外-可见分光光度计的正确使用方法。
(2)熟悉仪器的技术指标和一般检查方法。
(3)了解分光光度计的构造。

二、实验原理

紫外-可见分光光度计是可在紫外-可见光区选择任意波长的光测定吸光度的仪器，可用于在紫外-可见区有吸收的样品的分析，可对样品进行光谱扫描和定量分析。

紫外-可见分光光度计的主要技术指标包括：波长准确度(精度)和重现性、吸光度线性误差、灵敏度、光度重现性、稳定性等。

三、实验器材及试剂

1. 器材 普析通用双光束紫外-可见分光光度计，1cm 石英比色皿，10ml 容量瓶，100ml 容量瓶，分析天平。

2. 试剂 $K_2Cr_2O_7$，$CoCl_2$，$CuSO_4$，$0.05mol \cdot L^{-1}H_2SO_4$，$0.1mol \cdot L^{-1}HCl$。

四、实验步骤

(一)线性误差检查

在吸光度为 0.1~0.8(即透光率为 16%~18%)的范围内，用符合朗伯比尔定律的溶液进行吸光度测定,其溶液浓度与吸光度的误差应符合表 6-42-1 所示规定。

表 6-42-1 线性误差测定用的溶液浓度及测定波长

吸光度范围	线性误差
0.1~0.3	±6%以内
0.3~0.6	±3%以内
0.6~0.8	±4%以内

1. 标准溶液的配制 $K_2Cr_2O_7$ 溶液:准确称取 $K_2Cr_2O_7$(M_r=294.22)适量,用 0.05mol·L^{-1} H_2SO_4 溶解并稀释(2.829g $K_2Cr_2O_7$ 相当于 1g Cr)。

$CoCl_2$ 溶液:准确称取 $CoCl_2$·$6H_2O$(M_r=237.95)适量,用 0.1mol·L^{-1}HCl 溶解并稀释(4.037g $CoCl_2$·$6H_2O$ 相当于 1g Co)。

$CuSO_4$ 溶液:准确称取 $CuSO_4$·$5H_2O$(M_r=249.7)适量,用 0.05mol·$L^{-1}H_2SO_4$ 溶解并稀释(3.929g $CuSO_4$·$5H_2O$ 相当于 1g Cu)。

以上每种溶液按表 6-42-2 配制成四个浓度。

表 6-42-2 线性误差测定用的溶液浓度及测定波长

溶液名称	溶液浓度(μg·ml^{-1})				测定波长(nm)	备注
$K_2Cr_2O_7$	30	90	150	180	440	浓度以含 Cr 量计
$CoCl_2$	2000	4000	6000	8000	510	浓度以含 Co 量计
$CuSO_4$	2000	4000	6000	8000	690	浓度以含 Cu 量计

2. 检查法 用紫外-可见分光光度计分别测量以上各溶液的吸光度,每一浓度的溶液重复测量三次,吸光度取平均值,将吸光度与对应溶液浓度,按下列公式计算每种溶液的经验直线斜率 K_M。

$$\frac{A_1 + A_2 + A_3 + A_4}{c_1 + c_2 + c_3 + c_4} = K_M$$

式中 c_1~c_4 为含 M 金属的 4 个溶液浓度,A_1~A_4 为测得的相应吸光度的平均值,M 代表 Cr、Co 或 Cu。按下列公式计算出每一溶液的线性误差 α_M,应符合表 6-42-1 中的规定。

$$\alpha_M = \frac{A_i - K_M \cdot c_i}{K_M \cdot c_i} \times 100\% \quad (i:\ 1、2、3、4)$$

(二) 灵敏度试验

紫外-可见分光光度计的灵敏度是指吸光度的变化值与相应溶液浓度的变化值之比,其比值应符合表 6-42-3 所示规定。

表 6-42-3 灵敏度规定值

溶液名称	灵敏度/吸光度(μg·ml^{-1})	测定波长(nm)
重铬酸钾	≥0.01/2.5	440
氯化钴	≥0.01/150	510
硫酸铜	≥0.01/150	690

用线性误差试验中得到的 K_M 值,分别计算仪器对 3 种金属的灵敏度 S_M,计算所得 S

值应≥0.01：$S_{Cr} = K_{Cr} \times 2.5$，$S_{Co} = K_{Co} \times 150$，$S_{Cu} = K_{Cu} \times 150$。

（三）重现性试验

在同一工作条件下，用同一份溶液连续重复测定五次，其透光率的最大读数与最小读数之差应不大于 0.5%。

将波长固定在 690nm 处，采用蒸馏水作空白，校准透光率 100%（不再调整），对含铜量 2000μg·ml^{-1} 的 $CuSO_4$ 标准溶液，在 2min 内连续测定 5 次，其最大读数与最小读数之差，应不超过上述规定值。

五、注意事项

（1）比色皿内溶液以满至皿高的 2/3 为宜，不可过多以防液体溢出，使仪器受损，也不可过少，防止测不到待测溶液的吸光度。

（2）测定时应使用擦镜纸将比色皿外壁擦净。透光面必须保持洁净，取放时切勿手捏透光面，也不得将比色皿的透光面与硬物或脏物接触。

（3）比色皿用后应及时从仪器内取出，不得长期在样品池架内存放，用自来水及蒸馏水洗净后，倒立晾干。比色皿不能用毛刷刷洗，必要时可用有机溶剂洗涤。

六、思考题

（1）同组比色皿透光率的差异对测定有什么影响？

（2）检查分光光度计的性能指标有什么实际意义？

（刘德胜）

实验四十三　对乙酰氨基酚吸光系数的测定

一、目的与要求

（1）掌握吸光系数的物理意义及计算。

（2）学会物质吸收光谱的扫描。

（3）熟悉物质吸光度的测定。

二、实验原理

物质的吸光系数是吸光物质在单位浓度及单位厚度时的吸光度，在给定单色光、溶剂和温度等条件下，吸光系数是物质的特性常数，表明物质对某一特定波长光的吸收能力，是最基本的定性和定量参数之一。对于吸光系数的测定，首先要配制溶液，扫描吸收光谱，找出干扰少而比较能准确测定的最大吸收波长，再配制准确浓度的溶液，在最大吸收波长处测定其吸光度，换算成吸光系数。

测定时应同时称取两份样品，准确配制成吸光度在 0.6~0.8 的溶液，分别测定吸光度，换算成吸光系数，两份间相差应不超过 1%；再将溶液分别稀释一倍，使吸光度在 0.3~0.4 间，同上法测定、换算。两份间差值亦应在 1% 以内。所得结果再经统计方法处理，要求相对偏差在 1% 以内，最后确定吸光系数的值。

三、实验器材及试剂

1. 器材 紫外-可见分光光度计，校正过的容量瓶、移液管。
2. 试剂 对乙酰氨基酚对照品，0.4%NaOH。

四、实验步骤

1. 溶液配制 准确称取 105℃ 干燥至恒重的对乙酰氨基酚约 0.01g，加 0.4%NaOH 10ml 溶解后，转移至 100ml 容量瓶中，加水稀释至刻度，摇匀。量取该溶液 2.5ml、5ml 分别置于两个 50ml 容量瓶中，加 0.4% NaOH 溶液 10ml，加水至刻度，摇匀，作为待测试液。同时配制相应的空白溶液。

2. 吸光系数的测定

(1)选定测定波长：以空白溶液进行基线扫描，在和基线扫描相同的波长范围内，扫描样品的吸收光谱，找出最大吸光波长。

(2)测定溶液的吸光度：在选定的波长处，按照先稀后浓的顺序测定样品溶液吸光度。

(3)计算吸光系数：依据实测吸光度，计算吸光系数。

(4)按照上述实验步骤，重复测定一次，取平均值。

五、注意事项

(1)通常我们测得的物质的最大吸收峰和文献给出的标准值不完全一致，因此，文献中往往规定了允许的误差范围，如"在（254±1）nm 的波长处测定吸光度"，我们的最大吸收峰只要在 253~255 的范围内就可认为是符合规定。因美国药典采用"标准比对法"进行含量测定，甚至没有规定最大吸收波长的允许误差范围。我们一般是在规定的最大吸收波长±（1~2）nm（或更多些）的波长范围内测定吸光度而取其中的最大值。

(2)将浓溶液稀释一倍时，一定要使用同一批号（最好是同一份）的试剂来稀释。

(3)所用 1cm 吸收池可先用 HCl：乙醇（1∶2）浸洗，蒸馏水冲洗，乙醇浸泡，晾干待用。进行空白校正（基线扫描）时，注意吸收池放置的方向与位置不变。

六、思考题

(1)确定一个药品的吸光系数为什么有这样多的要求？它的测定和使用将涉及哪些主

要因素？

(2)比吸光系数与摩尔吸光系数的意义和作用有何区别？怎样换算？将你测得的比吸光系数换算成摩尔吸光系数。

（于 晨）

实验四十四 紫外分光光度法测定马来酸氯苯那敏的含量均匀度

一、目的与要求

(1)掌握含量均匀度检查的原理、操作及判定方法。

(2)掌握紫外分光光度法测定含量均匀度的方法。

二、实验原理

含量均匀度检查是固体制剂的特殊检查项目，其含义系指小剂量或单剂量的片剂、胶囊剂、膜剂或注射用无菌粉末等的每片（个）的含量偏离标示量的程度。小剂量主药（25mg以下）分布在大量附加剂中，由于工艺和操作的原因，常使片剂中主药的含量均匀度存在差异，仅仅采用重量差异法检查小剂量片剂，无法准确反映主药含量的均匀程度。1965 年美国药典第 17 版（USP，ⅩⅦ）首次规定了 7 个片剂品种的含量均匀度检查法，中国药典（2015版）开始收载含量均匀度检查项目。

中国药典（2015 版）含量均匀度测定方法为：除另有规定外，取供试品 10 片（个），按照各品种规定的方法，分别测定每片（个）以标示量为 100 的相对含量 x，求其平均值 $\bar{x}$ 和标准差 s 以及标示量与均值之差的绝对值 $d = |100 - x|$，根据下述原则判断供试品的含量均匀度是否符合规定：

(1)若 $d + 1.80s \leqslant 15.0$，则符合规定；

(2)若 $d + s > 15.0$，则不符合规定；

(3)若 $d + 1.80s > 15.0$，且 $d + s \leqslant 15.0$，则需再取 20 片（个）进行复试，计算 30 片（个）的均值 $\bar{x}$ 和标准差 s 以及标示量与均值之差的绝对值 d。若 $d + 1.45s \leqslant 15.0$，则符合规定；若 $d + 1.45s > 15.0$，则不符合规定。

本实验以马来酸氯苯那敏（$C_{16}H_{19}ClN_2 \cdot C_4H_4O_4$）片为供试品，检查其含量均匀度。马来酸氯苯那敏片为白色片剂，最大吸收波长 $\lambda_{max} = 264nm$，含马来酸氯苯那敏应为标示量的 93.0%～107.0%，标示量：4mg。

三、实验器材及试剂

1. 器材 紫外-可见分光光度计，1cm 石英比色皿，250ml 容量瓶，漏斗，锥形瓶，玻璃棒，分析天平。

2. 试剂 盐酸①，马来酸氯苯那敏片(规格 4mg)。

四、实验步骤

(一)供试品溶液的制备

取马来酸氯苯那敏 1 片，置于 250ml 容量瓶中，加水约 50ml，振摇使之崩解后，加盐酸 2ml，用水稀释至刻度，摇匀，静置，过滤，取滤液作为供试品溶液。

(二)空白溶液的制备

在 250ml 容量瓶中，加盐酸 2ml，加水稀释至刻度，摇匀，作为空白溶液。

(三)样品含量测定

取供试品溶液，以空白溶液为参比，在 264nm 波长处测定溶液的吸光度，以 $C_{16}H_{19}ClN_2 \cdot C_4H_4O_4$ 的吸收系数 $E_{1cm}^{1\%} = 217$ 计算含量，判断药品均匀度是否符合规定。

五、注意事项

(1)经检查含量均匀度检查的制剂一般不再进行重(装)量差异检查。
(2)供试品的主药必须完全溶解，测定时应取滤液作为供试品溶液。

六、思考题

(1)含量均匀度检查有何意义?
(2)测定药品含量，为什么取滤液测定?

(刘德胜)

实验四十五 双波长分光光度法测定复方磺胺甲噁唑片中磺胺甲噁唑的含量

一、目的与要求

(1)掌握双波长分光光度法测定的基本原理。
(2)熟悉多组分复方制剂不经分离直接测定各组分含量的方法。

---

①234ml 浓盐酸稀释至 1000ml。

二、实验原理

当吸收光谱重叠的两组分共存时，若要消除 b 组分的干扰测定 a 组分，可在 b 组分的吸收光谱上选择两个吸光度相等的波长 λ_1 和 λ_2，测定混合物的吸光度差值 ΔA，即可计算出组分 a 的含量。

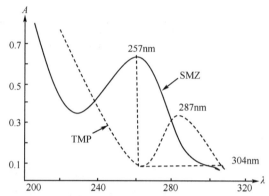

图 6-45-1　磺胺甲噁唑和甲氧苄氨嘧啶紫外吸收光谱图

$$\Delta A^{a+b} = A_{\lambda_1}^{a+b} - A_{\lambda_2}^{a+b} = A_{\lambda_1}^a + A_{\lambda_1}^b - (A_{\lambda_2}^a + A_{\lambda_2}^b) = (E_{\lambda_1}^a - E_{\lambda_2}^a)c_a l + (E_{\lambda_1}^b - E_{\lambda_2}^b)c_b l$$

因为：$E_{\lambda_1}^b = E_{\lambda_2}^b$，所以：$\Delta A^{a+b} = (E_{\lambda_1}^a - E_{\lambda_2}^a)c_a l = \Delta E^a c_a l$

例如，双波长法测定复方磺胺甲噁唑片中磺胺甲噁唑（SMZ）含量时，波长的选择如图 6-45-1 所示：SMZ 在 257nm 处有最大吸收；甲氧苄氨嘧啶（TMP）在 257nm 吸收较小，其等吸收波长为 304nm；SMZ 在这两波长处的吸收度差异大，所以选择 257nm 为 SMZ 的测定波长 λ_1，304nm 为参比波长 λ_2。

$A_{257} = A_{257}^{\mathrm{S}} + A_{257}^{\mathrm{T}}$，$A_{304} = A_{304}^{\mathrm{S}} + A_{304}^{\mathrm{T}}$

$\Delta A = A_{257} - A_{304} = \Delta E^{\mathrm{S}} \cdot c$

ΔA 与 c 成正比。据此，可得 SMZ 含量。

三、实验器材及试剂

1. 器材　双光束紫外-可见分光光度计，1cm 石英比色皿，50ml、100ml 容量瓶，分析天平。

2. 试剂　磺胺甲噁唑对照品，甲氧苄氨嘧啶对照品，乙醇，0.4%NaOH，复方磺胺甲噁唑片剂。

四、实验步骤

（一）对照品溶液的配制

1. 甲氧苄氨嘧啶（TMP）对照品溶液的配制　准确称取甲氧苄氨嘧啶对照品 10mg，用无水乙醇溶解并定容至 100ml；量取该溶液 1.00ml 置于 50ml 容量瓶中，用 0.4%NaOH 溶液稀释至刻度，摇匀。

2. 磺胺甲噁唑(SMZ)对照品溶液的配制　准确称取磺胺甲噁唑对照品 50mg，用无水乙醇溶解并定容至 100ml，量取该溶液 1.00ml 置于 50ml 容量瓶中，用 0.4%NaOH 溶液稀释至刻度，摇匀。

（二）SMZ 波长的选定和 ΔE 的测定

1. SMZ 测定波长的选定　对 SMZ 对照品溶液进行光谱扫描，找到 SMZ 的最大吸收波长 λ_1；对 TMP 对照品溶液进行光谱扫描，找到与 λ_1 处吸收度相等的另一波长 λ_2。

2. SMZ ΔE 的测定　在 λ_1 和 λ_2 处分别测定 SMZ 对照品溶液的 A_1 和 A_2，计算 SMZ 的 ΔE 值。

（三）复方磺胺甲噁唑片中 SMZ 含量测定

取本品 20 片，称重，研细，准确称取粉末适量(约相当于 50mg SMZ)，加入适量无水乙醇，振摇，溶解后，转入 100ml 容量瓶中，用无水乙醇稀释至刻度，摇匀，过滤，弃去初滤液，准确量取 1.00ml 续滤液于 50ml 容量瓶中，以 0.4%NaOH 溶液稀释至刻度，在 λ_1 和 λ_2 的波长处测定样品溶液的吸光度 A_1 和 A_2，以它们的差值 ΔA 计算样品浓度。

五、注意事项

(1)测定前应先检查仪器波长是否准确，必要时需进行校正。
(2)过滤时，由于滤纸等过滤设施可能含有少量杂质，最先被过滤下来的滤液纯净度不够，把初滤液倒掉之后继续采集到的续滤液才能进行下一步的测定。

六、思考题

(1)多组分复方制剂采用双波长分光光度法测定时，如何选择合适的测定波长？
(2)双波长分光光度法有何优点？

(赵娟娟)

实验四十六　硫酸奎宁的激发光谱与发射光谱的测定

一、目的与要求

(1)掌握荧光分光光度法的基本原理。
(2)掌握激发光谱和发射光谱的概念及其测定方法。
(3)熟悉荧光分光光度计的使用方法。

二、实验原理

分子在常温下通常处于基态最低振动能级，产生荧光的原因是荧光物质的分子吸收了特征频率的光能后，由基态跃迁至较高能级的激发态，处于激发态的分子，通过非辐射途径跃迁至第一激发态的最低振动能级，然后再以发射辐射的形式去活，跃回基态各振动能级，发射出荧光。荧光是物质吸收光的能量后产生的，因此任何荧光物质都具有两种光谱：激发光谱和发射光谱。

物质的激发光谱和发射光谱是定性分析的依据，也是定量测定时选择激发波长 λ_{ex} 和发射波长 λ_{em} 的依据。在荧光分析法中，一般最大激发波长 λ_{ex} 和最大发射波长 λ_{em} 是最灵敏的光谱条件。

硫酸奎宁分子具有喹啉环结构，其结构如下：

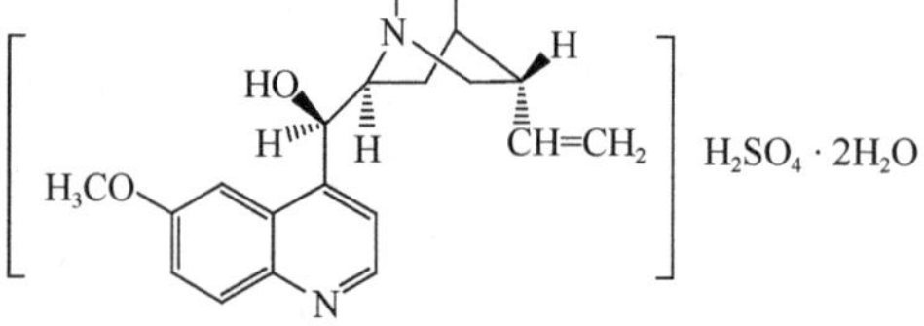

硫酸奎宁能产生较强的荧光，并且稳定性好，因此可以用荧光分光光度计测定其激发光谱和发射光谱。

三、实验器材及试剂

1. 器材 WGY-10 型荧光分光光度计，分析天平，超声清洗器，1cm 石英比色皿，10ml 容量瓶，1000ml 容量瓶，10ml 刻度吸管。

2. 试剂 硫酸奎宁对照品，$0.05mol\cdot L^{-1}H_2SO_4$。

四、实验步骤

（一）$1.0\mu g\cdot ml^{-1}$ 硫酸奎宁标准溶液的配制

准确称取 12.1mg 硫酸奎宁，用 $0.05mol\cdot L^{-1}H_2SO_4$ 溶液定容至 1000ml。取此溶液 1.00ml，用 $0.05mol\cdot L^{-1}H_2SO_4$ 溶液定容至 10.00ml 即得 $1.00\mu g\cdot ml^{-1}$ 硫酸奎宁标准溶液。

（二）测定激发光谱

1. 开机 依次打开荧光分光光度计主机和电脑电源开关，仪器预热 30min，双击桌面上工作站图标，进入应用软件的主窗口，进行仪器自检。

2. 实验参数设定 选择工作模式为激发扫描，设置起始波长为 220nm，终止波长为 600nm，扫描间隔为 1nm，依次设定激发狭缝，发射狭缝等其他参数。在工作菜单中，选择发射波长检索，输入固定检测的发射波长 430nm。

3. 激发光谱扫描 将硫酸奎宁标准溶液置于石英吸收池中，点击工作栏中单程扫描，即可获得溶液的激发光谱和最大激发波长。

（三）测定发射光谱

选择工作模式为发射扫描，在工作菜单中，选择激发波长检索，输入固定检测的激发波长 360nm。其他条件不变，进行发射波长扫描，获得溶液的发射光谱和最大发射波长。

（四）关机

从主页的菜单选择退出，先退出测定程序，依次关闭荧光分光光度计、计算机，约 10min 后关主机总开关。

五、注意事项

（1）开机时，先开主机开关，再开氙灯，最后再开计算机；关机时，先关氙灯，再关计算机，最后关主机总开关。

（2）硫酸奎宁溶液必须当天配制，避光保存。

六、思考题

（1）荧光分光光度计为什么要设置两个单色器？两个单色器的位置如何放置？
（2）比较激发光谱和发射光谱，说明两者之间的区别及联系。
（3）荧光分析法为什么比紫外可见分光光度法有更高的灵敏度？

（赵娟娟）

实验四十七　荧光分光光度法测定硫酸奎宁的含量

一、目的与要求

（1）掌握荧光分光光度法测定硫酸奎宁的方法。
（2）熟悉外标标准曲线法的具体操作。

二、实验原理

荧光分光光度法是根据物质的荧光谱线位置和强度进行物质的鉴定和含量测定的方法。硫酸奎宁是喹啉类抗疟药物，能与疟原虫的 DNA 结合形成复合物，抑制 DNA 的复制和 RNA 的转录，从而抑制原虫的蛋白合成。硫酸奎宁（M_r=746.93）在稀硫酸溶液中显蓝色荧光，其荧光强度与浓度成正比，因而可采用荧光分光光度法测定硫酸奎宁的含量。实验中以荧光强度为纵坐标，硫酸奎宁对照品溶液的浓度为横坐标绘制工作曲线。然后在同样条件下测定试样溶液的荧光强度，由工作曲线求出试样中硫酸奎宁的含量。

三、实验器材及试剂

1. 器材　WGY-10 型荧光光度计，分析天平，超声清洗器，1cm 石英比色皿，50ml 容量瓶，1000ml 容量瓶，10ml 刻度吸管。

2. 试剂　硫酸奎宁对照品，$0.05mol \cdot L^{-1} H_2SO_4$，硫酸奎宁原料药。

四、实验步骤

(一)硫酸奎宁标准系列溶液的配制

准确称取 100mg 硫酸奎宁，用 $0.05mol \cdot L^{-1} H_2SO_4$ 溶解，冷却后，转移至 1000ml 容量瓶中，加 $0.05mol \cdot L^{-1} H_2SO_4$ 定容，摇匀，置暗处保存，得硫酸奎宁标准贮备液，浓度为 $100mg \cdot L^{-1}$。移取硫酸奎宁标准贮备液 0.00、0.25、0.50、1.00、2.00、3.00、4.00ml 分别置于 50ml 容量瓶中，用 $0.05mol \cdot L^{-1} H_2SO_4$ 稀释至刻度线，摇匀，并标记为 0、1、2、3、4、5、6 号标准溶液，放置暗处待用。

(二)样品溶液的配制

准确称取硫酸奎宁原料药约 0.15g，以 $0.05mol \cdot L^{-1} H_2SO_4$ 溶解，并稀释定容至 500ml，超声助溶 10min。将此溶液过滤，弃去初滤液，准确量取续滤液 1.00ml，置于 100ml 容量瓶中，加 $0.05mol \cdot L^{-1} H_2SO_4$ 至刻度，摇匀。

(三)测定

1. 波长的选择　选 2 号标准系列溶液，分别扫描激发光谱和发射光谱，如图 6-47-1。选定其最大激发波长和最大发射波长。

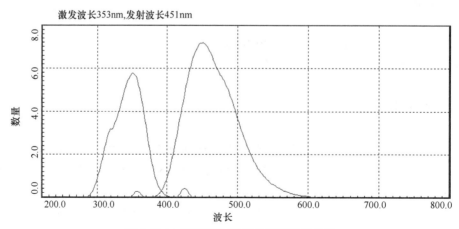

图 6-47-1　硫酸奎宁激发光谱和发射光谱

2. 绘制工作曲线　设定激发波长为 353nm，发射波长为 451nm，按顺序测定 0 到 6 号标准溶液的荧光强度 F_0、F_1、F_2、…、F_6，以荧光强度为纵坐标，以浓度为横坐标绘制工作曲线或求出回归方程。

3. 样品测定 将盛有样品溶液的比色皿置于测定槽中，点击"样品测量"，测定溶液的荧光值，计算硫酸奎宁的百分含量。

五、注意事项

(1)荧光分析法的灵敏度非常高，操作过程中要防止荧光猝灭。

(2)仪器应预热 30min 后，再进行操作。

(3)硫酸有腐蚀性，测定时，比色皿外壁应擦净并加盖后，再放入测定槽中。

六、思考题

(1)影响荧光强度的主要因素有哪些？

(2)绘制工作曲线时需要注意什么问题？

(赵娟娟)

实验四十八 红外光谱仪测定己二酸的结构

一、目的与要求

(1)掌握红外光谱法的基本原理和定性方法。

(2)掌握测定红外光谱时固体试样的制备方法。

(3)了解红外光谱仪的基本结构和使用方法。

二、实验原理

红外吸收光谱是指 $2.5\sim25\mu m$（$4000\sim400cm^{-1}$）的红外光与物质分子相互作用时，若其能量与分子的振转能量差相当，则会引起分子由低能态过渡到高能态，即所谓的能级跃迁，特定波长的红外光被特定物质的分子吸收，记录在不同的波长处物质对红外光的吸收强度，就得到了物质的红外吸收光谱。由于不同物质具有不同的分子结构，就会吸收不同波长的红外光而产生相应的红外吸收光谱。红外光谱具有特征性和指纹性。根据特征吸收峰的位置、数目、相对强度和形状(峰宽)等参数，能够推断物质中存在哪些基团，从而可以对物质进行定性鉴别和结构分析；根据特征吸收峰的强度，利用 Lamber-Beer 定律，可以对物质进行定量分析。

红外光谱仪主要有如下几个部分组成：红外光源、分光元件(棱镜或光栅、干涉仪)、样品腔、检测器、数据处理系统。具体使用方法参照仪器自带说明书。

红外光谱测定最常用的试样制备方法是溴化钾压片法（药典收载品种 90%以上药物用此法压片），为减少对测定结果的影响，所用 KBr 应为光谱纯级试剂。使用前应适当研细至 200 目以下，并在高于 120℃的温度下烘 4h 以上后置干燥器中备用。如发现结块，则应重新干燥。制备好的空 KBr 片应透明，与空气相比，透光率应在 75%以上。试样的制备可根据样品的状态而定。

（1）对于固体样品，通常采用压片法，个别采用糊法。

（2）对于液体样品，不易挥发及黏度大的，可用液膜法直接涂在空白片上绘制图谱；易挥发的可采用夹片法，把液体样品适量均匀地涂在两个 KBr 片之间，使成 $1\times10^{-4}\sim50\times10^{-4}$cm 厚的液层，再将两个 KBr 片放于支架中绘制图谱。

（3）试样的浓度和测试厚度应选择适当，以使光谱图中的大多数吸收峰的透射比处于 10%～80%范围内。

在压片制样过程中，物料必须磨细并混合均匀，加入模具中需均匀平整，否则不易获得透明均匀的片子。溴化钾极易受潮，因此制样操作应在低湿度环境中或在红外灯下进行。在制样时应尽量避免引入杂质，并掌握好样品与 KBr 的比例以及锭片的厚度，以得到一个质量好的透明锭片。

三、实验器材及试剂

1. 器材　WQF-510 傅里叶变换红外光谱仪，红外专用压片机，红外灯，压片模具，玛瑙研钵，分析天平。

2. 试剂　己二酸（纯度 ＞98%），光谱纯 KBr 粉末。

四、实验步骤

（一）红外光谱的测定

（1）打开红外仪、预热平衡，再打开计算机、进入红外工作站，设置相关参数。

（2）取灯照干燥的 KBr 约 100mg，在干净的玛瑙研钵中研磨成细粉，移入压片机后压片，将压好的空白样品装载到试样环上，扫描背景。

（3）称取样品 1～2mg，加入 200 目的 KBr 粉末 200mg，于红外灯下在玛瑙乳钵中研磨均匀，装入压片模具，在抽真空状态下用油压机以 10MPa 的压力压制 2min，用镊子小心取下压片（厚度约 1mm）装入样品架。

（4）将样品架置于样品窗口，进行红外扫描测定。

（二）结果处理

（1）根据测得的红外光谱确定固体试样中的特征官能团。

（2）把测得的红外光谱图与标准谱图比较，确定其结构。

五、注意事项

(1)试样纯度应在98%以上,不纯会给图谱解析带来困难,有时会造成误判。样品应干燥,因为水本身有红外吸收,会严重干扰样品光谱,而且会侵蚀吸收池的盐窗。

(2)空白片通常采用KBr为分散剂,当被测样品为盐酸盐类物质时,应采用KCl,避免发生离子交换现象,使指纹区图谱发生改变。

六、思考题

(1)压片法制样时,为什么要将固体试样研磨至颗粒粒度约为2 μm?

(2)用溴化钾压片法制样时,对试样的制片有何要求?

(3)在测定固体红外谱图时,如果没有把水分完全除去,对实验结果有什么影响?

(4)在用红外光谱测定和分析物质结构时,谱图解析应遵循哪些规则?

(赵娟娟)

实验四十九 阿司匹林红外光谱的测定

一、目的与要求

(1)掌握溴化钾压片法制作固体试样的方法。

(2)了解红外光谱鉴定药物的一般过程。

二、实验原理

阿司匹林化学名为2-(乙酰氧基)苯甲酸,其结构式如下:

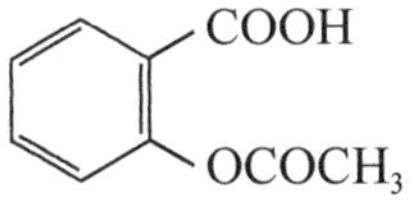

$$\text{苯环} - \text{COOH}, \quad \text{苯环} - \text{OCOCH}_3$$

其结构中存在羧基、酯基、苯环及甲基,在红外光谱图中显示特征的吸收峰。与紫外吸收光谱比较,红外吸收光谱更具指纹特征性。选择阿司匹林固体样品,绘制其红外光谱图,并对光谱进行解析,然后与标准Sadtler红外光谱图进行比对,应一致。

三、实验器材及试剂

1. 器材 WQF-510傅里叶变换红外光谱仪,红外压片机,红外灯,压片模具,玛瑙研钵,分析天平。

2. 试剂 阿司匹林(纯度 >98%),光谱纯KBr粉末。

四、实验步骤

(一)KBr 薄片本底扫描

取少量固体 KBr，将其放入玛瑙研钵中，在红外灯的照射下充分研磨，并烘烤 10min 左右。取约 100mg 装入压片模具中，置于红外专用压片机上，于 10MPa 压力下压 3min 后，从模具中取出，此时，KBr 薄片应为透明薄片。将此片装入样品架上，插入红外光谱仪的试样安放处，在 4000cm⁻¹~400cm⁻¹ 范围内进行背景扫描。

(二)阿司匹林样品扫描

称取干燥的阿司匹林试样约 1mg，置于玛瑙研钵中，在红外灯照射下充分研磨。然后加入干燥的 KBr 粉末约 200mg，研磨混匀，在红外灯下烘烤 10min 左右。取出 100mg，按步骤(一)同法操作，即得阿司匹林的红外光谱图。阿司匹林的标准红外光谱如图 6-49-1 所示。

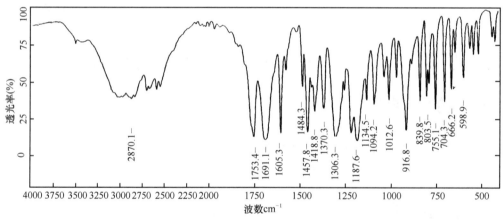

图 6-49-1　阿司匹林的红外吸收光谱

(三)图谱解析

阿司匹林红外特征吸收峰归属见表 6-49-1。

表 6-49-1　阿司匹林红外特征吸收峰归属

峰位(cm⁻¹)	归属
3300~2300	v_{O-H}(羧基)
1760，1690	$v_{C=O}$(羧酸酯和羧酸)
1610，1570，1480，1460	$v_{C=C}$(苯环)
1310，1230，1180	v_{C-O}(羧酸酯和羧酸)
775	$\delta_{\varphi H}$(邻位取代苯环)

(四)与标准谱图比对

阿司匹林的红外吸收光谱图应与标准谱图相一致。

五、注意事项

(1)在压片制样时,物料必须磨细并混合均匀,加入模具中需均匀平整,且量不能太多,否则不易获得透明均匀的片子。若局部发白,说明晶片不均匀。

(2)溴化钾极易受潮,使用前需干燥,制样操作应在低湿度环境中或在红外灯下进行。

六、思考题

(1)红外吸收图谱中,吸收峰为什么是倒峰?
(2)傅里叶变换红外光谱仪能测定液体、气体样品吗?

(赵娟娟)

实验五十 原子吸收分光光度法检查肝素钠中钾盐的限量

一、目的与要求

(1)掌握原子吸收分光光度计的测定原理。
(2)熟悉用原子吸收分光光度计的使用。
(3)熟悉原子吸收分光光度法进行杂质检查的原理和方法。

二、实验原理

原子吸收分光光度法是将待测元素的溶液在高温下进行原子化变成原子蒸气,当待测元素的特征谱线穿过一定厚度的原子蒸气时,光的一部分被蒸气中的基态原子吸收,透射光经单色器分光,由检测器测量减弱后的光强度,根据朗伯-比尔定律即可求得待测元素的浓度。

原子吸收分光光度计主要由空心阴极灯、原子化器、单色器、检测器和数据处理系统等部分组成。根据原子化的方式不同,原子吸收法分为火焰原子吸收法和石墨炉原子吸收法。原子吸收法主要用于测定金属元素,该法检出限低、准确度高、选择性好、分析速度快、应用范围广,可测定的元素多达70多个。

药物中微量金属杂质的限量检查可采用原子吸收分光光度法。所谓杂质限量检查就是测定药物中的杂质含量是否在规定的限量以内。本实验用原子吸收分光光度计,利用标准加入法对肝素钠中的微量杂质钾进行限量检查。标准加入法是原子吸收法中杂质限量检查的常用测定方法，即将一定量已知浓度的标准溶液加入待测样品中，测定加入前后样品的吸光度以求出样品浓度的方法。这种方法中的标准品与样品溶液基体相似，可以有效地消除基体干扰。

三、实验器材及试剂

1. 器材 TAS-990 型原子吸收分光光度计，空气压缩机，乙炔钢瓶，50ml、100ml、1000ml 容量瓶，5ml 吸量管，分析天平。

2. 试剂 肝素钠试样，KCl。

四、实验步骤

（一）KCl 标准溶液的配制

准确称取在 150℃干燥 1h 的分析纯氯化钾 0.2000g，加水溶解，定量转移至 1000ml 的容量瓶中，并稀释至刻度，摇匀。

（二）仪器工作条件

钾空心阴极工作电流：10mA；光谱通带宽度：0.4nm；波长：766.5nm；乙炔气流量：2.2L·min^{-1}。

（三）测定

取肝素钠试样 0.10g，置于 100ml 容量瓶中，加水溶解并稀释至刻度，摇匀，作为供试品溶液。另吸取标准氯化钾溶液 5.00ml 置于 50ml 容量瓶中，加供试品溶液稀释至刻度，摇匀，作为对照溶液。在 766.5nm 的波长处分别测定两溶液的吸光度，对照溶液的测得值为 a，在相同测定条件下供试品溶液的测得值为 b，中国药典（2015 版）规定 b 值应小于 $(a-b)$。

五、注意事项

（1）气体导管、雾化室、燃烧器均应保持清洁。气体导管的所有接头应保证无漏，且气体压力恒定。

（2）每测定一份溶液后，均用去离子水喷入火焰，充分冲洗灯头并调零。

六、思考题

（1）原子吸收分光光度法主要的测定条件有哪些？对测定结果各有何影响？

（2）本实验中杂质钾盐的限量是多少？

（赵娟娟）

实验五十一 气相色谱法测定酊剂中的乙醇

一、目的与要求

(1)掌握用内标法进行定量及计算的方法。
(2)掌握测定酊剂中乙醇含量的方法。
(3)熟悉气相色谱仪的操作。

二、实验原理

气相色谱法(GC)是以气体为流动相的色谱分析方法,主要用于分离分析易挥发的物质。气相色谱仪一般由气路系统、进样系统、色谱柱系统、检测记录系统和控制系统组成。本实验中所使用的色谱柱 PEG-20M 以聚二醇类为固定液,该气相色谱法属于分配色谱,其分离机制是利用被分离组分在两相中的溶解度的不同,即分配系数的差别而实现分离。酊剂系指药材用规定浓度的乙醇提取或溶解而制成的澄清液体制剂,可采用气相色谱法检查酊剂中的乙醇含量。在分析中,许多有机化合物的校正因子未知,此时可采用对照品对照法进行定量。先配制已知浓度的样品标准溶液,将一定量的内标物加入其中,再按相同比例将内标物加入未知浓度的试样中。分别进样,记录色谱图,由下式可计算试样中待测组分的含量。

$$c_{i\text{试样}} = \frac{(A_i/A_s)_{\text{试样}}}{(A_i/A_s)_{\text{标准}}} \times c_{i\text{标准}}$$

三、实验器材及试剂

1. 器材 气相色谱仪,1μl 微量注射器,5ml、10ml 移液管,100ml 量瓶。
2. 试剂 无水乙醇,无水丙醇,酊剂样品。

四、实验步骤

(一)实验条件

色谱柱:PEG-20M(2mm×3mm);柱温:90℃;
气化室温度:140℃;检测器温度:120℃;
载气:N_2:$9.8×10^4$Pa;H_2:$5.88×10^4$Pa;空气:$4.88×10^4$Pa;
进样量:0.5μl。

(二)溶液配制

1. 对照品溶液配制 准确吸取无水乙醇 5ml 及无水丙醇 5ml,置于 100ml 容量瓶中,加水稀释至刻度，摇匀。

2. 样品溶液的配制　准确吸取酊剂样品 5ml 及无水丙醇 5ml，置于 100ml 容量瓶中，加水稀释至刻度，摇匀。

（三）测定

在上述色谱条件下，取对照溶液与样品溶液分别进样 0.5μl，记录色谱图。

（四）数据处理

将色谱图上有关数据列表，并求试样中乙醇的含量。

$$c_{i\text{试样}}(\%) = \frac{(A_i/A_s)_{\text{试样}} \times 20}{(A_i/A_s)_{\text{标准}}} \times 5.00\%$$

式中，A_i、A_s 分别为乙醇和丙醇的峰面积，20 为稀释倍数，5.00% 为对照溶液中乙醇的百分含量（V/V）。

五、注意事项

（1）从微量注射器移取溶液时，必须注意液面上气泡的排除。抽液时应缓慢上提，若有气泡，可将注射器针尖向上，使气泡上浮后推出。

（2）吸取试样的注射器，用后需要用乙醇溶液反复洗净，以免针孔堵塞。

六、思考题

（1）本实验选取丙醇作为内标，它应符合哪些要求？

（2）在什么情况下可采用内标对比法？该法进样是否要十分准确？

（赵娟娟）

实验五十二　高效液相色谱仪的性能检查和色谱参数测定

一、目的与要求

（1）掌握 HPLC 性能检查和色谱参数测定的方法。

（2）熟悉 HPLC 的一般使用方法。

二、实验原理

高效液相色谱法（high performance liquid chromatography，HPLC）是以高压输送流动相，

采用高效固定相及高灵敏度检测器的现代液相色谱分析方法，具有高分离效率、高选择性、高灵敏度等优点。高效液相色谱仪主要包括输液系统、进样系统、色谱柱系统、检测系统和数据处理系统。

(一) 高效液相色谱仪的性能参数

高效液相色谱仪要求流量精确和检测灵敏等，对多项技术参数均有一定的要求，因此需对其性能指标进行检查，以保证检测结果的准确性和可靠性，其主要性能指标包括：

1. 流量精度 HPLC 流量的重复性，要求流量精度高且稳定，以多次测定流量的相对标准差表示，其 RSD 应小于 0.5%。

2. 噪音 各种偶然因素引起的基线波动。噪音的大小用基线最大波动值衡量(谷-峰)，以毫伏或安培为单位。

3. 漂移 基线一定时间内向一定方向缓慢变化的程度。以单位时间内基线的变化程度来表示。

4. 保留时间的重复性 相同条件下，同一组分多次进样时保留时间的重复性，以被分离组分的保留时间的相对标准差来表示，其 RSD 应小于 1.0%。

5. 峰面积(峰高)重复性 相同条件下，同一组分多次进样时色谱峰面积(或峰高)的重复性，以被分离组分的峰面积(或峰高)的相对标准差来表示，其 RSD 应小于 2.0%。

(二) 色谱参数

实验中需要测定高效液相色谱的柱效参数和分离参数等，本实验主要测定下列参数：

1. 柱效参数

理论塔板数：
$$n = 5.54\left(\frac{t_R}{W_{1/2}}\right)^2$$

理论板高：
$$H = \frac{L}{n}$$

有效板数：
$$n_{eff} = 5.54\left(\frac{t'_R}{W_{1/2}}\right)^2$$

2. 分离参数

保留因子：
$$k = \frac{t'_R}{t_0} = \frac{t_R - t_0}{t_0} = K\frac{V_s}{V_m}$$

分配系数比(分离因子)：
$$\alpha = \frac{K_2}{K_1} = \frac{k_2}{k_1}$$

分离度：
$$R = \frac{2(t_{R2} - t_{R1})}{W_1 + W_2}$$

其中，t_R 为保留时间，t'_R 为调整保留时间，t_0 为死时间，W 为峰宽，$W_{1/2}$ 为半峰宽，L 为柱长，K 为分配系数，V_s 为柱内固定相体积，V_m 为柱内流动相体积。

三、实验器材及试剂

1. 器材　HPLC，C_{18} 色谱柱，10ml 容量瓶，秒表。

2. 试剂　甲醇（色谱纯），色谱用水，甲苯，萘，苯磺酸钠。

四、实验步骤

（一）检查

观察 HPLC 的基本组成和工作过程，检查仪器是否准备好。

（二）流量精度的测定

表 6-52-1　数据记录

规定流量 $1.0ml \cdot min^{-1}$	测得流量					平均值	S	RSD	结论
	1	2	3	4	5				
$t/10ml$									
$ml \cdot min^{-1}$									

在规定流量为 $1.0ml \cdot min^{-1}$，测定流量，用 10ml 容量瓶在出口处收集流出液。准确记录收集 10ml 流出液的时间，换算成流速（$ml \cdot min^{-1}$），重复测定 5 次。按表 6-52-1 记录。

（三）基线稳定性的测定

（1）色谱条件

色谱柱：C_{18} 色谱柱（150mm×4.6mm，5μm）；

流动相：甲醇-水（80：20）；

流速：$1.0ml \cdot min^{-1}$；

检测波长：254nm。

（2）待仪器稳定后，调节色谱图中坐标，显示出噪声记录基线 30min，测定基线波动的峰对谷的最大宽度为噪声，基线结尾位置中心与起始位置中心之差为漂移。

（四）重复性的测定

见表 6-52-2。

表 6-52-2　数据记录

	1	2	3	4	5	平均值	S	RSD（%）
t_0								
t_R（甲苯）								
t_R（萘）								
Δt_R								

续表

	1	2	3	4	5	平均值	S	$RSD(\%)$
$A_{甲苯}$								
$A_{萘}$								
$W_{1/2(甲苯)}$								
$W_{1/2(萘)}$								
$A_{甲苯}/A_{萘}$								

(1)色谱条件，同(三)。

(2)试样：甲苯$(1\mu g \cdot \mu l^{-1})$-萘$(0.05\mu g \cdot \mu l^{-1})$-苯磺酸钠$(0.02\mu g \cdot \mu l^{-1})$的流动相溶液，其中苯磺酸钠用于测定死时间 t_0。

(3)基线稳定后，上述样品进样 20μl，重复测定 5 次，记录色谱图，分别记录 t_0、甲苯的 t_R、$W_{1/2}$、A 和萘的 t_R、$W_{1/2}$、A 等。按表 6-52-2 记录有关数据。

(4)计算理论塔板数、理论塔板高度等色谱参数。

五、注意事项

(1)计算理论塔板数和分离度时，应注意单位是否统一。

(2)高压输液泵注意事项

1)流动相必须用 HPLC 级的试剂，使用前过滤除去其中的颗粒性杂质和其他物质(使用 0.45μm 或更细的膜过滤)。

2)流动相应该先脱气(超声或过滤脱气)，脱气后应该恢复到室温后使用。

3)工作时要防止溶剂瓶内的流动相用完，气泡进入色谱系统。

4)工作压力不要超过规定的最高压力。

(3)色谱柱使用注意事项

1) 连接色谱柱时注意方向，不能反冲，否则会降低柱效。

2) 流动相使用缓冲溶液时，做完样品后应先用高比例去离子水冲洗管路及色谱柱 1h，然后用甲醇(或甲醇水溶液)冲洗 40min 以上，以充分洗去离子。

3)选择使用适宜的流动相(尤其是适当的 pH)，以避免固定相被破坏。有时可以连接一预柱以保护色谱柱。

4)长时间不用仪器，应该将柱子取下用堵头封好保存，注意不能用纯水保存柱子，而应该用有机相(如甲醇等)，因为纯水易长霉。

六、思考题

(1)高效液相色谱的柱效参数有哪些？

(2)保留因子的意义是什么？其主要影响因素有哪些？

(赵娟娟)

实验五十三　高效液相色谱法测定阿司匹林及水杨酸的含量

一、目的与要求

(1) 熟悉 HPLC 法测定的原理及操作。

(2) 掌握外标法测定阿司匹林的含量。

(3) 掌握外标法测定阿司匹林中游离水杨酸的含量。

二、实验原理

阿司匹林是应用最早、最广的解热镇痛药和抗风湿药，还具有抗炎和抗血小板聚集等多方面的药理作用。阿司匹林为乙酰水杨酸，在生产过程中因乙酰化不完全，或在精制过程及贮藏时的水解而产生水杨酸。游离水杨酸对人体有毒性，具有胃肠道刺激性等不良作用，因此需要严格控制阿司匹林原料药和制剂中游离水杨酸的量。

在 200～350nm 的波长范围内分别扫描阿司匹林和水杨酸的紫外吸收图谱，阿司匹林在 276nm 处有最大吸收，而水杨酸在 303nm 处有最大吸收，故选定 276nm 和 303nm 分别测定阿司匹林和水杨酸。

三、实验器材及试剂

1. 器材　高效液相色谱仪，C_{18} 色谱柱，50ml、100ml 容量瓶，研钵，分析天平。

2. 试剂　阿司匹林对照品，水杨酸对照品，阿司匹林肠溶片，甲醇(色谱纯)，磷酸(色谱纯)，冰醋酸(色谱纯)，色谱用水。

四、实验步骤

(一)游离水杨酸的测定

1. 供试品溶液的制备　阿司匹林 20 片，研细，准确称取本品细粉适量(约相当于阿司匹林 0.1g)，准确称量，置 100ml 容量瓶中，加 1%冰醋酸的甲醇溶液，振摇溶解，并稀释至刻度，摇匀，滤膜过滤，取续滤液作为供试品溶液(临用新制)。

2. 对照品溶液的制备　取水杨酸对照品约 15mg，准确称量，置 50ml 容量瓶中，加 1%冰醋酸的甲醇溶液溶解并稀释至刻度，摇匀，准确量取 5ml，置 100ml 容量瓶中，加 1%冰醋酸的甲醇溶液稀释至刻度，摇匀，作为对照品溶液。

3. 色谱条件

色谱柱：C_{18} 柱；

流动相：乙腈-0.2%磷酸(45∶55)；

流速：$1ml \cdot min^{-1}$；

检测波长：UV303nm。

理论塔板数按水杨酸计算不低于5000，阿司匹林色谱峰与水杨酸色谱峰的分离度应符合要求。

4. 样品测定 供试品溶液、对照品溶液各进样10μl，记录色谱图。供试品溶液色谱图中如有与水杨酸峰保留时间一致的色谱峰，按外标法以峰面积计算，不得超过标示量的1.5%。

(二)阿司匹林的测定

1. 供试品溶液的制备 准确称取阿司匹林供试品细粉适量(约相当于阿司匹林10mg)，置100ml量瓶中，加1%冰醋酸的甲醇溶液适量，强烈振摇使阿司匹林溶解，并用1%冰醋酸的甲醇溶液稀释至刻度，摇匀，滤膜过滤，取续滤液作为供试品溶液(临用新制)。

2. 对照品溶液的制备 取阿司匹林对照品约10mg，准确称量，置100ml容量瓶中，加1%冰醋酸的甲醇溶液溶解并稀释至刻度，摇匀，既得每1ml中约含0.1mg阿司匹林的对照品溶液。

3. 色谱条件
色谱柱：C_{18}柱；
流动相：乙腈-0.2%磷酸水(45:55)；
流速：$1ml \cdot min^{-1}$；
检测波长：UV276nm。

理论塔板数按阿司匹林计算不低于3000，阿司匹林色谱峰与水杨酸色谱峰的分离度应符合要求。

4. 样品测定 准确量取供试品溶液、对照品溶液各10μl，分别注入液相色谱仪，记录色谱图。按外标法以峰面积计算，本品含阿司匹林应为标示量的95.0%～105.0%。

五、注意事项

(1)配制各种溶液时要注意使用目的。
(2)制剂的含量测定要计算其百分标示量。

六、思考题

(1)阿司匹林中游离水杨酸的来源有哪些？
(2)为什么阿司匹林制剂需要检查游离水杨酸的含量？

(任 燕)

实验五十四　高效液相色谱法测定维生素 C 的含量

一、目的与要求

(1) 熟悉 HPLC 法测定的原理及操作。

(2) 掌握标准曲线法测定维生素 C 的含量。

二、实验原理

维生素 C 又称 L-抗坏血酸，其结构中具有共轭双键，其酸性溶液在波长 245nm 左右有最大吸收，可用于维生素 C 的鉴别和含量测定。维生素 C 结构中的烯二醇具有弱酸性，极性较大，因此需要调节流动相为弱酸性，增加维生素 C 在色谱柱上的保留时间。

维生素 C 具有强还原性，测定过程中容易被空气中和溶液中的氧气氧化，因此需要用新煮沸放冷的蒸馏水溶解，且溶液配制后应尽快测定。

三、实验器材及试剂

1. 器材　高效液相色谱仪，C_{18} 色谱柱，10ml、50ml、100ml 容量瓶。

2. 试剂　维生素 C 标准品，维生素 C 原料药，维生素 C 片，$Na_2S_2O_3$，甲醇(色谱纯)，色谱用水。

四、实验步骤

(一) 维生素 C 标准溶液的制备

准确称量维生素 C 对照品 0.04g，用水溶解并定容至 100ml，浓度为 $0.4g·L^{-1}$，其他低浓度(0.2、0.1、0.05、0.025、$0.0125g·L^{-1}$)的标准溶液用水稀释而成。

(二) 供试品溶液的制备

(1) 维生素 C 片：取本品 20 片，准确称量，研细，准确称取适量(约相当于维生素 C 0.05g)，置于 50ml 容量瓶中，加新煮沸放冷的蒸馏水适量，振摇溶解，并稀释至刻度，摇匀，准确量取 1.0ml，置于 10ml 容量瓶中，用水稀释至刻度，摇匀，滤膜滤过，取续滤液作为供试品溶液。

(2) 水果或蔬菜：样品置于研钵中，研磨均匀，准确称取样品约 5g，置于 100ml 具塞锥形瓶中，加入 1g $Na_2S_2O_3$，50ml 蒸馏水溶解，超声提取 10min，过滤，滤液转移至 100ml 容量瓶，稀释至刻度，摇匀即得。

(三) 色谱条件

色谱柱：C_{18} 柱；

流动相：甲醇-0.2%磷酸(3∶97)；

流速：1ml·min^{-1}；

检测波长：UV 245nm。

(四)工作曲线制作

分别取浓度为 0.4、0.2、0.1、0.05、0.025、0.0125 g·L^{-1} 的标准溶液 20μl 进样，记录色谱图。以浓度为横坐标、峰面积为纵坐标，进行线性回归，得工作方程 A=kc+b 和相关系数 r。

(五)重复性测定

浓度为 0.05g·L^{-1} 的标准品溶液，重复进样 6 次，求峰面积和保留时间的 RSD。

(六)样品测定

供试品溶液 20μl 进样，记录色谱图。用标准曲线法计算维生素 C 的含量。维生素片的含量应为标示量的 93.0%～107.0%。

五、注意事项

(1)配制维生素 C 标准系列溶液时，要平行操作，减少误差。

(2)流动相需用磷酸调节 pH，实验后应冲洗色谱柱。

六、思考题

(1)维生素 C 原料药的含量测定首选什么方法？请设计实验方案。

(2)水果或蔬菜样品处理过程中加入 Na$_2$S$_2$O$_3$ 的作用是什么？

(任　燕)

实验五十五　高效液相色谱法检查乙酸可的松中的其他甾体

一、目的与要求

(1)掌握自身稀释对照法检查药物中特殊杂质的方法。

(2)熟悉 HPLC 法测定的原理及操作。

二、实验原理

甾体激素药物多由其他甾体化合物或结构类似的其他甾体激素经结构改造而来，其有关物质可能是原料药中引入的合成原料、中间体、异构体以及降解产物等结构类似的其他甾体杂质，其中一些杂质与该药物结构类似，甚至也具有一定的药理作用，但作用又不完全相同。因此，在甾体激素类药物的检查项下，除了一般杂质的检查外，通常还需采用 HPLC 和 TLC 法等色谱法进行有关物质的限度检查。本实验采用 HPLC 法检查乙酸可的松原料药中的其他甾体，乙酸可的松结构式如下：

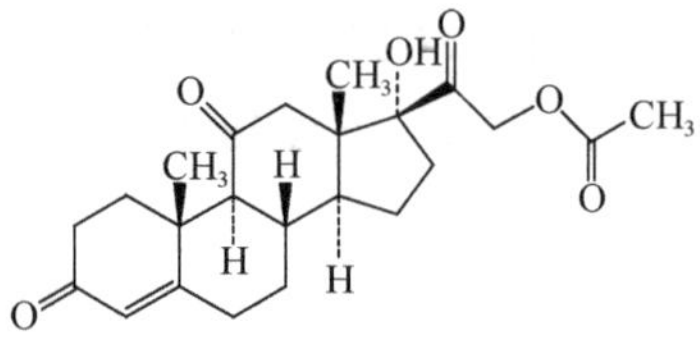

三、实验器材及试剂

1. 器材　高效液相色谱仪，C_{18} 色谱柱，分析天平，10ml、100ml 容量瓶。
2. 试剂　乙酸可的松原料药，乙腈，色谱用水。

四、实验步骤

(一)供试品溶液的制备

准确称取乙酸可的松 10mg，置于 10ml 容量瓶中，加适量乙腈溶解，并稀释至刻度，摇匀，得浓度为 $1mg·ml^{-1}$ 的供试品溶液。

(二)对照溶液的制备

准确量取供试品溶液 1ml，置于 100ml 容量瓶中，加乙腈稀释至刻度，摇匀，即得。

(三)色谱条件

色谱柱：C_{18} 柱；
流动相：乙腈-水(36：64)；
流速：$1ml·min^{-1}$；
检测波长：254nm。

(四)样品测定

准确量取供试品溶液与对照溶液各 20μl，分别进样，记录色谱图至主成分峰保留时间的 2.5 倍(调节检测灵敏度，使主成分色谱峰的峰高约为满量程的 50%)。供试品溶液的色谱图中如有杂质峰，单个杂质峰不得大于对照溶液主峰面积的 1/2，各杂质峰面积的和不得大于对照溶液主峰面积的 1.5 倍。

五、注意事项

为保证杂质出峰完全，供试品溶液的色谱图要记录到主成分保留时间的 2.5 倍。

六、思考题

(1) 乙酸可的松中的其他甾体的限量为多少?

(2) 自身稀释对照法适用于哪些杂质的检查? 特点是什么?

(任 燕)

实验五十六 薄层色谱法分离复方磺胺甲噁唑片中的 SMZ 和 TMP

一、目的与要求

(1) 掌握 R_f 值及分离度的计算方法。

(2) 熟悉正相硅胶板的使用原理。

(3) 了解薄层色谱法在复方制剂的分离、鉴定中的应用。

二、实验原理

薄层色谱法是一种微量、快速、简易、灵敏的色谱法,其基本原理为吸附色谱和分配色谱。吸附色谱是利用混合物中各组分被吸附能力的不同而使之分离;分配色谱则是利用混合物中各组分在固定相和流动相中的分配系数不同而使之分离。通常所用的薄层色谱法大部分为正相色谱法。

在薄层色谱法中,通常用比移值(R_f)表示溶质(样品)移动和展开剂(流动相)移动的关系。比移值为薄层色谱法中的重要参数。

复方磺胺甲噁唑片为磺胺类抗菌药,是磺胺甲噁唑(SMZ)与甲氧苄氨嘧啶(TMP)的复方制剂。其中磺胺甲噁唑属于中效磺胺,甲氧苄氨嘧啶属于磺胺增效剂,一般配方为 5∶1。本实验采用薄层色谱法对复方磺胺甲噁唑片中的 SMZ 和 TMP 进行分离和鉴定。以硅胶 GF254 为固定相,用氯仿-乙醇-正庚烷(1∶1∶1)为流动相,SMZ 和 TMP 在荧光板上产生暗斑,通过与同板上的对照品进行比较来做定性分析。

三、实验器材及试剂

1. 器材 微量注射器(或点样毛细管),三用紫外分析仪,硅胶 GF254,层析缸,研钵。

2. 试剂 磺胺甲噁唑,甲氧苄氨嘧啶,丙酮,氯仿-乙醇-正庚烷(1∶1∶1),复方磺胺甲噁唑片。

四、实验步骤

(一)供试品溶液及对照溶液的制备

准确称取磺胺甲噁唑 0.2g、甲氧苄氨嘧啶 0.04mg，各加丙酮 10ml，振摇溶解，作为对照溶液。复方磺胺甲噁唑片研细，准确称取本品细粉适量(0.5~0.6g)，约相当于磺胺甲噁唑 0.2g，加丙酮 10ml，振摇，过滤，取滤液，作为供试品溶液。

(二)点样展开

在距薄层板底边合适位置处，用铅笔轻轻划一点样线。用微量注射器(或点样毛细管)分别吸取磺胺甲噁唑、甲氧共氨嘧啶对照液及样品液各 10μl 点样，斑点直径不超过 3mm。用吹风机吹干溶剂，将薄层板置于盛有 10ml 展开剂的层析缸中饱和 10min 后，再将点有样品的一端浸入展开剂中展开。取出薄层板，立即用铅笔划出溶剂前沿，用吹风机吹干展开剂，在紫外分析仪(254nm 或 365nm)下观察，标出各斑点的位置、外形，计算 R_f 值。判断待测样品中是否含有磺胺甲噁唑和甲氧共氨嘧啶。

五、注意事项

(1)点样时微量注射器针头切勿损坏薄层表面。

(2)层析缸必须密闭，否则溶剂挥发，改变展开剂比例，影响分离效果。

(3)展开时，不要让展开剂前沿上升至薄层板上沿，否则，无法确定展开剂上升高度，即无法求得 R_f 值和准确判断粗产物中各组分在薄层板上的相对位置。

六、思考题

(1)为什么薄层荧光被掩盖的板不能使用？

(2)荧光薄层检测斑点的原理是什么？除了这种显色方法，还有其他显色方法吗？

(3)何谓边缘效应？如何消除边缘效应？

(任　燕)

实验五十七　美洛昔康片的鉴别

一、目的与要求

(1)了解美洛昔康的结构特点。

(2)熟悉美洛昔康片的鉴别方法。

(3)掌握美洛昔康片的鉴别原理。

二、实验原理

美洛昔康化学名称为4-羟基-2-甲基-N-(5-甲基-2-噻唑基)-2H-1，2-苯并噻嗪-3-甲酰胺-1，1-二氧化物，结构式如下：

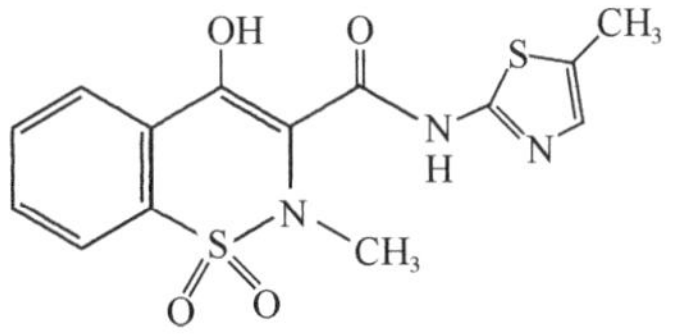

美洛昔康是一种用于治疗类风湿性关节炎和疼痛性骨关节炎的非甾体消炎镇痛药。中国药典(2015版)收载的美洛昔康片的鉴别实验包括化学鉴别、光谱鉴别和色谱鉴别方法。美洛昔康，具有烯醇结构，能够与三氯化铁发生反应生成有色络合物；有苯环、杂环，具有紫外吸收特性；另外可以采用色谱法，通过与其对照品的色谱参数对比进行鉴别。

三、实验器材及试剂

1. 器材　紫外分光光度计，紫外光灯，具塞试管，锥形瓶，硅胶 GF254 薄层板研钵，分析天平。

2. 试剂　美洛昔康片，三氯甲烷，三氯化铁试液，美洛昔康对照品，甲醇，二乙胺，$0.1mol \cdot L^{-1}$氢氧化钠溶液。

四、实验步骤

1. 性状　为淡黄色或黄色片或薄膜衣片，除去膜衣后显淡黄色或黄色。

2. 化学鉴别法　本品研细，取本品细粉适量(约相当于美洛昔康 15mg)，加三氯甲烷10ml 振摇溶解，过滤，滤液加三氯化铁试液 3 滴，振摇，放置后即显淡紫红色。

3. 紫外光谱鉴别法　取本品 20 片，研细，准确称取适量(约相当于美洛昔康 7.5mg)，置于 100ml 容量瓶中，加 $0.1mol \cdot L^{-1}$氢氧化钠溶液 10ml 与甲醇 40ml，超声溶解，用甲醇稀释至刻度，摇匀，过滤，取续滤液 5ml，置于 50ml 容量瓶中，用 $0.1mol \cdot L^{-1}$氢氧化钠溶液稀释至刻度，摇匀，作为供试品溶液，用紫外-可见分光光度计扫描吸收光谱，在 270nm 与 362nm 波长处有最大吸收，在 312nm 的波长处有最小吸收。

4. 色谱鉴别法　取本品细粉适量(约相当于美洛昔康 20mg)，加三氯甲烷 10ml，超声溶解，过滤，取续滤液作为供试品溶液；另取美洛昔康对照品，加三氯甲烷溶解并稀释制成每 1ml 中含 2mg 的溶液作为对照品溶液，取上述两种溶液各 10μl，分别点于同一硅胶 GF254 薄层板上，以三氯甲烷-甲醇-二乙胺(60：5：7.5)为展开剂，展开，晾干，置紫外光灯(254nm)下检视，供试品溶液所显主斑点的位置和颜色应与对照品溶液主斑点一致。

五、注意事项

(1)扫描吸收光谱时，注意供试品的浓度不应过高。

(2)在硅胶薄层板上点样时，切勿损坏薄层表面。

(3)展开前，需对薄层板预饱和，防止边缘效应。展开时，切勿使点样点浸入展开剂中，否则无法展开。

六、思考题

(1)美洛昔康为什么能与三氯化铁反应？还可以利用哪些反应进行鉴别？

(2)薄层展开后，在紫外灯线下观察到什么现象？

(3)如何通过薄层色谱法对美洛昔康进行鉴别？

(4)是否还有其他方法鉴别美洛昔康？

（于　晨）

实验五十八　薄层色谱法检查盐酸普鲁卡因注射液中的对氨基苯甲酸

一、目的与要求

(1)掌握薄层色谱法进行盐酸普鲁卡因杂质检查方法。

(2)掌握薄层色谱的操作方法。

二、实验原理

普鲁卡因分子结构中有酯键，易发生水解反应。其注射液在制备过程中受灭菌温度、时间、溶液 pH、贮藏时间以及光线和金属离子等因素的影响，可发生水解反应生成对氨基苯甲酸和 2-二乙氨基醇。其中对氨基苯甲酸随贮藏时间的延长或高温加热，可进一步脱羧转化为苯胺，而苯胺又可被氧化为有色物，使注射液变黄。已变黄的注射液不仅疗效下降，而且毒性增加，故药典规定检查水解产物对氨基苯甲酸。

$$H_2N-\!\!\!\bigcirc\!\!\!-COOH \xrightarrow{CO_2} H_2N-\!\!\!\bigcirc \xrightarrow{[D]} O=\!\!\!\bigcirc\!\!\!=O$$

三、实验器材及试剂

1. 器材　高效硅胶 H 板(5cm×10cm)，层析缸，吸量管，分析天平，定量毛细管，喷雾器。

2. 试剂　盐酸普鲁卡因注射液(规格 20mg·ml^{-1})，对氨基苯甲酸对照品，乙醇，甲醇，甲苯，冰醋酸，丙酮，对二甲基苯甲醛溶液。

四、实验步骤

准确量取本品适量，加乙醇稀释成每 1ml 中含盐酸普鲁卡因 2.5mg 的溶液，作为供试品溶液。另取对氨基苯甲酸对照品，加乙醇制成每 1ml 中含 30μg 对氨基苯甲酸的溶液，作为对照品溶液。吸取上述两种溶液各 10μl，分别点于含有羧甲基纤维素钠为黏合剂的硅胶 H 薄层板上，用甲苯-冰醋酸-丙酮-甲醇(14∶1∶1∶4)为展开剂，展开后，取出晾干，用对二甲氨基苯甲醛溶液(2%对二甲氨基苯甲醛乙醇溶液 100ml，加冰醋酸 5ml 制成)喷雾显色。供试品溶液如显与对照品溶液相对应的杂质斑点，其颜色与对照品溶液的主斑点比较，不得更深。

五、注意事项

(1)点样时要注意斑点大小合适。
(2)展开时，要预饱和。

六、思考题

(1)若是出现拖尾或者边缘效应，是什么因素造成的？
(2)简述薄层色谱分离的原理。

(任　燕)

实验五十九　旋光法测定葡萄糖注射液的含量

一、目的与要求

(1)掌握旋光法测定葡萄糖注射液含量的原理、方法及计算。
(2)学会使用自动旋光仪。

二、实验原理

当一束单一波长的平面偏振光通过手性物质时，其振动方向会发生改变，光的振动面旋转一定的角度，这种现象称为旋光现象。物质的这种使偏振光的振动面旋转的性质叫作旋光性，具有旋光性的物质叫作旋光性物质或旋光物质。

由单色光源(一般用钠光灯)发出的光，通过起偏棱镜(尼可尔棱镜)后，转变为平面偏振光(简称偏振光)。当偏振光通过样品管中的旋光性物质时，振动平面旋转一定角度。调节附有刻度的检偏镜(也是一个尼可尔棱镜)，使偏振光通过，检偏镜所旋转的度数显示在显示屏上，此即样品的实测旋光度 α。

旋光度的大小除了取决于被测分子的立体结构外，还受到待测溶液的浓度、偏振光通过溶液的厚度(即样品管的长度)以及温度、所用光源的波长、所用溶剂等因素的影响，因此常用比旋光度来表示物质的旋光性。当偏振光通过厚 1dm 且每 1ml 中含有旋光性物质 1g 的溶液，使用光线波长为钠光 D 线(589.3nm)，测定温度为 t℃时，测得的旋光度称为该物质的比旋度，以 $[\alpha]$ 表示，$[\alpha]_t^D = \alpha/Lc$。葡萄糖的比旋度为 52.754。

葡萄糖分子结构中有多个不对称碳原子，具有旋光性，为右旋体。一定条件下的旋光度是旋光性物质的特性常数，测定葡萄糖的比旋度，可以鉴别药物，也可以反映药物的纯杂程度。旋光度 (α) 与溶液的浓度 (c) 和偏振光透过溶液的厚度 (L) 成正比。

三、实验器材及试剂

1. **器材** 自动旋光仪，旋光管，50ml 移液管，100ml 容量瓶。
2. **试剂** 葡萄糖注射液，氨试液(取浓氨溶液 400ml，加水使成 1000ml)。

四、实验步骤

(一)供试液的配制

量取葡萄糖注射液适量(制成每 1ml 中含葡萄糖 10g 的溶液，例如浓度为 25% 的取 40ml)，置于 100ml 容量瓶中，加氨试液 0.2ml，用水稀释至刻度，摇匀，静置 10min，即得供试液。10% 或 10% 以下规格的本品可直接取样测定。

(二)调整零点

将旋光管用蒸馏水冲洗数次，缓缓注满蒸馏水(注意勿使发生气泡)，小心盖上玻璃片、橡胶垫和螺帽，旋紧旋光管两端螺帽时，不应用力过大以免产生应力，造成误差，然后以软布或擦镜纸揩干、擦净，认定方向将旋光管置于旋光计内，调整零点。

(三)测定

将旋光管用供试液冲洗数次，按上述同样方式装入供试液并按同一方向置于旋光计内，同法读取旋光度 3 次，取其平均值与 2.0852 相乘，即得供试液的旋光度。根据供试液的旋光度，求得葡萄糖注射液中 $C_6H_{12}O_6 \cdot H_2O$ 的含量。

五、注意事项

(1)钠光灯启辉后至少 30min 后发光才能稳定，测定或读数时应在发光稳定后进行。
(2)测定时应调节温度至(20±0.5)℃。
(3)供试液应不显浑浊或不含有混悬的小粒，否则应预先过滤。

(4)测定结束后须将测定管洗净晾干,不许将盛有供试品的测试管长时间置于仪器样品室内;仪器不使用时样品室须放硅胶吸潮。

六、思考题

(1)旋光仪测定样品时使用的钠光灯是多少 nm?有其他照射波长吗?
(2)如何判断物质为右旋还是左旋?

(任 燕)

实验六十 葡萄糖一般杂质的检查

一、目的与要求

(1)掌握药物杂质限量计算方法。
(2)熟悉葡萄糖中氯化物、硫酸盐、铁盐、重金属限量检查的基本原理和方法。
(3)了解葡萄糖中一般杂质检查的项目。

二、实验原理

中国药典中对于葡萄糖的杂质检查,明确规定了应控制氯化物、硫酸盐、铁盐、重金属等一般杂质。本实验以最新版药典为依据,分别对葡萄糖中氯化物、硫酸盐、铁盐、重金属进行检查。

氯化物检查法:氯化物在硝酸溶液中与硝酸银作用,生成氯化银沉淀而显白色浑浊,与一定量的标准氯化钠溶液和硝酸银在同样条件下用同法处理生成的氯化银浑浊程度相比较,测定供试品中氯化物的限量。

反应离子方程式:$Cl^- + Ag^+ =\!=\!= AgCl\downarrow$(白色)

硫酸盐检查法:药物中微量硫酸盐与氯化钡在酸性溶液中作用,生成硫酸钡沉淀而显白色浑浊液,同一定量标准硫酸钾溶液与氯化钡在同样条件下,用同法处理生成的浑浊比较,判断药物中含硫酸盐的限量是否符合要求。

反应离子方程式:$SO_4^{2-} + Ba^{2+} =\!=\!= BaSO_4\downarrow$(白色)

铁盐检查法:三价铁盐在硝酸酸性溶液中与硫氰酸盐生成红色可溶性的硫氰酸铁络离子,与一定量标准铁溶液用同法处理后进行比色。判断药物中含铁盐的限量是否符合要求。

反应离子方程式:$Fe^{3+} + 6SCN^- =\!=\!= [Fe(SCN)_6]^{3-}$(红色)

重金属检查法:是指实验条件下,能与 S^{2-} 作用生成硫化物而显色的金属杂质,如银、铅、汞、铜、镉、铋、砷、锑、锡、锌、钴、镍等。因为在药品生产中遇到铅的机会较多,且铅易蓄积中毒,故以铅作为重金属的代表,以铅的限量表示重金属限度。葡萄糖中重金属的检查采用的是硫代乙酰胺法。利用硫代乙酰胺在弱酸性条件下水解，产生硫化氢，与重金属离子生成黄色到棕黑色的硫化物混悬液，与一定量标准铅溶液经同法处理后进行比色。判断药物中含重金属的限量是否符合要求。

反应方程式： $CH_3CSNH_2 + H_2O \Longequal CH_3CONH_2 + H_2S$

$$Pb^{2+} + S^{2-} \Longequal PbS\downarrow$$

三、实验器材及试剂

1. 器材 水浴锅，50ml 纳氏比色管，量筒。

2. 试剂 葡萄糖，稀硝酸，$10\mu g \cdot ml^{-1} Cl^-$ 标准氯化钠溶液，10ml 移液管，硝酸银试液，稀盐酸，25%氯化钡溶液，$100\mu g \cdot ml^{-1}$ 标准硫酸钾溶液，硝酸，$0.3g \cdot ml^{-1}$ 硫氰酸铵溶液，$10\mu g \cdot ml^{-1}$ 标准铁溶液（Fe^{3+}），pH3.5 乙酸盐缓冲液，硫代乙酰胺试液，$10\mu g \cdot ml^{-1}$ 标准铅溶液。

四、实验步骤

（一）氯化物的检查

取本品 0.60g，加水溶解使成 25ml（如显碱性，可滴加硝酸使遇石蕊试纸显中性反应），再加稀硝酸 10ml，溶液如不澄清，滤过。置 50ml 纳氏比色管中，加水适量使成约 40ml，摇匀，即得供试溶液。另取标准氯化钠溶液[①]（$10\mu g \cdot ml^{-1} Cl^-$）6.0ml 置 50ml 纳氏比色管中，加稀硝酸 10ml，用水稀释使成约 40ml，摇匀，即得对照溶液。于供试溶液与对照溶液中，分别加入硝酸银试液 1.0ml，用水稀释使成 50ml，摇匀，在暗处放置 5min，同置黑色背景上，从比色管上方向下观察、比较，如发生浑浊，供试溶液不得比对照溶液更浓（0.01%）。

（二）硫酸盐的检查

取本品 2.0g，加水溶解使成 40ml（如显碱性，可滴加盐酸使遇石蕊试纸显中性反应）；溶液如不澄清，滤过，置 50ml 纳氏比色管中，加稀盐酸 2ml，摇匀，即得供试溶液。另取标准硫酸钾溶液[②]（$100\mu g \cdot ml^{-1} SO_4^{2-}$）2.0ml，置 50ml 纳氏比色管中，加水使成 40ml，加稀盐酸 2ml，摇匀，即得对照溶液。于供试溶液与对照溶液中，分别加入 25%氯化钡溶液 5ml，用水稀释至 50ml，充分摇匀，放置 10min，同置黑色背景上，从比色管上方向下观察、比较，如发生混浊，供试溶液不得比对照溶液更浓（0.01%）。

（三）铁盐的检查

取本品 2.0g，加水 20ml 溶解后，加硝酸 3 滴，缓缓煮沸 5min，放冷，加水稀释使成

[①]标准氯化钠溶液的制备：称取氯化钠 0.165g，置 1000ml 量瓶中，加水适量，溶解并稀释至刻度，摇匀，作为贮备液。临用前，精密量取贮备液 10ml，置 100ml 量瓶中，加水稀释至刻度，摇匀，即得（每 1ml 相当于 10μg 的 Cl^-）。

[②]标准硫酸钾溶液：硫酸钾 0.181g，置 1000ml 量瓶中，加水溶解稀释至刻度，摇匀即得 $100\mu g \cdot ml^{-1}$ 的 SO_4^{2-}。

45ml，加 0.3g·ml⁻¹ 硫氰酸铵溶液 3ml，摇匀，如显色，与标准铁溶液①（$10\mu g·ml^{-1}$ Fe^{3+}）2.0ml 用同一方法制成对照液比较，不得更深（0.001%）。

（四）重金属的检查

取 25ml 纳氏比色管三支，甲管加 $10\mu g·ml^{-1}$ 标准铅溶液中 2.0ml，乙酸盐缓冲液（pH 3.5）2ml，加水至 25ml；乙管加入取本品 4.0g，加水 23ml 溶解，加乙酸盐缓冲液（pH 3.5）2ml；丙管中加入与甲管相同量的标准铅溶液②后，再加入与乙管相同量的葡萄糖试样，加乙酸盐缓冲液（pH 3.5）2ml，加水稀释至刻度。各管分别加硫代乙酰胺试液 2ml，摇匀，再放置 2min，同置白纸上，自上向下透视，当丙管中显出的颜色不浅于甲管时，乙管中显出的颜色与甲管比较，不得更深。含重金属不得超过百万分之五（5ppm）。

（五）实验结果

见表 6-60-1。

表 6-60-1　实验结果

检查项目	现象	结果	结论
氯离子			
硫酸根			
铁盐			
重金属			

五、注意事项

（1）纳氏比色管的选择与洗涤：比色或比浊操作，一般均在纳氏比色管中进行，因此在选用比色管时，必须注意使样品管与标准管的体积相等，玻璃色质一致，最好不带任何颜色，管上的刻度均匀，如有差别，不得相差 2mm。纳氏比色管用后应立即冲洗，比色管洗涤时避免用毛刷或去污粉等洗刷，以免管壁划出条痕影响比色或比浊。

（2）平行原则：比色、比浊检查时，样品液与对照液的实验条件应尽可能一致，平行操作。严格按操作步骤进行平行实验，按规定顺序加入试剂。

（3）比色、比浊前应使比色管内溶液充分混匀，主要利用手腕转动 360°的旋摇操作完成。

比色方法是将两管同置于白色背景上，从侧面观察；比浊方法是将两管同置于黑色或白色背景上，自上而下观察。

（4）实验中应准确选用量具：杂质检查中允许的误差为±10%，量筒的绝对误差为 1ml，刻度吸管的绝对误差为 0.01～0.1ml，在实验中，应根据样品、标准液的取用量正确选用量

①标准铁溶液：硫酸铁铵 [FeNH₄(SO₄)₂·12H₂O] 0.863g，置 1000ml 量瓶中，加水溶解后，加硫酸 2.5ml，用水稀释至刻度，摇匀，作为贮备液。临用前，稀释至每 1ml 相当于 10μg 的 Fe^{3+}。

②标准铅溶液的制备：硝酸铅 0.160g，置 1000ml 量瓶中，加硝酸 5ml 与水 50ml 溶解后，用水稀释至刻度，摇匀，作为贮备液。临用前，加水稀释至每 1ml 相当于 10μg 的 Pb^{2+}。

器。例如，取标准液 2ml 应选择刻度吸管或移液管吸取标准液。取样品 2g，允许的误差为 0.2g，可选用称量精度为 0.1g 的普通天平。

(5)铁盐检查时，采用硝酸将 Fe^{2+} 氧化为 Fe^{3+}，标准液应与样品液同法操作。样品液加硝酸煮沸时，应注意防止爆沸，必要时补充适量水。

(6)重金属检查时应注意：

1)根据杂质限量计算公式，计算出标准铅溶液的取用量。

2)标准铅溶液应在临用前用标准铅贮备液新鲜配制，以防止铅的水解而造成误差。

六、思考题

(1)比色、比浊操作中应掌握什么原则？

(2)氯化物检查为何宜在硝酸酸性溶液中进行？

(3)硫酸盐检查时加入稀盐酸的作用是什么？

(4)重金属检查时为何要加乙酸盐缓冲液？

（任　燕）

第七部分 设计性实验

设计性实验，就是由学生根据实验目的，在理解实验原理的基础上，灵活运用知识和技能，进行的创造性思维和实验活动。通常是利用平时所掌握的实验方法、实验原理以及所熟悉的实验仪器，自主完成实验设计和实验方案，经教师审阅后自主进行实验的实施、观察、数据处理、撰写实验报告等。通过设计性实验的开设，培养学生灵活运用学过的实验知识及技能来解决实际问题的能力，充实学生的基础理论和基本技术，引导学生独立设计实验、查阅资料、解决存在的问题，进一步培养学生独立思考、独立工作的能力、严谨的科学态度及工作作风，并学习初步撰写科研论文的能力。

实验六十一 未知阳离子的鉴定

一、实验要求

(1) 某未知阳离子混合液中可能含有 NH_4^+、Na^+、K^+、Mg^{2+}、Ca^{2+} 等离子，请设计实验确定未知液中含有哪几种离子。

(2) 某未知阳离子混合液中可能含有 Fe^{3+}、Co^{2+}、Ni^{2+}、Mn^{2+}、Cr^{3+}、Cu^{2+} 等离子，请设计实验确定未知液中含有哪几种离子。

(3) 盛有五种硝酸盐溶液的试剂瓶标签脱落，它们分别为 $AgNO_3$、$NaNO_3$、$Cd(NO_3)_2$、$Zn(NO_3)_2$、$Al(NO_3)_3$ 溶液，试加以鉴别。

二、实验器材及试剂

1. 器材 酒精灯，试管，试管架，点滴板，离心机，水浴锅，小量筒，滴管，玻璃棒。

2. 试剂 $1.0mol \cdot L^{-1}HCl$，$1.0mol \cdot L^{-1}HNO_3$，$6.0mol \cdot L^{-1}HNO_3$，$6mol \cdot L^{-1}HAc$，$2.0mol \cdot L^{-1}NaOH$，$2.0mol \cdot L^{-1}$氨水，$3\%H_2O_2$，$0.1mol \cdot L^{-1}NaF$，$0.2mol \cdot L^{-1}(NH_4)_2C_2O_4$，$0.1mol \cdot L^{-1}Na_3[Co(NO_2)_6]$，$0.1mol \cdot L^{-1}K_4[Fe(CN)_6]$，$0.1mol \cdot L^{-1}Zn(Ac)_2 \cdot UO_2(Ac)_2$，$0.1mol \cdot L^{-1}K_4[Fe(CN)_6]$，$0.1mol \cdot L^{-1}$丁二酮肟，镁试剂，二苯硫腙，硫代乙酰胺，Nessler 试剂，丙酮，乙醚，KSCN，$NaBiO_3$。如需其他仪器和试剂请提前说明。

三、设计提示

(1) 当一个试样需要鉴定或者一组未知物需要鉴别时，首先应该通过样品的状态、颜色、气味等外部特征，预测可能的物种范围，然后进行溶解性、酸碱性试验，最后根据物质的特征反应进行确定。

1)溶解性：先试验是否溶于水，再依次用盐酸、硝酸等试验。

2)酸碱性：酸或碱可直接通过 pH 试纸或酸碱指示剂来判断。根据试液的酸碱性可排除某些离子存在的可能性。

3)鉴定或鉴别反应：经过以上初步试验，再进行相应的化学反应，通过生成沉淀、放出气体、颜色改变等现象加以鉴别，就能给出更准确的判断结果。

（2）分离鉴定可参照以下流程进行：

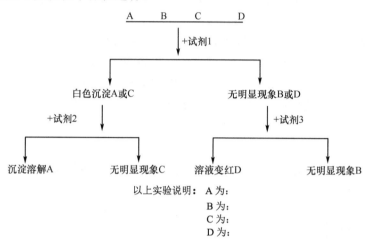

以上实验说明：A 为：

　　　　　　　B 为：

　　　　　　　C 为：

　　　　　　　D 为：

（魏光成）

实验六十二　未知阴离子的鉴定

一、实验要求

（1）未知阴离子混合液含有 Cl^-、Br^-、I^-、$S_2O_3^{2-}$ 中的部分或全部，设计实验方案确定未知液中含有哪几种离子。

（2）某未知液含有 NO_3^-、CO_3^{2-}、S^{2-}、Cl^-、SO_4^{2-}、$S_2O_3^{2-}$ 中的三种阴离子，设计实验方案确定未知液中含有哪三种离子。

（3）盛有固体钠盐的试剂瓶标签脱落，试加以鉴别。已知试剂分别为 Na_2CO_3、$NaNO_3$、Na_3PO_4、Na_2S、Na_2SO_3、Na_2SO_4、$NaHCO_3$。

二、实验器材及试剂

1. 器材　酒精灯，试管，试管架，点滴板，滴管，玻璃棒，离心机，水浴锅。

2. 试剂　$0.1mol \cdot L^{-1}H_2SO_4$，$6mol \cdot L^{-1}HCl$，$6mol \cdot L^{-1}HNO_3$，$0.1mol \cdot L^{-1}KI$，$0.1mol \cdot L^{-1}BaCl_2$，$0.1mol \cdot L^{-1}AgNO_3$，$0.01mol \cdot L^{-1}KMnO_4$，$CCl_4$，氯水，pH 试纸。如需其他仪器和试剂请提前说明。

三、设计提示

(1)写明分离鉴定方法，包括实验步骤、反应方程式和实验现象等；列出实验仪器及试剂的名称、规格和浓度等；画出鉴定流程示意图；根据实验步骤进行实验，记录实验现象，并进行结果分析；根据要求提交实验报告。

(2)大多数阴离子分析一般采用分别分析的方法，只有少数相互有干扰的离子才采用系统分析法。但采用分别分析方法，并不是要针对所研究的全部离子逐一进行检验，而是先通过初步实验，用消除法排除肯定不存在的阴离子，然后对可能存在的阴离子逐个加以确定。

(3)在沉淀实验时，如果加入沉淀剂后溶液暂时没有反应，可用玻璃棒摩擦试管壁，加速沉淀生成。

(4)还原性试验时，氧化剂(如 $KMnO_4$)的量一定要少，因为若阴离子的浓度很低，氧化剂的用量较大时，颜色变化不易观察。

(魏光成)

实验六十三　混合碱的分析

一、实验要求

(1)样品中可能是氢氧化钠、碳酸钠或者碳酸氢钠与碳酸钠的混合物，设计实验，确定试样组成。

(2)测定混合碱中各组分的含量。

二、实验器材及试剂

1. 器材　烧杯，吸量管，移液管，量筒，碱式滴定管，酸式滴定管，锥形瓶，洗瓶，容量瓶，玻璃棒，电子天平，酸度计，电磁搅拌器。

2. 试剂　固体混合碱试样，$0.1mol \cdot L^{-1}HCl$，$0.1mol \cdot L^{-1}HAc$，$0.1mol \cdot L^{-1}NaOH$，$0.1mol \cdot L^{-1}CaCl_2$，$0.1mol \cdot L^{-1}NH_3 \cdot H_2O$，Zn 粒(基准物质)，无水 Na_2CO_3(基准物质)，硼砂(基准物质)，甲基红指示剂，酚酞指示剂，甲基橙指示剂。

三、设计提示

(1)碳酸钠和碳酸氢钠均为质子碱，可用酸碱滴定法进行测定。

(2)混合碱的测定常采用双指示剂法，也可用酸度计指示滴定终点。

(李嘉霖)

实验六十四　食盐中碘的测定

一、实验要求

碘是合成甲状腺素不可缺少的重要原料。碘缺乏会导致智力和体格发育障碍，碘过量又可能引发甲状腺功能减退。为维护人类健康，国家规定食用盐中必须加碘，且严格控制碘的加入量。GB5461-2000 规定合格碘盐碘含量为 $20 \sim 50mg \cdot kg^{-1}$。为防止过高或过低摄入碘，对食盐中的碘含量进行监测具有十分重要的意义。请你根据所学知识并通过文献检索，自行设计实验，完成食盐中碘含量的定性定量分析。

二、实验器材及试剂

1. 器材　紫外-可见分光光度计，pH 计，电子天平，500ml 容量瓶，250ml 容量瓶，50ml 容量瓶，10ml 容量瓶，25ml 移液管，10ml 吸量管，5ml 吸量管，1ml 吸量管，滴定管，碘量瓶，锥形瓶。

2. 试剂　加碘食盐，$0.1mol \cdot L^{-1}$，$Na_2S_2O_3$ 标准溶液，$0.1mol \cdot L^{-1}KI$，标准溶液 CCl_4，$0.1mol \cdot L^{-1}HCl$，$0.1mol \cdot L^{-1}H_2SO_4$，$0.1mol \cdot L^{-1}NaOH$，1%淀粉溶液，$K_2Cr_2O_7$，KI，$KIO_3$。其他需要而未列出的药品请提前说明。

三、设计提示

(1)食盐中加碘有两种方法，一是加入 KI，二是加入 KIO_3，请先设计实验定性检测食盐中碘的存在形式。

(2)食盐中碘含量的测定方法很多。例如，I^- 为中等强度的还原剂，IO_3^- 为中等强度的氧化剂，两者均可以用氧化还原滴定法进行测定，也可以将其转化为 I_2，利用 I_2 自身的颜色或碘-淀粉的颜色，通过分光光度法进行测定。

(3)用加标回收率检验方法的准确度。

（马丽英）

实验六十五　肉制品中亚硝酸盐的含量测定

一、实验要求

亚硝酸盐是一类无机化合物的总称，主要是指亚硝酸钠。亚硝酸钠的外观及滋味与食盐相似，为白色晶体，易溶于水，可用作食品的发色剂和防腐剂。在肉制品中，添加亚硝酸盐可以抑制肉毒芽孢杆菌的繁殖，使肉制品呈现鲜亮的红色，并能显著地延长保质期。但当机体吸收过量亚硝酸钠以后，由于亚硝酸钠具有较强的氧化能力，能够将血红蛋白的 Fe^{2+} 氧化成 Fe^{3+}，使血红蛋白失去携氧能力，造成机体组织缺氧，引发呼吸困难、皮肤发绀、血压下降等症状，严重时会因呼吸衰竭而死亡。亚硝酸钠对人的中毒剂量为 0.3～0.5g，致死量为 2～3g。我国食品添加剂使用卫生标准规定，在肉制品中亚硝酸盐的使用量不得超过 $0.15g \cdot kg^{-1}$，最终残留量不得超过 $50mg \cdot kg^{-1}$。设计实验，测定肉制品中亚硝酸盐的含量。

二、实验器材及试剂

1. 器材 研钵，分光光度计，分析天平，吸量管，5ml 容量瓶，水浴锅，漏斗，铁架台，滤纸，温度计，烧杯，量筒。

2. 试剂 碎火腿肠，亚铁氰化钾溶液，饱和硼砂溶液，盐酸萘乙二胺溶液，乙酸锌，对氨基苯磺酸，亚硝酸钠。如需其他仪器及试剂请提前说明。

三、设计提示

(1) 测定肉制品中亚硝酸盐的含量时，需先将肉制品中的蛋白质、脂肪等除去。

(2) 在弱酸性条件下亚硝酸盐与对氨基苯磺酸发生重氮化反应，生成的重氮化合物再与盐酸萘乙二胺偶联成紫红色的偶氮化合物，该化合物的稳定性较高，在 538nm 处有最大吸收。

（王 雷）

实验六十六 药物稳定性及存贮期测定

一、实验要求

药物在贮存过程中，常因发生水解、氧化等反应而使含量逐渐降低，乃至失效。在药品稳定性研究中，一般以药物浓度或含量降低 10%(特殊规定外)的时间定为药物贮存有效期。本实验要求学生查阅相关文献，结合实验室实际情况，选择合适的实验方法，自主设计实验方案，通过加速反应，测定金霉素水溶液(pH = 6)或维生素 C 注射液在 298K 时的存贮期。

二、实验器材及试剂

1. 器材 紫外-可见分光光度计，超级恒温水浴，常用玻璃仪器。

2. 试剂 金霉素水溶液(pH = 6)，维生素 C 注射液，其他常用试剂。

三、设计提示

加速反应是指应用化学动力学的原理，在较高温度下使药物降解反应加速进行，经数学处理获得药物室温下的贮存期。可根据药物的稳定程度选取几个较高的试验温度，测定各温度下药物浓度随时间的变化，根据积分法、微分法或半衰期法求得药物降解反应级数及不同温度下的反应速率常数 k，然后依据阿伦尼乌斯方程，以 $\ln k$ 对 $1/T$ 作图，外推求得药物在室温下的速率常数 k_{298}，并由此算出室温下药物含量降低至合格限所需的时间。

（马丽英）

实验六十七　对乙酰氨基酚原料药的质量检查

一、实验要求

对乙酰氨基酚为苯胺类解热镇痛药，化学名为 N-(4-羟基苯基)乙酰胺，合成过程主要以对硝基氯苯为原料，水解后制得对硝基酚，经还原生成对氨基酚，再经乙酰化得到对乙酰氨基酚原料药，请根据所学知识并通过文献检索，设计对药品进行全面质量检查的相关实验，并写出实验方案，完成对乙酰氨基酚原料药的质量检查。

二、实验器材及试剂

1. 器材　紫外-可见分光光度计，高效液相色谱仪，红外光谱仪，分析天平，水浴锅，吸量管，容量瓶，锥形瓶，烧杯，量筒。

2. 试剂　三氯化铁，盐酸，亚硝酸钠，β-萘酚，对乙酰氨基酚原料药，对乙酰氨基对照品，氢氧化钠。如需其他仪器及试剂请提前说明。

三、设计提示

(1)依据对乙酰氨基酚的结构及性状，运用所学知识设计鉴别试验。

(2)根据对乙酰氨基酚的合成工艺，通过查阅有关资料，制定针对该药的杂质检查项目及方法。

(3)参考中国药典(2015 版)及相关文献，依据对乙酰氨基酚的结构特点进行含量测定。

（于　晨）

实验六十八 综合药物分析

一、实验要求

根据实际情况，选做以下内容：

(1) 复方磺胺甲噁唑片中甲氧苄氨嘧啶(TMP)测定。

(2) 盐酸苯海拉明片的鉴别、检查及含量测定。

(3) 丹参饮片及复方丹参滴丸中丹参酮衍生物的测定。

(4) 铝镁司片中氧化镁与氧化铝的测定。

二、实验器材及试剂

1. 器材　双光束紫外-可见分光光度计，气相色谱仪，高效液相色谱仪，1cm 石英比色皿，50ml 容量瓶，100ml 容量瓶，滴定管，锥形瓶，电子天平，超声波清洗器。

2. 试剂　乙醇，0.4%NaOH，甲醇(色谱纯)，乙腈(色谱纯)，硫酸铵，盐酸，乙二胺四乙酸二钠，Zn 粒，氨水，氯化铵，乙酸，乙酸钠，三乙醇胺，甲基红指示剂，酚酞指示剂，甲基橙指示剂，铬黑 T 指示剂，二甲酚橙指示剂。

复方磺胺甲噁唑片，甲氧苄氨嘧啶对照品，盐酸苯海拉明片，盐酸苯海拉明对照品，丹参饮片，复方丹参滴丸，丹参酮对照品，铝镁司片。

三、设计提示

(1) 根据药物的结构特点、理化性质选择合适的测定方法和实验方案，实验数据要进行结果分析和讨论，按药典格式撰写药品质量标准中的"含量测定"项，同时按照科研论文形式递交与实验相关的论文。

(2) 复方磺胺甲噁唑片中甲氧苄胺嘧啶的测定可采光光度法和高效液相色谱法，采用分光光度法应先判断选用何种测定方式。采用高效液相色谱法应确定固定相和流动相的种类。

(3) 根据中国药典(2015 版)的规定，设计详细的盐酸苯海拉明的鉴别试验、特殊杂质检查和含量测定的原理和实验步骤。

(4) 中药中活性成分的测定一般采用高效液相色谱测定含量。先查文献确定丹参饮片中丹参酮衍生物有哪几种，再根据丹参酮衍生物的性质选择合适的固定相和流动相。

(5) 金属的测定可以采用配位滴定法和原子吸收法。方法的选择应该根据待测组分和待测样品的性质选择简单快速和准确度高的方法。

(陈向明)

附　　录

附录一　不同温度下水的饱和蒸气压

温度(℃)	p(mmHg)	p(kPa)	温度(℃)	p(mmHg)	p(kPa)
0	4.579	0.6105	21	18.650	2.4865
1	4.926	0.6567	22	19.827	2.6434
2	5.294	0.7058	23	21.068	2.8088
3	5.685	0.7579	24	22.377	2.9833
4	6.101	0.8134	25	23.756	3.1672
5	6.543	0.8723	26	25.209	3.3609
6	7.013	0.9350	27	26.738	3.5649
7	7.513	1.0016	28	28.349	3.7795
8	8.045	1.0726	29	30.043	4.0052
9	8.609	1.1478	30	31.824	4.2428
10	9.209	1.2278	31	33.695	4.4923
11	9.844	1.3124	32	35.663	4.7547
12	10.518	1.4023	33	37.729	5.0301
13	11.231	1.4973	34	39.898	5.3193
14	11.987	1.5981	35	42.175	5.6229
15	12.788	1.7049	40	55.324	7.3759
16	13.634	1.8177	45	71.88	9.5832
17	14.530	1.9372	50	92.51	12.334
18	15.477	2.0634	60	149.38	19.916
19	16.477	2.1967	80	355.1	47.343
20	17.535	2.3378	100	760	101.325

附录二　无限稀释时离子的摩尔电导率

正离子	$10^4 \lambda_{m,+}^{\infty}$ (S·m²·mol⁻¹)	负离子	$10^4 \lambda_{m,-}^{\infty}$ (S·m²·mol⁻¹)
H^+	39.82	OH^-	198.00
Na^+	50.11	Cl^-	76.34
K^+	73.52	Br^-	78.40
NH_4^+	73.40	I^-	76.80
Ag^+	61.82	NO_3^-	71.44
$1/2Ca^{2+}$	59.50	Ac^-	40.90

续表

正离子	$10^4 \lambda_{m,+}^\infty \, (S \cdot m^2 \cdot mol^{-1})$	负离子	$10^4 \lambda_{m,-}^\infty \, (S \cdot m^2 \cdot mol^{-1})$
$1/2Ba^{2+}$	63.64	ClO_4^-	68.00
$1/2Mg^{2+}$	53.06	$1/2SO_4^{2-}$	79.80
$1/2Pb^{2+}$	69.50		

附录三　不同温度下水的表面张力

$t/℃$	$\sigma/10^{-3}(N \cdot m^{-1})$	$t(℃)$	$\sigma/10^{-3}(N \cdot m^{-1})$
0	75.64	21	72.59
5	74.92	22	72.44
10	74.22	23	72.28
11	74.07	24	72.13
12	73.93	25	71.97
13	73.78	26	71.82
14	73.64	27	71.66
15	73.49	28	71.50
16	73.34	29	71.35
17	73.19	30	71.18
18	73.05	35	70.38
19	72.90	40	69.56
20	72.75	45	68.74

附录四　常用浓酸浓碱的比重、含量和浓度

名称	比重$(g \cdot ml^{-1})$	含量$(\%)(W/W)$	浓度$(mol \cdot L^{-1})$
H_2SO_4	1.84	96	18
H_3PO_4	1.69	85	15
HNO_3	1.42	70	16
HCl	1.19	38	12
$HClO_4$	1.54	60	9
HF	1.15	40	27
冰乙酸	1.05	99.5	17
氨水	0.88	28	15

附录五　常用缓冲溶液的配制

碳酸氢钠缓冲溶液的配制

组成	pH	$x(ml)$
	9.60	5.0
	9.80	6.2
50ml 0.05mol $\cdot$ L^{-1}NaHCO$_3$ + $x$ml 0.1mol $\cdot$ L^{-1}NaOH 稀释至 100ml	10.00	10.7
	10.20	13.8
	10.40	16.5

续表

组成	pH	x(ml)
50ml 0.05mol · L^{-1}NaHCO$_3$ + $x$ml 0.1mol · L^{-1}NaOH 稀释至 100ml	10.60	19.1
	10.80	21.2
	11.00	22.7

磷酸盐缓冲溶液的配制（298K）
（50ml 0.1mol · L^{-1}KH$_2$PO$_4$ + xm10.1mol · L^{-1}NaOH 稀释至 100ml）

pH	x	β	pH	x	B
5.80	3.6	—	7.00	29.1	0.031
5.90	4.6	0.010	7.10	32.1	0.028
6.00	5.6	0.011	7.20	34.7	0.025
6.10	6.8	0.012	7.30	37.0	0.022
6.20	8.1	0.015	7.40	39.10	0.020
6.30	9.7	0.017	7.50	41.10	0.018
6.40	11.6	0.021	7.60	42.80	0.015
6.50	13.9	0.024	7.70	44.20	0.012
6.60	16.4	0.027	7.80	45.30	0.010
6.70	19.3	0.030	7.90	46.10	0.007
6.80	22.4	0.033	8.00	46.70	—
6.90	25.9	0.033			

Tris-HCl 缓冲液（0.05mol · L^{-1}，298K）的配制

50ml 0.1mol · L^{-1} 三羟甲基氨基甲烷（Tris）溶液与 xm10.1 mol · L^{-1} 盐酸混匀后，加水稀释至 100ml

pH	x(ml)	pH	x(ml)	pH	x(ml)
7.10	45.7	7.80	34.5	8.50	14.7
7.20	44.7	7.90	32.0	8.60	12.4
7.30	43.4	8.00	29.2	8.70	10.3
7.40	42.0	8.10	26.2	8.80	8.50
7.50	40.3	8.20	22.9	8.90	7.00
7.60	38.5	8.30	19.9	9.00	5.70
7.70	36.6	8.40	17.2		

附录六　弱酸弱碱解离平衡常数

化合物	化学式	温度（℃）	分步	K_a（或 K_b）	pK_a（或 pK_b）
砷酸	H$_3$AsO$_4$	25	1	5.5×10^{-3}	2.26
			2	1.7×10^{-7}	6.76
			3	5.1×10^{-12}	11.29
亚砷酸	H$_2$AsO$_3$	25	—	5.1×10^{-10}	9.29
硼酸	HBO$_3$	20	1	5.4×10^{-10}	9.27

续表

化合物	化学式	温度(℃)	分步	K_a(或 K_b)	pK_a(或 pK_b)
			2		>14
碳酸	H_2CO_3	25	1	4.5×10^{-7}	6.35
			2	4.7×10^{-11}	10.33
铬酸	H_2CrO_4	25	1	1.8×10^{-1}	0.74
			2	3.2×10^{-7}	6.49
氢氟酸	HF	25	—	6.3×10^{-4}	3.20
氢氰酸	HCN	25	—	6.2×10^{-10}	9.21
氢硫酸	H_2S	25	1	8.9×10^{-8}	7.05
			2	1.2×10^{-13}	12.90
过氧化氢	H_2O_2	25	—	2.4×10^{-12}	11.62
次溴酸	HBrO	25	—	2.0×10^{-9}	8.55
次氯酸	HClO	25	—	3.9×10^{-8}	7.40
次碘酸	HIO	25	—	3×10^{-11}	10.50
碘酸	HIO_3	25	—	1.6×10^{-1}	0.78
亚硝酸	HNO_2	25	—	5.6×10^{-4}	3.25
高碘酸	HIO_4	25	—	2.3×10^{-2}	1.64
磷酸	H_3PO_4	25	1	6.9×10^{-3}	2.16
		25	2	6.1×10^{-8}	7.21
		25	3	4.8×10^{-13}	12.32
正硅酸	H_4SiO_4	30	1	1.2×10^{-10}	9.90
			2	1.6×10^{-12}	11.80
			3	1.0×10^{-12}	12.00
			4	1.0×10^{-12}	12.00
硫酸	H_2SO_4	25	2	1.0×10^{-2}	1.99
亚硫酸	H_2SO_3	25	1	1.4×10^{-2}	1.85
			2	6.0×10^{-7}	7.20
氨水	$NH_3 \cdot H_2O$	25	—	1.8×10^{-5}	4.75
氢氧化钙	Ca^{2+}	25	2	4.0×10^{-2}	1.40
氢氧化铝	Al^{3+}	25	—	1.0×10^{-9}	9.00
氢氧化银	Ag^+	25	—	1.0×10^{-2}	2.00
氢氧化锌	Zn^{2+}	25	—	7.9×10^{-7}	6.10
甲酸	HCOOH	25	1	1.8×10^{-4}	3.75
乙(醋)酸	CH_3COOH	25	1	1.8×10^{-5}	4.76
丙酸	C_2H_5COOH	25	1	1.3×10^{-5}	4.87
一氯乙酸	$CH_2ClCOOH$	25	1	1.4×10^{-3}	2.85
草酸	$C_2H_2O_4$	25	1	5.6×10^{-2}	1.25
			2	1.5×10^{-4}	3.81
柠檬酸	$C_6H_8O_7$	25	1	7.4×10^{-4}	3.13
			2	1.7×10^{-5}	4.76

续表

化合物	化学式	温度(℃)	分步	K_a(或 K_b)	pK_a(或 pK_b)
			3	4.0×10^{-7}	6.40
巴比妥酸	$C_4H_4N_2O_3$	25	1	9.8×10^{-5}	4.01
甲胺盐酸盐	$CH_3NH_2 \cdot HCl$	25	1	2.2×10^{-11}	10.66
二甲胺盐酸盐	$(CH_3)_2NH \cdot HCl$	25	1	1.9×10^{-11}	10.73
乳酸	$C_6H_3O_3$	25	1	1.4×10^{-4}	3.86
乙胺盐酸盐	$C_2H_5NH_2 \cdot HCl$	20	1	2.2×10^{-11}	10.66
苯甲酸	C_6H_5COOH	25	1	6.3×10^{-5}	4.20
苯酚	C_6H_5OH	25	1	1.0×10^{-10}	9.99
邻苯二甲酸	$C_8H_6O_4$	25	1	1.1×10^{-3}	2.94
			2	3.7×10^{-6}	5.43
Tris-HCl		37	1	1.4×10^{-8}	7.85
氨基乙酸盐酸盐	$H_2NCH_2COOH \cdot 2HCl$	25	1	4.5×10^{-3}	2.35
			2	1.6×10^{-10}	9.78

附录七　难溶化合物的溶度积

化合物	K_{sp}	化合物	K_{sp}	化合物	K_{sp}
AgAc	1.94×10^{-3}	$CdCO_3$	1.0×10^{-12}	$LiCO_3$	8.15×10^{-4}
AgBr	5.35×10^{-13}	CdF_2	6.44×10^{-3}	$MgCO_3$	6.82×10^{-6}
$AgBrO_3$	5.38×10^{-5}	$Cd(IO_3)_2$	2.5×10^{-8}	MgF_2	5.16×10^{-11}
AgCN	5.97×10^{-17}	$Cd(OH)_2$	7.2×10^{-15}	$Mg(OH)_2$	5.61×10^{-12}
AgCl	1.77×10^{-10}	CdS	8.0×10^{-27}	$Mg_3(PO_4)_2$	1.04×10^{-24}
AgI	8.52×10^{-17}	$Cd_3(PO_4)_2$	2.53×10^{-33}	$MnCO_3$	2.24×10^{-11}
$AgIO_3$	3.17×10^{-8}	$Co_3(PO_4)_2$	2.05×10^{-35}	$Mn(IO_3)_2$	4.37×10^{-7}
AgSCN	1.03×10^{-12}	CuBr	6.27×10^{-9}	$Mn(OH)_2$	2.06×10^{-13}
Ag_2CO_3	8.46×10^{-12}	CuC_2O_4	4.43×10^{-10}	MnS	2.50×10^{-13}
$Ag_2C_2O_4$	5.40×10^{-12}	CuCl	1.72×10^{-7}	$NiCO_3$	1.42×10^{-7}
Ag_2CrO_4	1.12×10^{-12}	CuI	1.27×10^{-12}	$Ni(IO_3)_2$	4.71×10^{-5}
Ag_2S	6.30×10^{-50}	CuS	6.30×10^{-36}	$Ni(OH)_2$	5.48×10^{-16}
Ag_2SO_3	1.50×10^{-14}	CuSCN	1.77×10^{-13}	α-NiS	3.20×10^{-19}
Ag_2SO_4	1.20×10^{-5}	Cu_2S	2.50×10^{-48}	$Ni_3(PO_4)_2$	4.74×10^{-32}
Ag_3AsO_4	1.03×10^{-22}	$Cu_3(PO_4)_2$	1.40×10^{-37}	$PbCO_3$	7.40×10^{-14}
Ag_3PO_4	8.89×10^{-17}	$FeCO_3$	3.13×10^{-11}	$PbCl_2$	1.70×10^{-5}
$Al(OH)_3$	1.10×10^{-33}	FeF_2	2.36×10^{-6}	PbF_2	3.30×10^{-8}
$AlPO_4$	9.84×10^{-21}	$Fe(OH)_2$	4.87×10^{-17}	PbI_2	9.80×10^{-9}
$BaCO_3$	2.58×10^{-9}	$Fe(OH)_3$	2.79×10^{-39}	$PbSO_4$	2.53×10^{-8}
$BaCrO_4$	1.17×10^{-10}	FeS	6.30×10^{-18}	PbS	8.00×10^{-28}

化合物	K_{sp}	化合物	K_{sp}	化合物	K_{sp}
BaF_2	1.84×10^{-7}	HgI_2	2.90×10^{-29}	$Pb(OH)_2$	1.43×10^{-20}
$Ba(IO_3)_2$	4.01×10^{-9}	HgS	4.00×10^{-53}	$Sn(OH)_2$	5.45×10^{-27}
$BaSO_4$	1.08×10^{-10}	Hg_2Br_2	6.40×10^{-23}	SnS	1.00×10^{-25}
$BiAsO_4$	4.43×10^{-10}	Hg_2CO_3	3.60×10^{-17}	$SrCO_3$	5.60×10^{-10}
CaC_2O_4	2.32×10^{-9}	$Hg_2C_2O_4$	1.75×10^{-13}	SrF_2	4.33×10^{-9}
$CaCO_3$	3.36×10^{-9}	Hg_2Cl_2	1.43×10^{-18}	$Sr(IO_3)_2$	1.14×10^{-7}
CaF_2	3.45×10^{-11}	Hg_2F_2	3.10×10^{-6}	$SrSO_4$	3.44×10^{-7}
$Ca(IO_3)_2$	6.47×10^{-6}	Hg_2I_2	5.20×10^{-29}	$ZnCO_3$	1.46×10^{-10}
$Ca(OH)_2$	5.02×10^{-6}	Hg_2SO_4	6.5×10^{-7}	ZnF_2	3.04×10^{-2}
$CaSO_4$	4.93×10^{-5}	$KClO_4$	1.05×10^{-2}	$Zn(OH)_2$	3.0×10^{-17}
$Ca_3(PO_4)_2$	2.07×10^{-33}	$K_2[PtCl_6]$	7.48×10^{-6}	$\alpha\text{-}ZnS$	1.60×10^{-24}

附录八　标准电极电位表

半反应	$\varphi^{\ominus}(V)$	半反应	$\varphi^{\ominus}(V)$
$Sr^+ + e \rightleftharpoons Sr$	-4.10	$Sn^{4+} + 2e \rightleftharpoons Sn^{2+}$	0.151
$Li^+ + e \rightleftharpoons Li$	-3.0401	$Cu^{2+} + e \rightleftharpoons Cu^+$	0.153
$Ca(OH)_2 + 2e \rightleftharpoons Ca + 2OH^-$	-3.02	$Fe_2O_3 + 4H^+ + 2e \rightleftharpoons 2FeOH^+ + H_2O$	0.16
$K^+ + e \rightleftharpoons K$	-2.931	$SO_4^{2-} + 4H^+ + 2e \rightleftharpoons H_2SO_3 + H_2O$	0.172
$Ba^{2+} + 2e \rightleftharpoons Ba$	-2.912	$AgCl + e \rightleftharpoons Ag + Cl^-$	0.2223
$Ca^{2+} + 2e \rightleftharpoons Ca$	-2.868	$As_2O_3 + 6H^+ + 6e \rightleftharpoons 2As + 3H_2O$	0.234
$Na^+ + e \rightleftharpoons Na$	-2.71	$HAsO_2 + 3H^+ + 3e \rightleftharpoons As + 2H_2O$	0.248
$Mg^{2+} + 2e \rightleftharpoons Mg$	-2.372	$Hg_2Cl_2 + 2e \rightleftharpoons 2Hg + 2Cl^-$	0.2681
$Mg(OH)_2 + 2e \rightleftharpoons Mg + 2OH^-$	-2.690	$Cu^{2+} + 2e \rightleftharpoons Cu$	0.3419
$Al(OH)_3 + 3e \rightleftharpoons Al + 3OH^-$	-2.31	$Ag_2O + H_2O + 2e \rightleftharpoons 2Ag + 2OH^-$	0.342
$Be^{2+} + 2e \rightleftharpoons Be$	-1.847	$[Fe(CN)_6]^{3-} + e \rightleftharpoons [Fe(CN)_6]^{4-}$	0.358
$Al^{3+} + 3e \rightleftharpoons Al$	-1.662	$[Ag(NH_3)_2]^+ + e \rightleftharpoons Ag + 2NH_3$	0.373
$Mn(OH)_2 + 2e \rightleftharpoons Mn + 2OH^-$	-1.56	$O_2 + 2H_2O + 4e \rightleftharpoons 4OH^-$	0.401
$ZnO + H_2O + 2e \rightleftharpoons Zn + 2OH^-$	-1.260	$H_2SO_3 + 4H^+ + 4^- \rightleftharpoons S + 3H_2O$	0.449
$H_2BO_3^- + 5H_2O + 8e \rightleftharpoons BH_4^- + 8OH^-$	-1.24	$IO^- + H_2O + 2e \rightleftharpoons I^- + 2OH^-$	0.485
$Mn^{2+} + 2e \rightleftharpoons Mn$	-1.185	$Cu^+ + e \rightleftharpoons Cu$	0.521
$2SO_3^{2-} + 2H_2O + 2e \rightleftharpoons S_2O_4^{2-} + 4OH^-$	-1.12	$I_2 + 2e \rightleftharpoons 2I^-$	0.5355
$PO_4^{3-} + 2H_2O + 2e \rightleftharpoons HPO_3^{2-} + 3OH^-$	-1.05	$I_3^- + 2e \rightleftharpoons 3I^-$	0.536
$SO_4^{2-} + H_2O + 2e \rightleftharpoons SO_3^{2-} + 2OH^-$	-0.93	$AgBrO_3 + e \rightleftharpoons Ag + BrO_3^-$	0.546
$2H_2O + 2e \rightleftharpoons H_2 + 2OH^-$	-0.8277	$MnO_4^- + e \rightleftharpoons MnO_4^{2-}$	0.558
$Zn^{2+} + 2e \rightleftharpoons Zn$	-0.7618	$AsO_4^{3-} + 2H^+ + 2e \rightleftharpoons AsO_3^- + H_2O$	0.559
$Cr^{3+} + 3e \rightleftharpoons Cr$	-0.744	$H_3AsO_4 + 2H^+ + 2e \rightleftharpoons HAsO_2 + 2H_2O$	0.560
$AsO_4^{3-} + 2H_2O + 2e \rightleftharpoons AsO_2^- + 4OH^-$	-0.71	$MnO_4^- + 2H_2O + 3e \rightleftharpoons MnO_2 + 4OH^-$	0.595
$AsO_2^- + 2H_2O + 3e \rightleftharpoons As + 4OH^-$	-0.68	$Hg_2SO_4 + 2e \rightleftharpoons 2Hg + SO_4^{2-}$	0.6125

半反应	$\varphi^{\ominus}$(V)	半反应	$\varphi^{\ominus}$(V)
$SbO_2^- + 2H_2O + 3e \rightleftharpoons Sb + 4OH^-$	−0.66	$O_2 + 2H^+ + 2e \rightleftharpoons H_2O_2$	0.695
$SbO_3^- + H_2O + 2e \rightleftharpoons SbO_2^- + 2OH^-$	−0.59	$[PtCl_4]^{2-} + 2e \rightleftharpoons Pt + 4Cl^-$	0.755
$Fe(OH)_3 + e \rightleftharpoons Fe(OH)_2 + OH^-$	−0.56	$BrO^- + H_2O + 2e \rightleftharpoons Br^- + 2OH^-$	0.761
$2CO_2 + 2H^+ + 2e \rightleftharpoons H_2C_2O_4$	−0.49	$Fe^{3+} + e \rightleftharpoons Fe^{2+}$	0.771
$B(OH)_3 + 7H^+ + 8e \rightleftharpoons BH_4^- + 3H_2O$	−0.481	$Hg_2^{2+} + 2e \rightleftharpoons 2Hg$	0.7973
$S + 2e \rightleftharpoons S^{2-}$	−0.4763	$Ag^+ + e \rightleftharpoons Ag$	0.7996
$Fe^{2+} + 2e \rightleftharpoons Fe$	−0.447	$ClO^- + H_2O + 2e \rightleftharpoons Cl^- + 2OH^-$	0.81
$Cr^{3+} + e \rightleftharpoons Cr^{2+}$	−0.407	$Hg^{2+} + 2e \rightleftharpoons Hg$	0.851
$Cd^{2+} + 2e \rightleftharpoons Cd$	−0.4030	$2Hg^{2+} + 2e \rightleftharpoons Hg_2^{2+}$	0.920
$PbSO_4 + 2e \rightleftharpoons Pb + SO_4^{2-}$	−0.3588	$NO_3^- + 3H^+ + 2e \rightleftharpoons HNO_2 + H_2O$	0.934
$Tl^+ + e \rightleftharpoons Tl$	−0.336	$Pd^{2+} + 2e \rightleftharpoons Pd$	0.951
$[Ag(CN)_2]^- + e \rightleftharpoons Ag + 2CN^-$	−0.31	$Br_2(l) + 2e \rightleftharpoons 2Br^-$	1.066
$Co^{2+} + 2e \rightleftharpoons Co$	−0.28	$Br_2(aq) + 2e \rightleftharpoons 2Br^-$	1.087
$H_3PO_4 + 2H^+ + 2e \rightleftharpoons H_3PO_3 + H_2O$	−0.276	$2IO_3^- + 12H^+ + 10e \rightleftharpoons I_2 + 6H_2O$	1.195
$PbCl_2 + 2e \rightleftharpoons Pb + 2Cl^-$	−0.2675	$ClO_3^- + 3H^+ + 2e \rightleftharpoons HClO_2 + H_2O$	1.214
$Ni^{2+} + 2e \rightleftharpoons Ni$	−0.257	$MnO_2 + 4H^+ + 2e \rightleftharpoons Mn^{2+} + 2H_2O$	1.224
$V^{3+} + e \rightleftharpoons V^{2+}$	−0.255	$O_2 + 4H^+ + 4e \rightleftharpoons 2H_2O$	1.229
$CdSO_4 + 2e \rightleftharpoons Cd + SO_4^{2-}$	−0.246	$Cr_2O_7^{2-} + 14H^+ + 6e \rightleftharpoons 2Cr^{3+} + 7H_2O$	1.232
$Cu(OH)_2 + 2e \rightleftharpoons Cu + 2OH^-$	−0.222	$Tl^{3+} + 2e \rightleftharpoons Tl^+$	1.252
$CO_2 + 2H^+ + 2e \rightleftharpoons HCOOH$	−0.199	$2HNO_2 + 4H^+ + 4e \rightleftharpoons N_2O + 3H_2O$	1.297
$AgI + e \rightleftharpoons Ag + I^-$	−0.1522	$HBrO + H^+ + 2e \rightleftharpoons Br^- + H_2O$	1.331
$O_2 + 2H_2O + 2e \rightleftharpoons H_2O_2 + 2OH^-$	−0.146	$HCrO_4^- HCrO_4^- + 7H^+ + 3e \rightleftharpoons Cr^{3+} + 4H_2O$	1.350
$Sn^{2+} + 2e \rightleftharpoons Sn$	−0.1375	$Cl_2(g) + 2e \rightleftharpoons 2Cl^-$	1.3583
$CrO_4^{2-} + 4H_2O + 3e \rightleftharpoons Cr(OH)_3 + 5OH^-$	−0.13	$ClO_4^- + 8H^+ + 8e \rightleftharpoons Cl^- + 4H_2O$	1.389
$Pb^{2+} + 2e \rightleftharpoons Pb$	−0.1262	$HClO + H^+ + 2e \rightleftharpoons Cl^- + H_2O$	1.482
$O_2 + H_2O + 2e \rightleftharpoons HO_2^- + OH^-$	−0.076	$MnO_4^- + 8H^+ + 5e \rightleftharpoons Mn^{2+} + 4H_2O$	1.507
$Fe^{3+} + 3e \rightleftharpoons Fe$	−0.037	$MnO_4^- MnO_4^- + 4H^+ + 3e \rightleftharpoons MnO_2 + 2H_2O$	1.679
$Ag_2S + 2H^+ + 2e \rightleftharpoons 2Ag + H_2S$	−0.0366	$Au^+ + e \rightleftharpoons Au$	1.692
$2H^+ + 2e \rightleftharpoons H_2$	0.0000	$Ce^{4+} + e \rightleftharpoons Ce^{3+}$	1.72
$Pd(OH)_2 + 2e \rightleftharpoons Pd + 2OH^-$	0.07	$H_2O_2 + 2H^+ + 2e \rightleftharpoons 2H_2O$	1.776
$AgBr + e \rightleftharpoons Ag + Br^-$	0.0713	$Co^{3+} + e \rightleftharpoons Co^{2+}$	1.92
$S_4O_6^{2-} + 2e \rightleftharpoons 2S_2O_3^{2-}$	0.08	$S_2O_8^{2-} + 2e \rightleftharpoons 2SO_4^{2-}$	2.010
$[Co(NH_3)_6]^{3+} + e \rightleftharpoons [Co(NH_3)_6]^{2+}$	0.108	$F_2 + 2e \rightleftharpoons 2F^-$	2.866
$S + 2H^+ + 2e \rightleftharpoons H_2S(aq)$	0.142		

附录九　配合物的稳定常数

配体及金属离子	$\lg\beta_1$	$\lg\beta_2$	$\lg\beta_3$	$\lg\beta_4$	$\lg\beta_5$	$\lg\beta_6$
氨（NH_3）						
Co^{2+}	2.11	3.74	4.79	5.55	5.73	5.11

续表

配体及金属离子	$\lg\beta_1$	$\lg\beta_2$	$\lg\beta_3$	$\lg\beta_4$	$\lg\beta_5$	$\lg\beta_6$
Co^{3+}	6.7	14.0	20.1	25.7	30.8	35.2
Cu^{2+}	4.31	7.98	11.02	13.32	12.86	
Hg^{2+}	8.8	17.5	18.5	19.28		
Ni^{2+}	2.80	5.04	6.77	7.96	8.71	8.74
Ag^+	3.24	7.05				
Zn^{2+}	2.37	4.81	7.31	9.46		
Cd^{2+}	2.65	4.75	6.19	7.12	6.80	5.14
氯离子(Cl^-)						
Sb^{3+}	2.26	3.49	4.18	4.72		
Bi^{3+}	2.44	4.7	5.0	5.6		
Cu^+		5.5	5.7			
Pt^{2+}		11.5	14.5	16.0		
Hg^{2+}	6.74	13.22	14.07	15.07		
Au^{3+}		9.8				
Ag^+	3.04	5.04				
氰离子(CN^-)						
Au^+		38.3				
Cd^{2+}	5.48	10.60	15.23	18.78		
Cu^+		24.0	28.59	30.30		
Fe^{2+}						35
Fe^{3+}						42
Hg^{2+}				41.4		
Ni^{2+}				31.3		
Ag^+		21.1	21.7	20.6		
Zn^{2+}				16.7		
氟离子(F^-)						
Al^{3+}	6.10	11.15	15.00	17.75	19.37	19.84
Fe^{3+}	5.28	9.30	12.06			
碘离子(I^-)						
Bi^{3+}	3.63			14.95	16.80	18.80
Hg^{2+}	12.87	23.82	27.60	29.83		
Ag^+	6.58	11.74	13.68			
硫氰酸根(SCN^-)						
Fe^{3+}	2.95	3.36				
Hg^{2+}		17.47		21.23		
Au^+		23		42		
Ag^+		7.57	9.08	10.08		
硫代硫酸根($S_2O_3^{2-}$)						
Ag^+	8.82	13.46				
Hg^{2+}		29.44	31.90	33.24		
Cu^+	10.27	12.22	13.84			

续表

配体及金属离子	$\lg\beta_1$	$\lg\beta_2$	$\lg\beta_3$	$\lg\beta_4$	$\lg\beta_5$	$\lg\beta_6$
乙酸根（CH_3COO^-）						
Fe^{3+}	3.2					
Hg^{2+}		8.43				
Pb^{2+}	2.52	4.0	6.4	8.5		
枸橼酸根（按 L^{3-}配体）						
Al^{3+}	20.0					
Co^{2+}	12.5					
Cd^{2+}	11.3					
Cu^{2+}	14.2					
Fe^{2+}	15.5					
Fe^{3+}	25.0					
Ni^{2+}	14.3					
Zn^{2+}	11.4					
乙二胺（$H_2NCH_2CH_2NH_2$）						
Co^{2+}	5.91	10.64	13.94			
Cu^{2+}	10.67	20.00	21.0			
Zn^{2+}	5.77	10.83	14.11			
Ni^{2+}	7.52	13.84	18.33			
草酸根（$C_2O_4^{2-}$）						
Cu^{2+}	6.16	8.5				
Fe^{2+}	2.9	4.52	5.22			
Fe^{3+}	9.4	16.2	20.2			
Hg^{2+}		6.98				
Zn^{2+}	4.89	7.60	8.15			
Ni^{2+}	5.3	7.64	～8.5			

附录十　常用指示剂

酸碱指示剂

名称	变色 pH 值范围	颜色变化	配制方法
0.1%百里酚蓝	1.2～2.8	红→黄	0.1g 百里酚蓝+20ml 乙醇，加水至 100ml
0.1%甲基橙	3.1～4.4	红→黄	0.1g 甲基橙溶于 100ml 热水中
0.1%溴酚蓝	3.0～1.6	黄→紫蓝	0.1g 溴酚蓝+20ml 乙醇，加水至 100ml
0.1%溴甲酚绿	4.0～5.4	黄→蓝	0.1g 溴甲酚绿+20ml 乙醇，加水至 100 ml
0.1%甲基红	4.8～6.2	红→黄	0.1g 甲基红+60ml 乙醇，加水至 100 ml
0.1%溴百里酚蓝	6.0～7.6	黄→蓝	0.1g 溴百里酚蓝+20ml 乙醇，加水至 100 ml
0.1%中性红	6.8～8.0	红→黄橙	0.1g 中性红+60ml 乙醇，加水至 100 ml
0.2%酚酞	8.0～9.6	无→红	0.2g 酚酞+90ml 乙醇，加水至 100 ml
0.1%百里酚蓝	8.0～9.6	黄→蓝	0.1g 百里酚蓝+20ml 乙醇，加水至 100 ml
0.1%百里酚酞	9.4～10.6	无→蓝	0.1g 百里酚酞+90ml 乙醇，加水至 100 ml
0.1%茜素黄	10.1～12.1	黄→紫	0.1g 茜素黄溶于 100ml 水中

金属指示剂

指示剂	游离颜色	配合物颜色	配制方法
铬酸钾	黄	砖红	5%水溶液
硫酸铁铵	无色	血红	$NH_4Fe(SO_4)_2 \cdot 12H_2O$ 饱和水溶液，加数滴浓 H_2SO_4
荧光黄	绿色荧光	玫瑰红	0.50g 荧光黄溶于乙醇，并用乙醇稀释至 100ml
铬黑 T	蓝	酒红	(1)2g 铬黑 T 溶于 15ml 三乙醇胺及 5ml 甲醇中；(2)1g 铬黑 T 与 100gNaCl 研细、混匀(1∶100)
钙指示剂	蓝	红	0.5g 钙指示剂与 100g NaCl 研细、混匀
二甲酚橙	黄	红	0.5g 二甲酚橙溶于 100ml 去离子水中
K-B 指示剂	蓝	红	0.5g 酸性铬蓝 K 加 1.25g 萘酚绿 B，加 25gK_2SO_4 研细、混匀
PAN 指示剂	黄	红	0.2gPAN 溶于 100ml 乙醇中
邻苯二酚紫	紫	蓝	0.1g 邻苯二酚紫溶于 100ml 去离子水中

附录十一　常用基准物质的干燥条件和应用范围

基准物质名称	化学式	干燥后组成	干燥条件(℃)	标定对象
碳酸氢钠	$NaHCO_3$	Na_2CO_3	270～300	酸
碳酸钠	$Na_2CO_3 \cdot 10H_2O$	Na_2CO_3	270～300	酸
硼砂	$Na_2B_4O_7 \cdot 10H_2O$	$Na_2B_4O_7 \cdot 10H_2O$	含 NaCl 和蔗糖饱和水溶液的干燥器中	酸
碳酸氢钾	$KHCO_3$	K_2CO_3	270～300	酸
草酸	$H_2C_2O_4 \cdot 2H_2O$	$H_2C_2O_4 \cdot 2H_2O$	室温空气干燥	碱或 $KMnO_4$
邻苯二甲酸氢钾	$KHC_8H_4O_4$	$KHC_8H_4O_4$	110～120	碱
重铬酸钾	$K_2Cr_2O_7$	$K_2Cr_2O_7$	140～150	还原剂
溴酸钾	$KBrO_3$	$KBrO_3$	130	还原剂
碘酸钾	KIO_3	KIO_3	130	还原剂
铜	Cu	Cu	室温干燥器中保存	还原剂
三氧化二砷	As_2O_3	As_2O_3	室温干燥器中保存	氧化剂
草酸钠	$Na_2C_2O_4$	$Na_2C_2O_4$	130	氧化剂
碳酸钙	$CaCO_3$	$CaCO_3$	110	EDTA
锌	Zn	Zn	室温干燥器中保存	EDTA
氧化锌	ZnO	ZnO	900～1000	EDTA
氯化钠	$NaCl$	$NaCl$	500～600	$AgNO_3$
氯化钾	KCl	KCl	500～600	$AgNO_3$
硝酸银	$AgNO_3$	$AgNO_3$	180～290	氯化物

附录十二　大分子化合物溶剂体系的$[\eta]$-M 关系式

高聚物	溶剂	T(℃)	$10^3K(L \cdot kg^{-1})$	α	分子量范围 $M \times 10^4$
聚丙烯酰胺	水	30	6.31	0.80	2～50
	水	30	68	0.66	1～20
	$1mol \cdot dm^{-3} NaNO_3$	30	37.5	0.66	-

续表

高聚物	溶剂	T(℃)	10^3K(L·kg^{-1})	α	分子量范围 $M \times 10^4$
聚丙烯腈	二甲基甲酰胺	25	16.6	0.81	5～27
聚甲基丙烯酸甲酯	苯	25	3.8	0.79	24～450
	丙酮	25	7.5	0.70	3～93
聚乙烯醇	水	25	20	0.76	0.6～2.1
	水	30	66.6	0.64	0.6～16
聚苯乙烯	甲苯	25	17	0.69	1～160
聚己内酰胺	40% H$_2$SO$_4$	25	59.2	0.69	0.3～1.3
聚乙酸乙烯酯	丙酮	25	10.8	0.72	0.9～2.5

高等医学院校系列教材

药学化学实验(Ⅱ)

第2版

主　编　王春华
副主编　姜吉刚　侯桂革
编　委　(以姓氏笔画为序)
　　　　马丽英　王　雷　王于杨　王巧云　王春华
　　　　王晓艳　丛　蔚　李　凤　李珂珂　李洪娟
　　　　李嘉霖　张怀斌　陈向明　赵　峰　赵红艳
　　　　荣先国　胡　威　侯桂革　姜吉刚　郭会蕊
　　　　高宗华　董秀丽　魏光成

科学出版社
北　京

内 容 简 介

为了培养既有扎实的理论基础、又有较强动手能力的应用型药学类专业人才，我们建立了一体化的药学化学实验教学体系：将无机化学、物理化学、分析化学和药物分析实验融合为《药学化学实验（Ⅰ）》；将有机化学、药物化学、药物合成实验和天然药物化学实验融合为《药学化学实验（Ⅱ）》。药学化学实验（Ⅱ）以有机化学为起点，以药物制备为中心，循序渐进地介绍了药物合成制备和分离提纯的基本原理、实验技能和基本操作技术。

本书适用于高等医药院校药学、生物制药、制药工程、生物技术、医学检验、中药学等专业，也可供其他专业的师生教学或科研工作参考。

图书在版编目（CIP）数据

药学化学实验 （Ⅱ） / 王春华主编. —2 版. —北京：科学出版社，
2020.1
   ISBN 978-7-03-063780-2

   Ⅰ. ①药… Ⅱ. ①王… Ⅲ. ①药物化学–化学实验–医学院校–教材
Ⅳ. ①R914-33

中国版本图书馆 CIP 数据核字（2019）第 280577 号

责任编辑：王锞韫 胡治国 / 责任校对：郭瑞芝
责任印制：吴兆东 / 封面设计：陈 敬

版权所有，违者必究。未经本社许可，数字图书馆不得使用

科学出版社 出版
北京东黄城根北街 16 号
邮政编码：100717
http://www.sciencep.com

北京厚诚则铭印刷科技有限公司印刷
科学出版社发行 各地新华书店经销
*

2015 年 8 月第 一 版   开本：787×1092 1/16
2020 年 1 月第 二 版   印张：21
2024 年 8 月第八次印刷   字数：477 000
定价：88.00 元（全二册）

（如有印装质量问题，我社负责调换）

前　　言

为了全面贯彻落实全国教育大会和新时代全国高等学校本科教育工作会议精神，切实提高本科教育教学质量，更好地对接学分制人才培养方案，我们按照中国科学院教材建设专家委员会和科学出版社的要求，修订编写了《药学化学实验（Ⅱ）》第2版教材。

《药学化学实验（Ⅱ）》（第2版）认真总结了第1版教材的使用经验，在保留第1版特色的基础上，主要有下列变化：一是吸收了一体化教学改革的研究成果，融合了有机化学、药物化学、药剂学、药物分析和药理学实验技术，体现出教学内容一体化的特色；二是整合了实验教学内容，除了对内容相近的实验进行了合并外，还增加了四个包括药物合成、药物分析、药物制剂、药效学、药物代谢动力学等内容一体化的药学综合设计性实验，以便于学生了解创新药物研究与开发的实践过程；三是更新了部分实验设备，为综合性实验的开展奠定了基础。教材的编写秉承了"三基五性"原则，注重学有所用，实验设计紧扣人才培养目标和教学大纲，能满足应用性、创新性人才的培养需求。

全书分为七部分，分别为实验常识，基本操作，性质实验，基础有机合成，药物合成，天然药物化学成分的提取、分离及鉴定，综合设计性实验。本书可供高等医药院校的药学、生物制药、制药工程、生物技术、医学检验、中药学等专业学生使用，也可供其他专业的师生教学或科研工作参考。

本轮教材编写参考和吸收了部分优秀教材内容，在此向有关作者及出版社表示衷心感谢。限于编者水平，本书难免存在疏漏和不当之处，敬请专家、同行及使用本书的同学们提出宝贵意见。

编　者

2019 年 3 月

目　　录

第一部分 实 验 常 识

一、实验目的和要求

药学化学实验是药学等专业教学的重要组成部分，通过实验教学，不仅使学生进一步掌握化学的基本理论和实验技能，更重要的是培养学生严谨求实的科学态度和耐心细致的工作作风，使学生在科学方法上得到初步训练，提高综合分析问题和解决问题的能力。

具体要求是：掌握常压蒸馏、减压蒸馏、水蒸气蒸馏、重结晶、萃取、升华、色谱、电泳等分离技术；掌握熔点、沸点、折光率、旋光度等物理常数的测定方法；理解和巩固各类有机化合物的结构、性质和鉴别方法；熟悉常见有机物和药物合成的反应原理、条件控制、产物纯化和鉴定方法；掌握天然药物提取分离、精制及结构鉴别的操作技术。在已具备基本实验技能的前提下，通过综合性、设计性实验，全面了解药物的制备流程，掌握药物制备的相关原理和操作技术。要达到上述目的，需要学生做到以下几点：

(1)在实验前应认真预习实验内容，明确实验目的、原理和注意事项，熟悉实验操作流程，做好实验计划及各项准备工作。

(2)进入实验室后，首先应检查仪器是否完好，使用时应小心谨慎，避免损坏，出现异常要及时报告。

(3)在实验过程中，要严格按照要求进行操作，不能随意改变操作方法和试剂用量。

(4)实验中要认真操作，细心观察，如实准确地记录实验数据。要勤于思考，善于发现和解决实验中出现的问题。

(5)实验室要保持安静和清洁。不得在实验室中大声喧哗和随意走动。实验过程要做到整洁有序，桌面、抽屉、水槽、地面等要保持干净。火柴梗、废纸及实验垃圾等不能丢入水槽，以免堵塞下水道。

(6)实验完成后，应将玻璃仪器洗涤干净，并按要求摆放整齐。值日生要整理仪器试剂，打扫地面台面，关闭水、电、门窗，请实验室教师检查合格方能离开实验室。

（王春华）

二、药学化学实验室安全守则

药学化学实验需要使用各种试剂及仪器设备。不少试剂药品是易燃、易爆，或具有一定毒性的物质。不熟悉药品和仪器性能、违反操作规程或麻痹大意就可能发生中毒、火灾、爆炸、触电、割伤或仪器设备损坏等事故。为预防事故发生和正确处理危险事故，应熟悉实验室安全的基本知识。

(1)预习实验时，要了解所用仪器的性能和药品性质，对实验中可能出现的安全事故进行预测，制订出预防和处理事故的措施。

(2)实验开始前应检查仪器是否完好无损，安装是否稳妥，装置是否漏气等。在确保安全的情况下方可进行实验。

(3)实验进行时，不得擅自离开岗位，要注意观察实验的进行情况。

(4)当进行可能发生危险的实验时，要根据实验情况采取必要的安全措施，如戴防护眼镜、面罩或橡皮手套等。

(5)使用易燃、易爆药品时，应远离火源。

(6)实验试剂不得入口。严禁在实验室内吸烟或饮食，严禁把餐具带进实验室，更不能把实验器皿当作餐具。实验结束后要漱口、洗手。

(7)要熟悉灭火器材、砂箱以及急救药箱等的放置地点和使用方法，并妥善爱护。安全用具和急救药箱不准移作他用。

(8)一旦发生事故，要及时报告指导教师，并在教师指导下进行妥善处理。

(王春华)

三、事故的预防和处理

(1)玻璃割伤：药学化学实验室中最常见的外伤是由玻璃仪器破碎引发的。使用玻璃仪器时要轻拿轻放，不能对玻璃仪器的任何部位施加过度的压力。安装玻璃仪器时，最好用布片包裹；往玻璃管上连接橡皮管时，最好用水浸湿橡皮管的内口。发生割伤后，应先将伤口处的玻璃碎片取出，再用生理盐水将伤口洗净，轻伤可用"创可贴"，伤口较大时，用纱布包好伤口送医院治疗。割破血管，流血不止时，应先止血。具体方法是：在伤口上方近心端5～10cm处用绷带扎紧或用双手掐住，尽快送医院救治。

(2)药品的灼伤与处理：药品灼伤是由于操作者的皮肤触及腐蚀性化学试剂所致。这些试剂包括：强酸类，特别是氢氟酸及其盐类；强碱类，如碱金属的氢化物、氢氧化物等；氧化剂类，如浓的过氧化氢、过硫酸盐等；还有如溴、钾、钠等某些单质。为防止药品灼伤，取用危险药品时，必须戴橡皮手套和防护眼镜。药品灼伤时，要根据药品性质及灼伤程度采取相应措施：被碱灼伤时，先用大量水冲洗，再用1%～2%的乙酸或硼酸溶液冲洗，用水洗净后涂上烫伤膏；被酸灼伤时先用大量水冲洗，然后用1%～2%的碳酸氢钠溶液冲洗，最后涂上烫伤膏；被溴灼伤时应立即用大量水冲洗，再用医用酒精擦洗或用2%的硫代硫酸钠溶液洗至灼伤处呈白色，然后涂上甘油或鱼肝油软膏；被金属钠灼伤时，先用乙醇擦洗，然后用水冲洗，最后涂上烫伤膏；以上这些物质一旦溅入眼睛中，应立即用大量水冲洗，并及时去医院治疗。

(3)防火防爆与灭火：实验室常见的易燃物包括苯、甲苯、甲醇、乙醇、石油醚、丙酮等易燃液体；钾、钠等易燃易爆性固体；硝酸铵、硝酸钾、高氯酸、过氧化钠、过氧化氢、过氧化二苯甲酰等强氧化剂；氢气、乙炔等可燃性气体等。某些化合物容易发生爆炸，如过氧化物、芳香族多硝基化合物等，在受热或受到碰撞时均易发生爆炸。含过氧化物的乙醚在蒸馏时也有爆炸的危险。乙醇和浓硝酸混合在一起，会引起极强烈的爆炸等。为防止火灾和爆炸事故的发生，需要注意以下几点：热源附近严禁放置易燃物，严禁用一只酒精灯点燃另一只酒精灯，加热设备使用完毕时，必须立即关闭；不能用敞口容器加热和存放易燃、易挥发的试剂。倾倒或使用易燃试剂时，必须远离明火，最好在通风橱中进行；蒸发、蒸馏易燃液体时，不许使用明火直接加热，应根据沸点高低分别用水浴、油浴或砂浴等加热；在蒸发、蒸馏易燃液体过程中，要经常检查实验装置是否破损，是否被堵塞，如发现破损或堵塞应停止加热，将危险排除后再继续实验。要注意，常压蒸馏不能形成密闭系统，减压蒸馏不能用平底烧瓶、锥形瓶、薄壁试管等不耐压容器作为接收瓶或反应器；反应过于猛烈时，应适当控制加料速度和反应温度，必要时采取冷却措施；易燃易爆物若不慎外洒，必须迅速清扫干净，并注意室内通风换气；易燃易爆废弃物，不得倒入废液缸和垃圾桶中，应专门回收处理。

实验室起火或爆炸时，要立即切断电源，打开窗户，移走易燃物，然后根据起火或爆炸原因及火势大小采取正确方法灭火。地面或实验台着火，若火势不大，可用湿抹布或砂土扑灭。反应器内着火，可用灭火毯或湿抹布盖住瓶口灭火。有机溶剂和油脂类物质着火，火势小时，可用湿抹布或砂土扑灭，或撒上干燥的碳酸氢钠粉末灭火；火势大时，必须用灭火器扑灭。灭火器分二氧化碳灭火器、泡沫灭火器、四氯化碳灭火器等几种。二氧化碳灭火器是化学实验室最常用的灭火器。使用时，一手提灭火器，一手握在喷二氧化碳喇叭筒的把手上，打开开关，二氧化碳即可喷出。二氧化碳灭火器灭火后危害小，特别适用于油脂、电器及其他较贵重的仪器着火时灭火。泡沫灭火器适用于油类着火，但污染严重，后处理麻烦；四氯化碳灭火器适用于扑灭电器设备火灾、小范围的汽油、丙酮等着火，不能用于扑灭活泼金属钾、钠的着火；干粉灭火器的主要成分是碳酸氢钠等盐类物质，适用于油类、可燃性气体、电器设备、精密仪器、图书文件等物品的初期火灾。电源起火时，立即切断电源，用二氧化碳灭火器或四氯化碳灭火器灭火，四氯化碳蒸气有毒，应在空气流通的情况下使用。衣服着火，切勿奔跑，应迅速脱衣，用水浇灭；若火势过猛，应就地卧倒打滚灭火，或迅速以大量水扑灭。一旦发生烧伤，应立即用冷水冲洗、浸泡或湿敷受伤部位。如伤势较轻，涂上苦味酸或烫伤软膏即可；如伤势较重，应立即送医院治疗。

(4)安全用电：使用电器时，应防止人体与金属导电部分直接接触，不能用湿手或手握湿的物体接触电源插头。实验后应先关闭仪器开关，再将电源插头拔下。实验中如发现麻手等漏电情况发生，应立即报告指导教师。

(5)防中毒：化学实验所涉及的物质大部分具有毒性。Br_2、Cl_2、F_2、HBr、HCl、HF、SO_2、H_2S、$COCl_2$、NH_3、NO_2、PH_3、HCN、CO、O_3 和 BF_3 等均为有毒气体，具有窒息性或刺激性；强酸和强碱均会刺激皮肤，有腐蚀作用，会造成化学烧伤；无机氰化物、As_2O_3 等砷化物、$HgCl_2$ 等可溶性汞化合物为高毒性物质；大部分有机物如苯、甲醇、CS_2 等有机溶剂、芳香硝基化合物、苯酚、硫酸二甲酯、苯胺及其衍生物等均有较强的毒性。为避免中毒，操作中注意以下事项：只要实验允许，应选用毒性较小的溶剂，如石油醚、丙酮、乙醚等；进行有毒物质实验时，要在通风橱内进行，并保持室内良好通风；鉴别气体气味时，可用手轻轻将少量气流扇向鼻孔，切勿直接俯嗅气体；使用强腐蚀性试剂，如浓酸、浓碱，应谨慎操作，不要溅到衣服或皮肤上，取用这些试剂时应尽可能戴橡皮手套和防护眼镜；尽量避免手与有毒试剂直接接触；用移液管吸取时，必须用橡皮球操作；实验操作的任何时候都不得将瓶口、试管口等对着人的脸部，以防由于气体、液体等冲出造成伤害；实验过程中如发现头晕、无力、呼吸困难等症状，应立刻离开实验室，必要时应到医院就诊。

(赵红艳)

四、常用玻璃仪器介绍

(一)普通玻璃仪器

常见的普通玻璃仪器有试管、烧杯、量筒等，如图 1-4-1 所示。

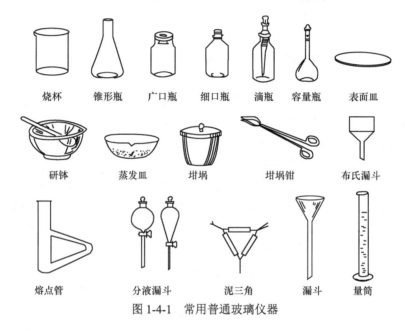

| 烧杯 | 锥形瓶 | 广口瓶 | 细口瓶 | 滴瓶 | 容量瓶 | 表面皿 |

| 研钵 | 蒸发皿 | 坩埚 | 坩埚钳 | 布氏漏斗 |

| 熔点管 | 分液漏斗 | 泥三角 | 漏斗 | 量筒 |

图 1-4-1　常用普通玻璃仪器

(二)标准磨口仪器

在有机化学实验和药物合成中通常使用标准磨口的组合玻璃仪器，统称磨口仪器。这种仪器具有标准化、通用化和系列化等特点。相同标号的仪器之间可以互相连接，不同标号的仪器之间可以借助于相应标号的磨口接头而连接。连接过程可免去配塞子和钻孔等手续，还可避免反应物或产物被塞子所沾污。

标准磨口仪器中的标号是根据磨口的最大直径(以 mm 为单位)确定的，如 $\phi19$、$\phi14$ 等。化学实验中常用的标准磨口仪器如图 1-4-2 所示。

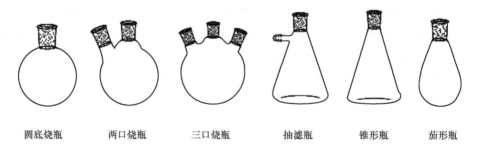

| 圆底烧瓶 | 两口烧瓶 | 三口烧瓶 | 抽滤瓶 | 锥形瓶 | 茄形瓶 |

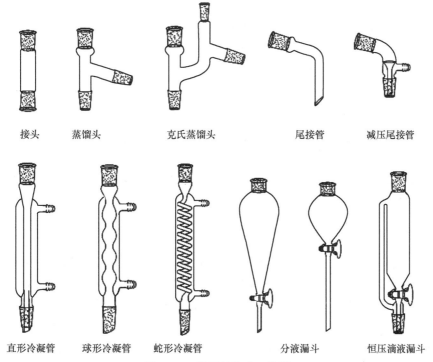

接头　　　蒸馏头　　　克氏蒸馏头　　　尾接管　　　减压尾接管

直形冷凝管　　球形冷凝管　　蛇形冷凝管　　　分液漏斗　　恒压滴液漏斗

图 1-4-2　常用标准磨口仪器

使用标准磨口仪器时应注意：

（1）为避免磨口漏气和粘连，应保持磨口处清洁。用后应立即拆卸洗净，散件存放。

（2）洗涤磨口时，避免使用含硬质磨料的去污粉擦洗，以免损坏磨口。

（3）常压下使用磨口仪器时，一般无须涂抹润滑剂。若反应物中有强碱，应在磨口处涂抹凡士林，以保护磨口不受腐蚀。在进行减压蒸馏时，应涂上真空油脂。从内磨口涂有润滑剂的仪器中倾出物料前，应先将磨口表面的润滑剂用有机溶剂擦拭干净，以免物料受到污染。

（4）磨口处所涂抹的油脂、凡士林等润滑剂未擦拭和洗涤干净时，不能用烘箱烘干，否则润滑剂会因烘烤变硬粘在磨口处而影响磨口质量。

（5）安装磨口仪器时注意相对角度，不能在角度有偏差时硬性装拆。应将磨口和磨塞轻轻对旋连接，不能用力过猛，以免损坏仪器。

（赵红艳）

五、常用仪器的洗涤、干燥与保养

（一）洗涤

实验用过的玻璃器皿必须立即洗涤，否则污垢黏附于器壁上难以清洗。器皿是否清洁的标志是：加水倒置，水顺着器壁流下，内壁被水均匀润湿，不挂水珠。洗涤的一般方法是用水、洗衣粉、去污粉刷洗。刷子是特制的，如瓶刷、烧杯刷、冷凝管刷等，但用腐蚀性液体洗涤时不用刷子。洗涤玻璃器皿时不应用秃顶的毛刷，也不能用力过猛，它会擦伤玻璃甚至导致玻璃器皿破裂。若难于洗净，则可根据污垢的性质采用适当的洗液进行洗涤。如果是酸性（或碱性）的污垢用碱性（或酸性）洗液洗涤；有机污垢用碱液或有机溶剂洗涤。

(1)铬酸洗液：这种洗液氧化性很强，对有机污垢破坏力很强。清洗方法：倾去器皿内的水，慢慢倒入洗液，转动器皿，使洗液充分浸润不干净的器壁，数分钟后把洗液倒回洗液瓶中，用自来水冲洗器皿。若壁上粘有少量碳化残渣，可加入少量洗液，浸泡一段时间后在小火上加热，直到冒出气泡，碳化残渣被除去。当洗液颜色变绿，表示洗液已失效，应该经处理后弃去，不可倒回洗液瓶中。

(2)盐酸：用浓盐酸可以洗去附着在器壁上的二氧化锰或碳酸盐等污垢。

(3)碱液和合成洗涤液：碱液和合成洗涤液用于洗涤油脂和一些有机物(如有机酸)。

(4)有机溶剂洗涤液：当胶状或焦油状的有机污垢用上述方法不能洗去时，可选用丙酮、乙醚或苯浸泡(要加盖以免溶剂挥发)，或用氢氧化钠的乙醇溶液浸泡。由于有机溶剂价格较高，只有在特殊情况下才使用。

(二)干燥

有机化学实验经常使用干燥的玻璃仪器，故应养成在每次实验后立即把玻璃仪器洗净、倒置使之干燥的习惯，以便下次实验使用。干燥玻璃仪器的方法有下列几种。

(1)自然风干：自然风干是指把已洗净的仪器置于干燥架上自然风干，这是常用且简单的方法。但必须注意，如玻璃仪器洗得不够干净，水珠便不易流下，干燥就会较为缓慢。

(2)烘干：把玻璃器皿按顺序从上层往下层放入烘箱烘干，器皿口向上。带有磨口玻璃塞的仪器，必须取下活塞，再行烘干。烘干温度保持在 100～105℃，约 0.5h，待降至室温后取出，切不可趁热取出，以免破裂。烘箱已工作时不可再往上层放入湿的器皿，以免水滴下落，使热的器皿骤冷而破裂。

(3)吹干：有时仪器洗涤后需立即使用，可进行吹干。吹干的方法有两种，一种是直接吹干；另一种是先将水尽量沥干，加入少量丙酮或乙醇摇洗，倾出溶剂后，用压缩空气或电吹风通入冷风吹 1～2min，待大部分溶剂挥发后，再吹入热风至完全干燥为止，最后吹冷风使仪器逐渐冷却。

(三)保养

有机化学实验用的各种玻璃仪器的性能不同，必须掌握它们的性能、保养和洗涤方法，才能正确使用，保证实验效果，避免不必要的损失。下面介绍几种常用玻璃仪器的保养和清洗方法。

(1)温度计：温度计水银球部位的玻璃很薄，容易破碎，使用时要特别小心。不能用温度计当搅拌棒使用；不能测定超过温度计的最高刻度的温度；不能把温度计长时间放在高温的溶剂中，否则会使水银球变形，读数不准。

温度计用后要让它慢慢冷却，特别在测量高温之后，切不可立即用水冲洗，否则玻璃会破裂，或水银柱断裂。应将温度计悬挂在铁架台上，待冷却后把它洗净、擦干，放回温度计盒内。

(2)冷凝管：冷凝管分为直形冷凝管、蛇形冷凝管和球形冷凝管等，如图 1-4-2 所示。冷凝管通水后重量显著增加，使用时需要用铁夹固定。内外管都是玻璃质地的冷凝管不适合高温蒸馏。

洗涤冷凝管要用特制的长毛刷，如用洗涤液或有机溶液洗涤时，则用软木塞塞住一端。冷凝管不用时，应直立放置，使之干燥。

(3)分液漏斗：分液漏斗的活塞和盖子需配套使用，不能相互调换，以防漏液。用后要在活塞或盖子与磨砂口之间垫一纸片，以免粘连难于打开。

(4) 砂芯漏斗：砂芯漏斗在使用后应立即用水冲洗，否则难于洗净。砂滤孔径较大的可急水冲洗，孔径较小的可抽滤冲洗。

(5) 厚壁玻璃仪器：厚壁玻璃仪器如抽滤瓶等不能加热；薄壁玻璃仪器如锥形瓶、平底烧瓶等不能用于减压实验；广口容器如烧杯、广口瓶不可存放易燃液体；计量容器如量筒、量杯不能高温加热。

（赵红艳）

六、实验报告格式

实验报告主要是对实验现象、实验结果及实验结论的描述，认真写好实验报告是提高分析问题和解决问题能力的良好方式。实验报告必须书写工整，清晰明了，准确反映实验过程。实验报告封面见图 1-6-1，实验报告第二页应列出一学期的实验项目，见图 1-6-2。

药学化学实验

报告

专业 ____________

班级 ____________

姓名 ____________

学号 ____________

图 1-6-1 实验报告封面

序号	实验项目	成绩	指导教师
1			
2			
3			
4			
5			
6			
…			

图 1-6-2 实验项目列表

普通化学实验报告通常按下列格式书写：

(1) 目的要求：明确实验的具体任务和目标要求。

(2) 基本原理：简要叙述基本原理及实验依据，可用化学反应方程式表达。

(3) 实验器材及试剂：列出主要仪器的名称、型号和试剂药品的名称及浓度，画出主要实验装置图。

(4) 实验步骤：简要描述实际操作过程和注意事项，实验项目和实验现象要相互对应，避免照抄实验教材。

(5) 结果与讨论：如实记录原始数据，认真分析实验结果，得出实验结论。禁止捏造及抄袭他人实验数据。性质实验的步骤、现象和结论最好以表格形式体现；定量实验要报告实验结果的平均值及标准偏差；制备实验要提供产品的形状、颜色、气味和产率；分离实验需提供目标物质的分析和表征等。

(6) 问题与思考：认真记录并分析实验中的异常现象，提出实验改进方法或建议，总结实验成败原因，回答课后思考题。

注意：除特别说明外，每一个实验均须提交实验报告，学期实验结束，实验报告装订成册并上交指导教师。

（马丽英）

第二部分 基本操作

基本操作包括物理常数测定、分离提纯技术及模型作业。通过这部分实验使学生掌握熔点、沸点、旋光度、折射率等常用物理常数测定的实验技术；掌握常压蒸馏、减压蒸馏、水蒸气蒸馏、色谱、电泳等分离和提纯方法；理解同分异构现象，建立有机化合物分子立体结构的概念，明确异构体所具有的特有性质。

实验一 熔点和沸点的测定

一、目的要求

(1) 掌握熔点、沸点测定的原理和意义。
(2) 熟悉熔点及沸点(微量法)的测定方法。

二、实验原理

物质被加热到一定温度时，将从固态转变为液态，此时的温度称为该物质的熔点。纯净的固态有机化合物一般都有固定的熔点，初熔至全熔的温度差(即熔点距)一般在 $0.5\sim1$℃，如果该物质含有杂质，则其熔点往往较纯品低，且熔点距也较大。据此，可通过熔点的测定鉴别物质的纯度并进行定性鉴别。测定熔点的方法有毛细管熔点测定法和显微熔点测定法。实验室常用毛细管熔点测定法。

当给液体加热时，随着温度的升高液体的蒸气压增大，当蒸气压与外界大气压力相等时，液体便开始沸腾，此时的温度称为液体的沸点。液体的沸点与外压有关，外压越大，沸点越高。外界压力等于标准大气压力(101.3kPa)时的沸点称为正常沸点。通常所说的液体的沸点即为正常沸点。纯净的液体有固定的沸点，而混合液体的沸点是一个温度范围，因此可以用测定沸点来鉴别化合物是否纯净。但需要注意的是具有固定沸点的液体不一定是纯净的化合物，因为某些物质可以形成共沸混合物，例如，68%的乙醇溶液和 32%的甲苯形成的二元共沸化合物，在 76.7℃沸腾。它们虽有固定的沸点，但不是纯净化合物。能够形成共沸物的混合液体不能用常压蒸馏法分开。

三、实验器材及试剂

1. 器材 熔点测定管，毛细管，0～150℃温度计，酒精灯，表面皿，橡皮圈，玻璃管，小试管，铁架台。

2. 试剂 甘油，尿素，苯甲酸，尿素和苯甲酸混合物，无水乙醇，燃用酒精。

四、实验步骤

(一)熔点测定

1. 毛细管封口　将毛细管的一端置于酒精灯的外焰，慢慢转动加热，玻璃因熔融而封口，转速必须一致，使封口处厚薄均匀(注意检查封口是否严密)。按上述方法封好毛细管六根。

2. 样品填装　将少量研细的样品[①]堆置于干净的表面皿上，将毛细管开口的一端插入其中，样品就被挤压入毛细管中。然后将粘在毛细管外面的样品擦净，再把毛细管口朝上，投入竖直的长 30～50cm 的玻璃管中，使其自然下落，重复几次，使样品沉入毛细管底部。样品要装得均匀、结实，高度为 2～3mm。按上述方法分别装入苯甲酸、尿素、苯甲酸和尿素的混合物样品各两根。

3. 仪器安装　在熔点测定管中倒入甘油，其高度与侧管上口之上沿相平。将熔点测定管夹于铁架台上，管口配好一个带缺口的软木塞，其中插入一支温度计，缺口对准温度计的刻度，便于观察温度。使温度计的水银球位于熔点测定管两侧管中间，把装入样品的毛细管上端用橡皮圈套在温度计上。毛细管下端有样品部分应紧靠在温度计水银球中部，橡皮圈不要触到浴液，如图 2-1-1 所示。

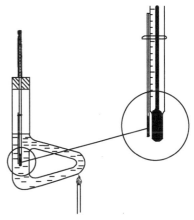

图 2-1-1　熔点测定装置

4. 熔点测定　仪器装好后，用小火在图 2-1-1 所示部位加热。先进行粗测，按每分钟 5～6℃的速度加热升高温度，当毛细管中的样品刚出现塌落时，表示样品开始熔化，记下初熔的温度，待样品变得透明时，表示完全熔化，记录下全熔时的温度，这样可得出不十分准确的熔点。室温下自然冷却，待浴液温度降至低于样品熔点 20～25℃以下时，再另取一根装好同样样品的毛细管进行精测。开始时升高温度的速度可以稍快，到距离熔点 10～15℃时，调节火焰，使温度上升速度约为每分钟 1～2℃。仔细观察毛细管中被测物质的变化。记下样品开始塌落和润湿并出现微小液滴时(初熔)和固体完全消失(全熔)的温度，即为被测物质的熔点。例如，某物质在 121.6℃时初熔，122.4℃时全熔，熔点应记录为 121.6～122.4℃。

(二)微量法测沸点

取直径 4～5mm、长 5～6cm 的小试管一支，在试管内加入 2～3 滴无水乙醇，然后在试管内放入一根直径约 1mm、长 7～8cm 上端封闭的毛细管。将试管用橡皮圈固定在温度计的一侧，调整试管高度使液体中部与水银球中间相平。将整套装置放入装有水的熔点测定管中。实验装置如图 2-1-1 所示，将浴液慢慢加热，使温度均匀上升，当温度达到样品的沸点时，可以看到小试管下端断续地有小气泡冒出。当小试管内出现大量快速而连续的气泡时，说明毛细管内的空气已完全被乙醇蒸气所换出，此时立即停止加热。随着温度的

---

①被测样品必须要干燥并研成极细的粉末，才能紧密地填充在毛细管的底部，使导热迅速均匀，结果才准确。

降低，气泡逐渐减少，记录下最后一个气泡刚欲缩回毛细管中时的温度。此时液体的蒸气压与大气压相等，该温度就是被测液体的沸点。粗测、精测各一次，记录无水乙醇和燃用酒精的沸点。

五、注意事项

(1)毛细管中的样品填装要均匀、结实。
(2)温度控制是熔点测定的关键，升温速度开始时可以稍快，接近熔点时要渐慢。
(3)仪器安装时要注意浴液的用量，样品管、温度计的安装位置以及熔点测定管的加热部位。

六、思考题

(1)影响熔点、沸点测定的因素有哪些？
(2)有 A、B、C 三种样品，其熔点都是 148～149℃，如何判断它们是否为同一物质？

附：微量熔点测定仪

用毛细管法测定熔点，虽然装置简单，但样品用量大，且不能观察样品在加热过程中的形态变化。为了克服这些缺点，可用显微微量装置，实验室常用的是考费勒微量熔点测定仪，其仪器装置如图 2-1-2 所示。

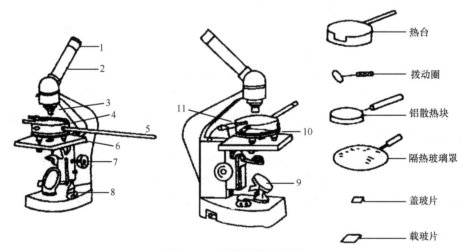

图 2-1-2　考费勒仪器装置

1. 目镜；2. 棱镜检偏部件；3. 物镜；4. 热台；5. 温度计；6. 载热台；
7. 粗动手轮；8. 锁紧螺钉；9. 反光镜；10. 拨动圈；11. 隔热玻璃罩

测定熔点时，将微量待测样品放在载玻片上，使其位于电热板的中心空洞上，用盖玻片盖住样品，放上隔热玻璃罩。调节镜头，使显微镜焦点对准样品，开启加热器，用可变电阻调节加热速度。当温度接近样品的熔点时，控制温度上升的速度为 $1～2℃ \cdot min^{-1}$。当样品棱角变圆时记录温度，直到结晶完全消失。

熔点测完后，停止加热，用镊子移去隔热玻璃罩及载玻片，将铝散热块盖在加热板上使载热台快速冷却，然后清洗玻片备用。

（李 凤）

实验二　常　压　蒸　馏

一、目的要求

(1) 掌握常压蒸馏的原理及其基本操作方法。

(2) 了解常压蒸馏及沸点测定的应用。

二、实验原理

液体加热变为蒸气，然后使蒸气冷却凝结为液体，这两个过程的联合操作称为蒸馏。蒸馏是分离液体混合物的常用方法。由于低沸点物易挥发，高沸点物难挥发，固体物更难挥发。通过蒸馏可把沸点相差较大(30℃以上)的两种或两种以上的液体混合物逐一分开，也可将易挥发物和难挥发物分开，达到纯化的目的；除此之外，借助蒸馏还可以测定液体化合物的沸点，以鉴定其纯度。

常压蒸馏的方法不能分离共沸混合物，如乙醇和甲苯形成的二元共沸物含有 68%的乙醇溶液和 32%的甲苯，在 76.7℃沸腾；乙醇与水形成的二元共沸物中含有 95.5%的乙醇溶液和 4.5%的水，在 78.1℃沸腾。它们具有固定的沸点，不能用常压蒸馏法分开。

单次蒸馏(简单蒸馏)只能使液体混合物得到初步的分离。为了获得高纯度的产品，理论上可采用分馏和精馏的方法，即将简单蒸馏得到的馏出液和混合液再经多次汽化和冷凝，以得到纯度更高的物质。在实验室中，分馏常采用分馏柱来实现，而精馏需要专门的精馏塔来完成。

为了消除在蒸馏过程中的局部过热现象，防止暴沸，常加入素烧瓷片、沸石或一端封口的毛细管。如果加热前忘加沸石，应停止加热，待液体稍冷后再加。如果沸腾中途停止，则在重新加热前加入新的沸石。

自来水中常含有 K^+、Na^+、Ca^{2+}、Mg^{2+}、Cl^-、SO_4^{2-} 及某些气体等杂质。若用自来水配制溶液，这些杂质可能会与溶质分子发生反应，或者对实验产生干扰和影响。因此，溶液的配制都要用纯水。实验室用纯水通常是蒸馏水。由于绝大部分无机盐不易挥发，因此蒸馏可以去除绝大多数阴、阳离子而得到较纯净的蒸馏水。

三、实验器材及试剂

1. 器材　250ml 蒸馏瓶，蒸馏头，温度计套管，0～150℃温度计，冷凝管，尾接管，锥形瓶，铁架台，铁夹，电热套(或者铁圈，石棉网，酒精灯)，量筒，沸石，橡皮管，长颈漏斗，锥形瓶，烧杯，试管。

2. 试剂 0.1mol·L⁻¹ 的 AgNO₃ 溶液，0.1mol·L⁻¹ BaCl₂ 溶液，0.1mol·L⁻¹ HNO₃ 溶液，NH₃-NH₄Cl 缓冲溶液，精密 pH 试纸，铬黑 T 指示剂，蒸馏水。

四、实验步骤

(一)仪器安装

常压蒸馏装置见图 2-2-1，一般由热源、蒸馏瓶、温度计、冷凝管、尾接管和接收器组成。

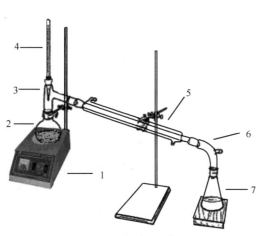

仪器装配的顺序：从热源开始，由下而上，从左至右，依次安装。拆卸顺序与其相反。整个装置要求无论从正面或侧面观察，各仪器的轴线都要处在同一平面内。通入冷凝水，下端进水，上端出水。

(二)加入样品

蒸馏装置安装好后，将待蒸自来水 100ml 经长颈漏斗加入蒸馏瓶中，漏斗的下端须伸到蒸馏瓶支管以下，以防液体从支管流出。加入 3～5 粒沸石，装好温度计，注意：温度计插入的深度以其水银球上端部位恰好伸入到蒸馏头支管下处为准。

图 2-2-1 常压蒸馏装置

1. 电热套；2. 蒸馏瓶；3. 蒸馏头；4. 带套管的温度计；
5. 冷凝器；6. 尾接管；7. 接收器

(三)加热蒸馏

先打开冷凝水龙头，缓缓通入冷水，然后开始加热。调节热源温度，使蒸馏速度以每秒 1～2 滴为宜，此时温度计水银球上挂有液滴。

(四)拆除装置

蒸馏完毕，先撤除热源，待装置稍冷后关闭冷凝水，拆卸装置，洗净和收拾好仪器。

(五)水质检验

1. 酸度的检验 用精密 pH 试纸检验蒸馏水和自来水的酸度，若两者 pH 不同，分析产生差别的原因。

2. 氯离子、硫酸根离子的检验 取两支试管，各加蒸馏水 4ml，第一支试管中滴加 2 滴 0.1mol·L⁻¹ HNO₃ 和 2 滴 0.1mol·L⁻¹ AgNO₃，第二支试管中加入 2 滴 0.1mol·L⁻¹ BaCl₂ 溶液，振荡，观察现象。与自来水对照。

3. 钙离子、镁离子的检验 试管中加入蒸馏水 4ml，然后加入 1ml NH₃-NH₄Cl 缓冲溶液，摇匀后加入 2 滴铬黑 T，观察现象。与自来水加以对照。

五、注意事项

(1)常压蒸馏装置应通大气,绝不能形成封闭系统,因为封闭系统在加热时会引起爆炸事故。
(2)为保证安全,蒸馏瓶内液体一般不能蒸干。

六、思考题

(1)蒸馏时,加入沸石为什么能防止暴沸?如果加热后才发现没加沸石怎么办?当重新蒸馏时,用过的沸石能否继续使用?
(2)蒸馏时,为什么先通水再加热?

(荣先国)

实验三 减 压 蒸 馏

一、目的要求

(1)学习减压蒸馏的基本原理。
(2)掌握旋转蒸发仪的操作技术。

二、实验原理

许多有机化合物,特别是高沸点(200℃以上)的有机物,若用常压蒸馏,往往在达到沸点之前就会发生化学反应,或因沸点太高难以蒸出。分离和提纯这类有机化合物,常采用减压蒸馏的方法。减压蒸馏是指在较低压力下进行的蒸馏。液体的沸点随外界压力的降低而降低,在实际操作中,化合物的沸点与压力的关系常用图 2-3-1 来估计。例如:乙酰乙酸乙酯常压下的沸点为 180℃,减压到 2.4kPa（18mmHg）时,它的沸点是 B 线上 180℃的点与 C 线上 18mmHg 点连线并延长到与 A 线的交点,即乙酰乙酸乙酯 18mmHg 时的沸点约为 78℃。

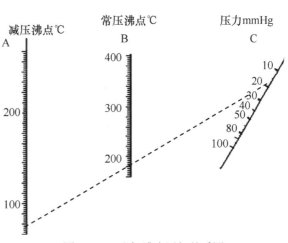

图 2-3-1 压力-沸点近似关系图

旋转蒸发仪是一种常用的减压蒸馏设备,结构如图 2-3-2 所示。

旋转蒸发仪主要由旋转蒸发仪主机、冷凝器、蒸馏瓶、接收瓶、恒温水浴和减压泵组成。蒸馏瓶是一个带有标准磨口的茄形瓶，通过冷凝器与减压泵相连，冷凝器下端与磨口接收瓶相连(图 2-3-2 中 9)。在冷凝器与减压泵之间有一三通活塞(图 2-3-2 中 12、13、14)，当体系与大气相通时，可以将蒸馏瓶或接收瓶取下。工作时蒸发器的旋转可产生汽化中心，因此蒸馏时不必加入沸石；同时旋转过程中料液附于瓶壁形成薄膜，蒸发面积增加，蒸发速率大大加快。旋转蒸发仪主要用于在减压条件下蒸馏易挥发性溶剂，尤其用于对萃取液的浓缩和色谱分离时溶剂的回收。

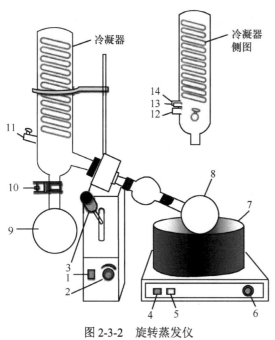

图 2-3-2　旋转蒸发仪

1. 电源；2. 转速调节；3. 升降柄；4. 水浴锅电源；5. 指示灯；
6. 温度调节；7. 恒温水浴锅；8. 蒸馏瓶；9. 接收瓶；10. 固定夹；11. 放气阀；12. 真空泵接口；13. 冷凝器进水口；14. 冷凝器出水口

三、实验器材及试剂

1. 器材　旋转蒸发仪，蒸馏瓶，接收瓶。

2. 试剂　乙酰乙酸乙酯。

四、实验步骤

按照图 2-3-2 将仪器各部分连接好，并检查气密性。仪器安装好后，加 20ml 乙酰乙酸乙酯于 50ml 蒸馏瓶中，通过升降柄调节蒸馏瓶的高度，通冷凝水后开启真空泵，关闭放气阀，抽气 1～2min，使真空度为 2.4kPa(18mmHg)，保持稳定后开启旋转蒸发仪，调节恒温水浴温度至所需温度。

蒸发结束时，先停止加热，关闭旋转蒸发仪；再打开放气阀，关闭减压泵；取下接收瓶，回收馏出液。

五、注意事项

(1) 蒸馏瓶中液体的量不超过烧瓶体积的 1/2。

(2) 为保证良好的气密性，磨口仪器安装前均匀涂少量真空脂。

(3) 实验过程中每隔一定时间要查看水槽中的水量，防止蒸干。

六、思考题

(1) 在什么情况下必须采用减压蒸馏？

(2) 减压蒸馏时采用旋转蒸发仪有什么好处？

(李嘉霖)

实验四 水蒸气蒸馏

一、目的要求

（1）掌握水蒸气蒸馏的原理及操作技术。

（2）了解水蒸气蒸馏的使用范围及应用。

二、实验原理

某些有机物的沸点很高或在沸点前发生分解，这样就不能用常压蒸馏法进行分离提纯，但可采取低温蒸馏的方法达到分离提纯的目的：一是减压蒸馏，二是水蒸气蒸馏。水蒸气蒸馏是将水蒸气通入与水不相溶的有机物中，使该有机物在低于100℃的温度下，随着水蒸气一起蒸馏出来的操作方法。根据道尔顿分压定律，完全不互溶双液系统的蒸气压比任一纯组分的高，沸点比任一组分的低。因此，水蒸气蒸馏能够在低于100℃并且比被分离物质的常压沸点低得多的温度下将物质蒸馏出来。适用于水蒸气蒸馏的物质必须不溶或难溶于水；共沸时与水不发生化学反应；在 100℃左右时有一定的蒸气压（0.7～1.3kPa）。

三、实验器材及试剂

1. 器材 T 型管，螺旋夹，250ml 三口圆底烧瓶，锥形瓶，玻璃管，蒸气导管，电热套，尾接管，铁架台（带铁夹），冷凝器，100ml 烧杯，10ml 量筒。

2. 试剂 苯甲醛，蒸馏水。

四、实验步骤

（一）仪器安装

水蒸气蒸馏装置包括水蒸气发生器、蒸馏部分、冷凝部分和接收器四部分。

水蒸气发生器 A（250ml 三口短颈圆底烧瓶），瓶口配有两孔软木塞，一口插入一根 60～80cm 长的玻璃管，作为安全管，其底部距瓶底约 5mm（这样当烧瓶内部压力增大时，可使水沿安全管上升，以调节内压）；另一口插入一蒸气导管，导管与 T 型管相连，T 型管接一橡皮管，并夹以螺旋夹。另取一只三口圆底烧瓶（B），使其通过 T 型管与水蒸气发生器 A 相连。按照图 2-4-1 所示安装仪器。

（二）蒸馏

取 2ml 苯甲醛置于圆底烧瓶 B 中，加 15ml 蒸馏水，在水蒸气发生器 A 中加水，其量不超过发生器容量的 2/3。然后将塞子塞好加热，当水沸腾时立即关闭 T 型管螺旋夹，使蒸气经导管通入烧瓶 B 中并进行蒸馏，同时小火加热烧瓶 B，以避免部分蒸气在烧瓶 B 中冷凝而增加水的体积。但要注意瓶内液体暴沸时须暂停加热[①]，控制蒸馏速度每秒 2～3 滴为宜。

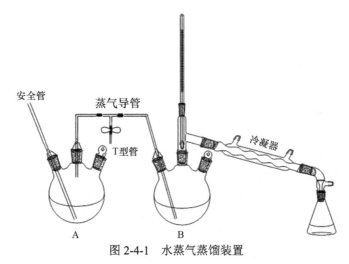

图 2-4-1 水蒸气蒸馏装置

当蒸馏液无明显油珠、澄清透明时停止蒸馏，但必须先旋开螺旋夹，然后移开热源，以免发生倒吸现象。

五、注意事项

(1) 蒸馏瓶内混合物的体积应不超过瓶容积的 1/3，导入蒸气的玻璃管下端应伸到接近瓶底。

(2) 水蒸气发生器 A 上的安全管不宜太短，其下端应接近瓶底，距瓶底 5mm，盛水量通常为其容量的 1/2～2/3。

(3) 应尽量缩短烧瓶 A 与烧瓶 B 之间的距离，以减少水汽的冷凝。

(4) 开始蒸馏前应把 T 型管上的弹簧夹打开，当 T 型管的支管有水蒸气冲出时，接通冷凝水，开始通水蒸气，进行蒸馏。

六、思考题

(1) 水蒸气蒸馏时，圆底烧瓶（蒸馏瓶）内液体的量最多为多少？

(2) 水蒸气蒸馏装置中 T 型管的作用是什么？

(3) 在蒸馏完毕后，为何要先打开 T 型管螺旋夹方可停止加热？

(李 凤)

①蒸馏过程中，必须经常注意安全管水位是否正常，蒸馏瓶内混合物是否飞溅厉害或液体是否倒吸，如遇这些现象应立即旋开螺旋夹，然后移去热源，找出故障的原因，排除后再继续加热。

实验五 回 流

一、目的要求

(1)学习回流的基本原理和装置。
(2)正确组装和使用普通回流装置。

二、实验原理

许多有机物的实验过程需要加热,为了减少系统中溶剂、原料或产物的蒸发散失,并避免易燃、易爆、有毒物质造成的事故或环境污染,常常在蒸馏瓶上垂直安装冷凝管,使实验过程中产生的蒸气经冷凝管冷凝后流回反应瓶中,这种连续不断地蒸发与冷凝流回的操作叫作回流。回流时,需要选择合适的圆底烧瓶,使物料体积占烧瓶容量的 1/3～1/2;回流温度不同,应选择不同冷凝管,140℃以下一般选用球形冷凝管,高于 140℃时应选用空气冷凝管;加热前,必须在烧瓶中放入沸石或使用搅拌棒,以防暴沸;热源可根据具体情况选用水浴、油浴、电热套或石棉网直接加热。常用回流装置大致分为普通回流装置和回流反应装置两类。

1. 普通回流 普通回流装置(图 2-5-1)由单口圆底烧瓶和冷凝管组成,是实验室最简单、最常用的回流装置,用于一般的回流操作。若反应中放出有害气体(如氯化氢、溴化氢、二氧化硫等),可在普通回流装置的冷凝管上连接一个气体吸收装置,如图 2-5-1(b)所示,要注意停止加热前须将吸收液移去,以防倒吸。如果反应需要在无水条件下进行,在回流管的上口应连接一个装有干燥剂的干燥管或干燥塔,如图 2-5-1(c)所示,为避免形成密闭系统,干燥管内不得填装粉末状干燥剂。

2. 回流反应装置 如果在反应过程中需要滴加液体、搅拌、观察反应系统的温度,可选用两口、三口或四口瓶,分别安装回流管、搅拌棒、滴液漏斗、温度计等,见图 2-5-2。图 2-5-2(a)由两口烧瓶、冷凝器和滴液漏斗组成,用于加热回流,同时滴加反应物料;图 2-5-2(b)由三口烧瓶、搅拌器、滴液漏斗、冷凝管组成,用于在搅拌下向反应体系滴加物料;图 2-5-2(c)由四口烧瓶、搅拌器、滴液漏斗、温度计组成。用于在搅拌下,一边观察温度,一边滴加物料。

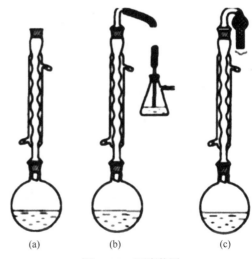

(a)　　　(b)　　　(c)

图 2-5-1　回流装置

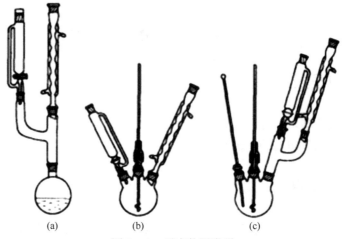

(a)   (b)   (c)

图 2-5-2　反应装置类型

三、实验器材及试剂

1. 器材　250ml 圆底烧瓶，冷凝管，铁架台（带铁夹），沸石，电热套，大烧杯（或水浴锅），橡皮管，万能夹，滴液漏斗，温度计，减压抽滤装置。

2. 试剂　待脱色乙醇溶液，活性炭，沸石。

四、实验步骤

1. 加料　量取 100ml 待脱色乙醇溶液于圆底烧瓶中，加入 2～3 粒沸石和 0.6g 活性炭。

2. 安装仪器　以水浴加热的方式组装回流装置，注意先固定烧瓶，再连接冷凝管并固定好，冷凝管下面管口与水龙头连接。

3. 回流　先通水后加热，调节冷却水流量和加热速度，控制回流速度，保持蒸气上升高度不超过冷凝管长度的 1/3，待液滴连续滴下后保持回流 10min。停止加热，关闭冷凝水，趁热减压抽滤，回收乙醇溶液。

4. 拆卸仪器　拆卸顺序与安装顺序相反，即先拆冷凝管，再拆烧瓶，最后移去热源。

五、注意事项

（1）仪器安装要按先下后上、从左到右的顺序进行，各仪器要连接紧密，以防蒸气泄露，造成不必要的损失和事故。拆卸顺序与安装顺序相反。

（2）物料的体积应占烧瓶容量的 1/3~1/2；冷凝管进水口在下方，出水口在上方。

（3）回流时，先通冷却水后加热；回流结束时，应先停止加热，后关闭冷却水。

（4）回流时若忘记加沸石，需补加时，不能在液体沸腾时加入，一定要稍作冷却以后才能补加。否则，液体可能溅出而伤人。

六、思考题

(1)回流操作的基本原理是什么？实验中常用的回流装置有哪几种类型？各有什么特点？用于哪些场合？

(2)如何固定普通回流装置中的圆底烧瓶和冷凝管？先固定哪一个？

(3)普通回流装置中冷凝管的水流方向与普通蒸馏是否一致？为什么？

(4)回流时间应该从什么时候开始计算？

(王于杨)

实验六　折射率与旋光度的测定

一、目的要求

(1)掌握折射率、旋光度的测定方法。

(2)熟悉阿贝折射仪以及旋光仪的结构和测定原理。

二、实验原理

(一)折射率

折射率同熔点、沸点一样是物质的特性常数，固体、液体和气体都有折射率。它可作为检验物质纯度的一种标准，也可用来鉴定未知物。

当光线由一种透明介质 A 进入另一种透明介质 B 时，由于光在两种介质中传播速度不同，光的方向就会改变，这种现象称为光的折射。此时入射角(α)的正弦与折射角(β)的正弦之比为常数，此常数称为介质 B 的折射率（对介质 A）。折射率 n 可用数学式表示如下：

$$n = \frac{\sin \alpha}{\sin \beta}$$

如果介质 A 对于介质 B 是光疏介质(介质 A 通常为空气)，则折射角 β 必小于入射角 α。当入射角 $\alpha=90°$时(α_0)，$\sin\alpha=1$，这时折射角达到最大值，称为临界角，用 β_0 表示(图 2-6-1)。则有：

$$n = \frac{1}{\sin \beta_0}$$

介质 B 不同，临界角也不同。根据临界角的大小，由上式便可计算不同物质的折射率。

为了测定临界角，阿贝折射仪采用了半明半暗的方法，即单色光由 0°~90°的所有角度从介质 A 射入介质 B，这时介质 B 中临界角以内的区域均有光线通过，因而是明亮的；而临界角以外的全部区域没有光线通过，因而是暗的。明暗两区界线清楚，如果在介质 B 上方用一目镜观察就可看见一个界线十分清晰的半明半暗的图像，图像的下方即可读出该物质的折射率(仪器本身已将临界角换算成折射率，如图 2-6-2 所示)。阿贝折射仪外形图，如图 2-6-3 所示。

折射率的大小不仅与被测物质的结构和入射光的波长有关，而且受温度的影响也较大，所以表示物质的折射率 n 时，应注明入射光的波长和测定时的温度。例如，乙酰乙酸乙酯的折射率 $n_D^{20}=1.4198$，表示用钠光源 D 线(波长为 589nm)在 20℃时所测乙酰乙酸乙酯的折射率。

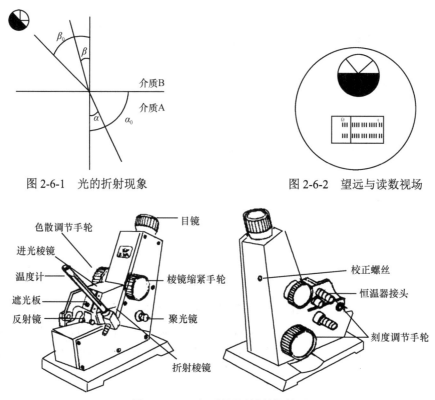

图 2-6-1　光的折射现象　　　　　　　图 2-6-2　望远与读数视场

图 2-6-3　WYA 型阿贝折射仪外形

(二) 旋光度

能使偏振光的振动平面发生偏转的物质，称为旋光性物质，偏转的角度叫作旋光度。像物质的熔点、沸点和折光率等一样，旋光度是旋光性物质的一个物理常数。通过测定旋光度，不仅可以鉴定旋光性物质，而且可以检测其纯度及含量。

旋光度的数值不仅取决于物质本身的结构和配成溶液时所用的溶剂，而且与溶液的浓度、旋光管的长度、测定时的温度和所用光的波长有关。因此必须对这些影响因素加以规定，使其成为一常数即比旋光度$[\alpha]$，比旋光度与旋光度的关系为

$$[\alpha]_D^t = \frac{\alpha}{c \times l}$$

式中，α 为由旋光仪测得的旋光度，l 为旋光管的长度，以 dm 为单位；λ 为所用光源的波长，通常用的是钠光源（$\lambda=589nm$），以 D 表示；t 为测定时的温度；c 为溶液的浓度，单位是 $g \cdot ml^{-1}$。

如果被测物质本身是液体，可直接放入旋光管中测定，而不必配成溶液。其比旋光度用下式表示：

$$[\alpha]_D^t = \frac{\alpha}{d \times l}$$

式中，d 为纯液体的密度，单位是 $g \cdot cm^{-3}$。

测定物质旋光度的仪器称为旋光仪，实验室常用的旋光仪是 WXG-4 旋光仪，其外形如图 2-6-4。

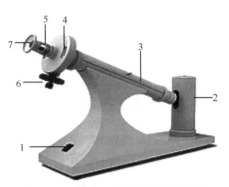

图 2-6-4 WXG-4 型旋光仪的外形图

1. 电源开关；2. 钠光灯；3. 镜筒；4. 刻度盘游标；5. 视度调节螺旋；6. 刻度盘转动手轮；7. 目镜

通过目镜可以看到旋光仪的视场是分为三部分的，称为三分视场，如图 2-6-5 所示。视场中三个区内的明暗程度相等（较暗），这个视场称为零点视场；此时刻度盘的读数为旋光度。

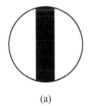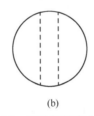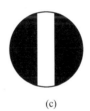

(a) (b) (c)

图 2-6-5 三分视场变化示意图

(a)大于(或小于)零点的视场；(b)零点视场；(c)小于(或大于)零点的视场

旋光度的读数方法：刻度盘分为 360 等份，固定游标分为 20 等份。读数时先看游标的 0 落在刻度盘上的位置，记录下整数值，如图 2-6-6 中整数为 9，再利用游标尺与主盘上刻度线重合的方法，记录下游标上的读数作为小数值，可以读到两位小数（如果两个游标窗读数不同，则取其平均值）。此时图中为 0.30，所以最后的读数为 $\alpha=9.30°$。

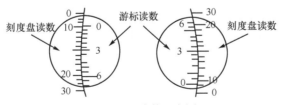

图 2-6-6 读数示意图

三、实验器材及试剂

1. 器材 WYA 型阿贝折射仪，WXG-4 型旋光仪，恒温水浴，50ml 烧杯，擦镜纸。

2. 试剂 无水乙醇，乙酸乙酯，蒸馏水，$0.2g \cdot ml^{-1}$ 葡萄糖溶液，$0.1g \cdot ml^{-1}$ 葡萄糖溶液。

四、实验步骤

(一)折射率的测定

(1)将折射仪置于干净桌面上，与恒温水浴相连，调节至所需温度，恒温。

(2)转动棱镜锁紧手轮，分开棱镜，滴加少量无水乙醇润湿上、下棱镜，用擦镜纸把镜面轻轻擦拭干净，风干，将2～3滴被测液体均匀地滴于下镜面上，合上棱镜，锁紧。打开遮光板，合上反射镜。

(3)调节目镜视度(转动目镜外圈)，使叉线成像清晰，若叉线清晰无须调节。

(4)旋转刻度调节手轮，在目镜视场中找到明暗分界线，若分界线为彩色，则旋转色散调节手轮使分界线清晰，再微调刻度调节手轮使分界线位于叉线中心。

(5)适当转动聚光镜使刻度值清晰，读数。重复操作两次，取平均值。

(6)分开上、下棱镜，先用擦镜纸擦净被测液，再按操作步骤（2）擦洗棱镜，然后测其他样品。

(7)实验完毕，将棱镜及折光仪擦净。

按照上述方法分别测量无水乙醇、乙酸乙酯的折射率。

(二)旋光度的测定

(1)接通电源，等待3～5min使灯光稳定。

(2)用蒸馏水冲洗旋光管数次，然后装满蒸馏水，使液面刚刚凸出管口，取玻璃盖沿管口壁轻轻平推盖好，不能盖进气泡，旋上螺丝帽盖，不漏水也不要太紧，将旋光管外部拭净后放入镜筒中(管内如有气泡存在，需将气泡赶至旋光管的凸起处，若气泡过大，则需重新装填)。

转动目镜上的视度调节螺旋直到三分视场清晰。转动刻度盘手轮，找出两种不同视场[图 2-6-5(a)、(c)]，然后在两种视场之间缓缓转动刻度盘手轮，使三分视场明暗程度均匀一致，即零点视场[图 2-6-5(b)]。刻度盘上所示数值即为仪器的零点值，测样品时在读数中减去该数值即可。

(3)取出旋光管，用待测液冲洗三次，装满待测液。按照 WXG-4 型旋光仪的使用方法找出零点视场，记下刻度盘读数。降低待测溶液浓度(或另取一支小旋光管)，用相同的方法测得读数。比较两个数的大小，如果第二次读数降低，则说明这个物质是右旋，且该数值即为其旋光度；反之若第二次读数增大，则说明这个物质是左旋，用读数减去180°即为旋光度。

用上述方法分别测定 $0.2g \cdot ml^{-1}$、$0.1g \cdot ml^{-1}$ 葡萄糖溶液的旋光度，然后判断葡萄糖的旋光方向、计算比旋光度。

(4)实验结束后先用自来水，再用蒸馏水冲洗旋光管，最后用吸水纸擦干。

五、注意事项

(1)测定折射率时，要注意保护镜面，不能用硬物接触镜面；测液体或透明固体时，须合上反射镜，否则找不准视场；滴加被测液体时要均匀，否则会影响测定，对于易挥发液体应快速测定。

(2)旋光仪的钠光灯使用时间不宜过长（不超过 4h），在连续使用时，不应经常开关，以免影响其使用寿命。

(3)旋光管使用后(特别在盛放有机溶剂后)必须立即洗涤，避免两头衬垫的橡皮圈因接触溶剂而发黏，旋光管两端的圆玻片为光学玻璃，必须小心用软纸擦拭，以免磨损。

六、思考题

(1)折射率的数值与哪些因素有关？
(2)何谓旋光度？何谓比旋光度？
(3)测定样品时，如何判断其旋光方向？

附：自动旋光仪

旋光仪是测定物质旋光度的仪器，通过对样品旋光度的测定，可以分析确定物质的浓度、含量及纯度等。自动旋光仪(如图 2-6-7)采用光电自动平衡原理进行旋光测量，具有灵敏度高和读数方便等特点，广泛用于医药、食品和有机化工领域。

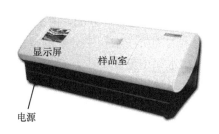
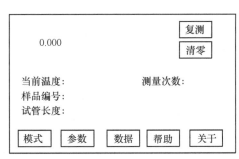

图 2-6-7　海能 P810 型自动旋光仪

测试样品步骤：

(1)接通电源，仪器开机，等待数秒后屏幕显示主界面窗口，在主界面窗口可以进行相应的参数设置。

(2)将装有蒸馏水或其他空白溶剂的旋光管放入样品室，盖上样品室盖。按清零键，显示 0 读数(注意：旋光管中若有气泡，应先让气泡浮在凸颈处；两端的雾状水滴应擦干；螺帽不宜拧得过紧；安放时应注意位置和方向)。

(3)取出旋光管，注入待测样品，按相同的位置和方向放入样品室内，盖上样品室盖。仪器显示该样品的旋光度。

(4)测量完毕后关闭电源。

(姜吉刚)

实验七　色谱分离技术

一、目的要求

(1) 了解色谱法的概念及分类。

(2) 熟悉纸色谱、柱色谱、薄层色谱的原理与应用。

(3) 掌握纸色谱、柱色谱、薄层色谱的实验操作技术。

二、实验原理

色谱分离技术又称层析法，是分离、纯化和鉴定有机化合物的重要方法之一。起初仅用于有色物质的分离，由于显色方法的发展，现已广泛应用于无色化合物的分离和鉴定。按照分离原理的不同，色谱法分为吸附色谱、分配色谱、离子交换色谱以及排阻色谱等；按照操作条件的不同，色谱法又分为纸色谱、柱色谱、薄层色谱等。现代气相色谱、高效液相色谱需要大型专门仪器，在此不做叙述。

(一) 纸色谱

纸色谱法是以滤纸为支持物的色谱方法，主要用于极性亲水化合物如醇类、羟基酸、氨基酸、糖类和黄酮类等物质的分离检验。纸色谱属于液-液分配色谱，它用特制的滤纸作为载体，以吸附在滤纸上的水分作为固定相，以与水不相混溶的有机溶剂(展开剂)作为流动相。样品溶液点在纸上，溶质在固定相和流动相之间不断地进行分配，由于结构的不同，混合物中的各组分在两相中的分配系数不同，极性大的物质在水相中分配的多，在有机相中分配的少；极性小的物质在有机相中分配的多，在水相中分配的少。通过滤纸的毛细管作用，流动相在滤纸上缓缓移动，带动样品中的各个组分以不同的速度前行，极性大的组分移动的速度会慢一些，极性小的组分移动的速度会快一些，一定时间后混合物中的不同组分就会分开一定距离，从而达到分离的目的。

色谱分离时，通常用比移值 R_f 表示某一化合物在滤纸上的相对位置。比移值是指溶质在滤纸上移动的距离和溶剂移动距离的比值：

$$R_f = \frac{溶质移动的距离（原点到层析斑点中心的距离）}{溶剂移动的距离（原点到溶剂前沿的距离）}$$

在相同的实验条件(相同的温度、溶剂、滤纸等)下，同一物质的 R_f 值为一定值，因此，可用标准物质进行对照来进行化合物的鉴定。

纸色谱法由于所需样品少，仪器设备简单，操作方便，因而广泛用于有机化合物的分离、鉴定，特别是适用于相对分子质量大和沸点高的化合物的分离鉴定。

(二) 柱色谱

柱色谱法是医药研究中常用的分离方法。柱色谱法分为吸附柱色谱法和分配柱色谱法两种。实验室中最常用的是吸附柱色谱法。吸附柱色谱是以固体吸附剂为固定相,以液体洗脱剂为流动相,利用混合物中各组分在固定相上的吸附能力以及在流动相中的溶解能力不同而达到分离的目的。操作时,通常是在玻璃柱中装入多孔性或粉末状吸附剂,将被分离的样品从柱子上端加入到已装好的色谱柱中,用洗脱剂洗脱,样品各组分在吸附剂上的吸附能力以及洗脱剂中的溶解能力不同,下移的速率也不同,经过一段时间的洗脱,样品各组分被分成不同的层次。若被分离的样品为有色物质,则在柱中自上而下形成若干色带,分别收集不同的色带就可以获得单一的纯净物质。

吸附剂和洗脱剂的选择是柱色谱法成败的关键。良好的吸附剂应不溶于洗脱剂,不与被分离的物质发生反应,组成恒定、颗粒均匀、大小适宜。实验室常用的吸附剂有三氧化二铝、硅胶、活性炭等。三氧化二铝极性较大,主要用于分离极性较大的物质;硅胶是中等极性的吸附剂,可用于分离各种物质;活性炭为非极性吸附剂,主要用于分离非极性或极性较小的物质。

洗脱剂的选择应根据被分离样品中各组分的极性、溶解度和吸附剂的活性来考虑。洗脱剂使样品沿着固定相移动的能力称为洗脱能力。在硅胶和氧化铝柱上,洗脱能力按以下顺序排列:

石油醚<甲苯<二氯甲烷<氯仿<乙醚<乙酸乙酯<丙酮<乙醇<甲醇<水

洗脱时,一般先用极性相对较小的洗脱剂,然后逐渐增大洗脱剂的极性,使各组分依次洗出。

色谱柱填装的质量也是影响色谱结果的重要因素。吸附剂填充必须平整、均匀紧密,柱中没有气泡和缝隙;柱高和直径之比一般在 8:1 左右为宜。装柱有干法和湿法两种。干法装柱是将吸附剂从色谱柱上端均匀装入柱内,填装均匀紧密,然后用洗脱剂冲洗色谱柱,直到吸附剂全部润湿,均匀无气泡为止;湿法装柱是将吸附剂和适量的洗脱剂混合后装入柱子,陈化一定时间后使用。

(三)薄层色谱

薄层色谱法是一种快速、简便、应用广泛的色谱方法。薄层色谱法是把吸附剂(固定相)均匀地涂铺在表面光洁的玻璃板(称薄层板)上,将待分析样品滴加在薄层板的一端,放在密闭的容器中用合适的展开剂(流动相)展开。由于样品中各个组分对吸附剂的吸附能力和在展开剂中的溶解度不同,当展开剂流经吸附剂时,发生无数次吸附和解吸过程,吸附力弱的组分随流动相向前移动快,吸附力强的组分滞留在后。经过一段时间展开后,吸附能力不同的组分会彼此分离。如组分为无色物质,可用物理或化学方法显色定位。薄层色谱也可用比移值 R_f 进行定性鉴定。

薄层色谱兼备了柱色谱和纸色谱的优点,一方面适用于少量样品(几微克甚至 0.01 微克)的分离,另一方面在制作薄层板时,把吸附层加厚加大,将样品点成一条线,则可分离多达 500mg 的样品。因此,此法特别适用于挥发性较低,或在高温下易发生变化而不能用气相色谱进行分离的化合物。此外,薄层色谱在监测反应进程、鉴定特定化合物以及测定物质的纯度等方面均有广泛的应用。

本实验以氧化铝为固定相,乙醇和水为流动相用柱色谱分离甲基橙和亚甲蓝;以正丁醇、乙醇与水的混合液为展开剂，用茚三酮为显色剂，用纸色谱法、薄层色谱法分离氨基酸。在受热的情况下，氨基酸可与茚三酮反应形成紫色物质而显色。

三、实验器材及试剂

1. 器材　吹风机，剪刀，铅笔，尺子，培养皿，点样管(直径 1nm)，滤纸(新华 1 号)，滤纸条(2cm×1cm)，镊子，圆规，色谱柱(1cm×15cm)，铁架台(带铁夹)，漏斗，量筒，锥形瓶，脱脂棉，展开缸，硅胶板(20cm×5cm)，洗耳球，打孔器。

2. 试剂　0.5%谷氨酸溶液，0.5%胱氨酸溶液，谷氨酸和胱氨酸混合溶液，中性氧化铝，95%乙醇，$0.1g \cdot L^{-1}$ 亚甲蓝和甲基橙的乙醇溶液，$1g \cdot L^{-1}$ 精氨酸溶液，$1g \cdot L^{-1}$ 丙氨酸溶液，精氨酸和丙氨酸混合溶液，$1^{\#}$展开剂-显色剂①，$2^{\#}$展开剂-显色剂②。

四、实验步骤

(一)纸色谱

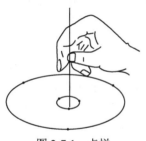

图 2-7-1　点样

1. 打孔　取圆形滤纸一张，直径比培养皿大 2cm 左右，在滤纸中心用圆规画一半径 1cm 左右的圆(注意不可折叠滤纸)，用打孔器在圆心处打一小孔，孔之大小恰好使纸芯插入为宜。

2. 点样　将滤纸平放在洁净桌面上，在圆圈上三等分处分别用毛细管点上谷氨酸、胱氨酸和混合氨基酸样品水溶液，在滤纸边缘对应点样的位置用铅笔标上谷、胱、混字样，如图 2-7-1 所示。

点样时毛细管中的溶液要尽量少，与纸面接触时间应尽量短，可重复点样 2～3 次，斑点直径不宜超过 3mm。

取规格为 2cm×1cm 的同样质料滤纸条，将滤纸条一侧剪成条状，卷成纸芯后插入点样滤纸的小孔中。

3. 展开　将 10ml $1^{\#}$展开剂-显色剂倒入干燥的培养皿中，切勿使展开剂沾到培养皿上沿，将点样滤纸盖在培养皿上，滤纸条浸入展开剂，并用同样大小的培养皿扣在滤纸上面，使之形成密闭系统。

当展开剂-显色剂的前沿接近培养皿边缘时，取出滤纸，拔去纸芯，迅速用铅笔标出展开剂前沿的位置。

4. 显色　用吹风机的热风将滤纸吹干至显出各氨基酸的弧形色带。培养皿中剩余展开剂回收。

5. 计算 R_f　用铅笔将各氨基酸的弧形色带圈出，如图 2-7-2 所示，计算各种氨基酸的 R_f 值，比较各氨基酸的 R_f 值以确定混合样品中的各组分名称。

①$1^{\#}$展开剂：在 $V_{正丁醇} : V_{乙醇} : V_{水} = 4 : 1 : 5$ 的混合液中加茚三酮，配成 $5g \cdot L^{-1}$ 茚三酮溶液。
②$2^{\#}$展开剂：在 $V_{正丁醇} : V_{乙醇} : V_{水} = 12 : 3 : 5$ 的混合液中加入茚三酮，配制成 $5g \cdot L^{-1}$ 茚三酮溶液。

(二)柱色谱

1. 装柱 本实验采用干法装柱。取少许脱脂棉放入干净的色谱柱底部，借助漏斗慢慢加入 8ml 色谱用中性氧化铝，用手指或洗耳球轻敲柱子外壁，使之填装均匀密实。将色谱柱固定在铁架台上，如图 2-7-3 所示。向柱中加入 15ml 95%乙醇，让液体慢慢流过色谱柱，直到氧化铝全部润湿，均匀无气泡为止。

2. 加样 当柱中液面下降至距离氧化铝柱表面 1～2mm 时，沿管壁加入 3 滴已配好的 0.1g·L^{-1} 亚甲蓝和甲基橙的乙醇溶液。

3. 洗脱 当液面刚好流到氧化铝上面时，

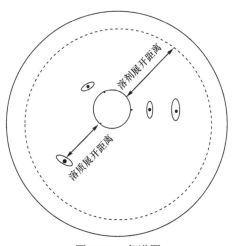

图 2-7-2 色谱图

迅速用滴管小心沿管壁加入 3ml 95%乙醇进行洗脱，当洗脱液快流完时，应补加适量的 95%乙醇。注意，整个洗脱过程不能使液面低于氧化铝柱面。亚甲蓝因极性小首先向下移动，极性较大的甲基橙则留在柱的上端，形成不同的色带。当最先下行的色带快流出时，更换接收瓶，继续洗脱至流出液近无色为止。换水作为洗脱剂，这时甲基橙向柱子下部移动，用另一接收瓶收集。

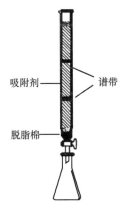

图 2-7-3 柱色谱装置图

吸附剂 谱带
脱脂棉

(三)薄层层析

1. 点样 在硅胶板一端，距边沿 1cm 处用铅笔轻轻画一直线作为点样线，取管口平整的毛细管点加样品，样品斑点的扩散直径以 2～3mm 为宜。一块板可以点加三个样品(精氨酸、丙氨酸、精氨酸和丙氨酸的混合液)，各点样点之间的距离为 1～1.5cm 为宜。

2. 展开 在展开缸中加入配好的 2$^{#}$展开剂-显色剂，使其高度不超过 0.5cm。将点好样品的硅胶板小心放入展开缸中，点样一端朝下，浸入展开剂中，盖好盖子，如图 2-7-4 所示。待展开剂前沿上升到一定高度时取出，尽快在板上标出展开剂前沿位置。

3. 显色 用吹风机热风均匀加热硅胶板至显紫红色斑点。

4. 计算 R_f 测量点样点到样品中心和溶剂前沿的距离，计算 R_f 值，比较分离效果。

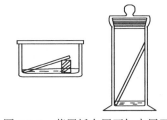

图 2-7-4 薄层板在展开缸中展开

五、注意事项

(1)纸色谱点样点的直径不宜超过 3mm，斑点过大或点样量过多，则不同组分可能会相互重叠，影响分离效果；色谱用滤纸尽量不要用手直接接触，可用镊子夹取，以免污染滤纸。

（2）色谱柱下端应塞一小块脱脂棉以防止氧化铝漏出，砂芯色谱柱除外；吸附剂填装要均匀平整，不要留有气泡或者有断层出现；柱色谱法洗脱时，先用极性较小的洗脱剂洗脱，再用极性较大的洗脱剂洗脱。

（3）薄层色谱法中，展开缸中的展开剂不能没过点样线，否则样品会溶于展开剂，影响分离；点样时不要刺破薄层板。

六、思考题

（1）影响 R_f 值的因素有哪些？用 R_f 值来鉴定化合物的条件是什么？

（2）在滤纸上标记样品名称时，为什么必须用铅笔？可否用钢笔或圆珠笔？

（3）若不慎将展开剂-显色剂弄到手上，将会使皮肤表面发生颜色变化。变色的原因是什么？

（4）色谱柱中吸附剂出现断层或起泡对分离效果有何影响？为什么要等到液面下降至距氧化铝表面 1～2mm 时再加样品？

（5）薄层色谱中的展开剂如何选择？

（王于杨）

实验八　纸　上　电　泳

一、目的要求

（1）了解纸上电泳的原理，学会电泳仪的使用。
（2）掌握纸上电泳法分离与鉴定氨基酸的方法。

二、实验原理

在电场中带电粒子向电性相反的电极移动的现象，称为电泳。以滤纸作为支持物，带电粒子在滤纸上受电场影响而移动，从而达到分离目的的过程，叫作纸上电泳。

氨基酸处于等点状态时溶液的 pH 为等电点，等电点用符号 pI 来表示。各种氨基酸都有其特定的等电点。在 pH=pI 时，氨基酸分子呈电中性，在直流电场中不移动；当 pH>pI 时，氨基酸带负电，在直流电场中向阳极移动；当 pH<pI 时，氨基酸带正电，在直流电场中向阴极移动。

由于各种氨基酸等电点不同，在一定 pH 的溶液中，粒子所带的电性及电量不同，因此在同一电场作用下，各种氨基酸泳动的方向和速度不同，电泳一段时间后，各种氨基酸在滤纸上就分开了。

与纸色谱一样，纸上电泳法采取标准样品作对比实验来鉴定化合物。

三、实验器材及试剂

1. 器材 DYY-8B 型电泳仪，滤纸条(6cm×30cm)，毛细管，镊子，电吹风，直尺，铅笔。

2. 试剂 $2g \cdot L^{-1}$ 丙氨酸溶液，$2g \cdot L^{-1}$ 精氨酸溶液，$2g \cdot L^{-1}$ 谷氨酸溶液，丙、精、谷混合液，pH=5.8 的 $5g \cdot L^{-1}$ 茚三酮缓冲溶液[①]。

四、实验步骤

(一)点样及湿润

取四条滤纸，在滤纸两端用铅笔分别标上正负极，滤纸中央各画一条横线，分别标上丙、精、谷、混字样。点样，吹干。

(二)电泳

电泳槽内加适量缓冲液。将滤纸条放在电泳槽的支架上，两端浸入溶液，用滴管从液槽内吸取少量缓冲液，从两端润湿滤纸条，调整滴液速度，使两侧液体同时到达样品点。盖上电泳槽盖，接通电源，调节电压 220～280V，电泳 40min。

(三)显色

用镊子取出滤纸，电吹风吹干，显色。将混合样品所显斑点与标准品对照鉴定。

五、注意事项

(1)点样点直径不宜超过 0.3cm，斑点过大，样品拖尾影响分离效果。
(2)润湿时要保证滤纸两端的缓冲溶液同时到达点样线。
(3)浸湿后的滤纸不得用手直接接触，可用镊子夹取。

六、思考题

(1)为什么要保证滤纸两端的缓冲溶液同时到达点样线？
(2)实验中，为什么要用镊子夹取滤纸而不用手拿？

(荣先国)

---

①pH=5.8 茚三酮溶液的配制：10.21g 邻苯二甲酸氢钾，用蒸馏水配制成 500ml 溶液，在此溶液中加入 423ml $0.1mol \cdot L^{-1}$ NaOH 溶液，取 5g 茚三酮，用少量乙醇溶解后加入上述混合溶液，加蒸馏水稀释至 1000ml。

实验九　有机分子结构模型作业

有机化合物普遍存在同分异构现象，其中立体异构比较复杂。通过模型作业，即用球棍模型构成各类异构体，帮助学生理解和掌握同分异构现象，明确异构体在结构上的差异，建立有机化合物分子结构的概念，从而进一步理解各类立体异构现象和某些立体异构体所具有的特有性质。

一、目的要求

(1)掌握碳原子的三种杂化方式和有机分子的立体结构。

(2)加深对有机化合物分子立体结构的认识。

(3)了解有机化合物异构现象产生的原因。

(4)理解有机化合物的结构与性质的关系。

二、实验原理

有机化合物分子的异构现象包括构造异构和立体异构，立体异构可分为构型异构和构象异构，而构型异构又可分为顺反异构和对映异构。不同的异构现象由分子中特殊结构所引起，它们之间的相互关系可表示如下：

$$异构现象\begin{cases}构造异构\\立体异构\begin{cases}构象异构\\构型异构\begin{cases}顺反异构\\对映异构\end{cases}\end{cases}\end{cases}$$

构造异构是指分子式相同的分子中，由于键合方式和原子的连接顺序不同所产生的异构。构象异构是指分子依靠键的旋转和扭曲所能达到的各种空间形状。顺反异构是指由于双键或环状结构的存在，使分子中的一些原子或基团限制在某个参考平面的同侧或异侧产生的异构。对映异构是指构造相同的两个化合物，互为实物与其镜像，但不能重合而造成的异构现象。

异构现象主要是由碳原子的杂化方式不同所引起的。在化合物中，碳原子一般形成四个共价键。根据杂化轨道理论，碳原子有三种杂化：sp^3杂化、sp^2杂化和 sp 杂化。通过四个单键与其他原子相连的碳原子是 sp^3 杂化的，四个杂化轨道的能量和形状完全相同，分别对称地指向四面体的四个顶点。sp^3 杂化轨道与其他原子成键时形成 σ 键。σ 键有轴对称性，两成键原子可相对自由旋转。通过双键与其他原子相连的碳原子是 sp^2 杂化的，三个杂化轨道在同一平面内，未参加杂化的 p 轨道与这一平面垂直。在双键化合物分子中，碳原子的三个 sp^2 杂化轨道分别与其他三个原子形成 σ 键，未杂化的 p 轨道与其他原子的 p 轨道形成一个 π 键，且 π 键垂直于三个 σ 键所形成的平面，π 电子云对称分布于平面的上、下方，没有轴对称性，故以双键相连的两个碳原子不能自由地旋转。通过叁键与其他原子相连的碳原子是 sp 杂化的，两个杂化轨道为直线型分布，未杂化的两个 p 轨道与杂化轨道相互垂直。叁键中一个是由 sp 杂化轨道形成的 σ 键，另外两个是由两个未杂化的 p 轨道形成的相互垂直的 π 键，这两个 π 键又与 σ 键键轴直交，因此叁键也不能自由旋转。

通常使用的结构模型为球棒模型。球棒模型以小球和短棒组成，用不同颜色不同大小的球分别表示不同的原子，用长短不同的直型或弯型短棒表示不同的化学键。通过模型能直接观察到分子中各原子的排列以及成键情况。

三、实验器材及试剂

器材 有机化合物球棒模型一套(要求球上有若干小孔，其角度符合 sp^3、sp^2、sp 杂化轨道及未杂化的 p 轨道的理论要求)。

四、实验步骤

(一)构造异构

(1)做出甲烷分子的模型，观察其四面体形状的存在，弄清四个价键在空间的伸展方向。

(2)做出乙烷、乙烯和乙炔的分子模型，比较 sp^3、sp^2 和 sp 杂化碳原子的键角区别，指出哪些键可以自由旋转，哪些不能。注意观察乙烯分子中各原子的共平面性，π 键与 σ 键平面的垂直关系，乙炔中两个 π 键的相互垂直。

(3)做出丁烯各种异构体的模型，了解位置异构与碳链异构的产生原因及区别。

(二)构象异构

(1)做出乙烷的分子模型，旋转碳碳单键，使成重叠式和交叉式，画出其透视式和纽曼投影式。

(2)做出环己烷的分子模型。

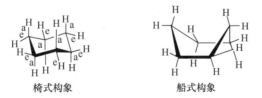

椅式构象　　　　　　　船式构象

扭成船式构象，观察船头(C_1)和船尾(C_4)上两个氢原子的距离。沿 C_2–C_3 与 C_5–C_6 键的方向观察，这两组碳原子上的价键是否为重叠式？画出其船式构象的透视式。

由船式构象扭成椅式构象，沿任一 C–C 单键方向观察，这些碳原子上的价键是否为交叉式？

在椅式构象中逐一找出六个 a 键(与分子的对称轴平行)和六个 e 键(与对称轴成一定角度)，观察其分布规律，画出构象式。

观察 a、e 键在分子内受力情况。以 C_1 上的两个 C–H 键为例，1e 受到 2a、2e、6a、6e 四个 C–H 键的排斥作用；1a 除受这四个键作用外，还受到 3a 和 5a 两个 C–H 键的作用(称 1,3-二竖键的相互作用)。

(3)将上述环己烷上的任意一个氢原子换成一个甲基，使之成为甲基环己烷的椅式构象。此时甲基在 a 键上还是在 e 键上？扭转模型得另一椅式构象，此时甲基在 a 键上还是在 e 键上？画出上述两个椅式构象的透视式，比较两种构象哪个稳定，为什么？

(三)顺反异构

(1)做出 2-丁烯的两种构型的分子模型，两者能否重合？分别写出其结构式，并用顺/反命名法及 *Z/E* 命名法命名之。

(2)做出 1,4-二甲基环己烷的两种构型的分子模型，分别写出其投影式，并命名之。

(3)十氢萘可看成是由两个稳定的环己烷以椅式构象稠合而成，按稠合碳上两个氢原子的空间排列不同而产生顺式十氢萘和反式十氢萘两种异构体。在十氢萘中，可以把一个环看作另一个环上的两个取代基。在反式十氢萘中，两个取代基都在 e 键上，称 ee 稠合；而顺式十氢萘中一个取代基在 e 键上，另一个取代基在 a 键上，称 ea 稠合。

顺式(ea稠合)　　　　　　　反式(ee稠合)

做出顺式十氢萘和反式十氢萘的分子模型，仔细观察两个环己烷的稠合方式及 C_9、C_{10} 上两个氢原子位于环平面同侧还是异侧？处在 a 键还是 e 键？比较两种异构体哪种稳定？

(四)对映异构

(1)做出两种不同构型的甘油醛分子模型。根据模型，按费歇尔投影规则写出投影式，并用 *D*、*L* 及 *R*、*S* 命名法命名。

(2)做出 2-羟基-3-氯丁二酸的各种旋光异构体，根据费歇尔投影规则写出其投影式，用 *R*、*S* 命名法命名，指出对映体和非对映体。也可先写出 2-羟基-3-氯丁二酸的各种旋光异构体的费歇尔投影式，再根据投影式做出其模型。

(3)做出 2,3-二羟基丁二酸(酒石酸)的所有旋光异构体，分别写出其费歇尔投影式，并用 *R*、*S* 命名法命名。是否都有旋光性？异构体的数目符合 2^n 个吗？

(4)*D*-葡萄糖的开链结构及 *α*-、*β*-吡喃葡萄糖的构象

1)链状结构及其向环状结构的转变：根据 *D*-葡萄糖的费歇尔投影式做出其链状结构，依据下式所示转变成环状的哈瓦斯式。

观察 *α*-、*β*-葡萄糖模型，分析按平面哈瓦斯式扭成的环上各键的张力大小。

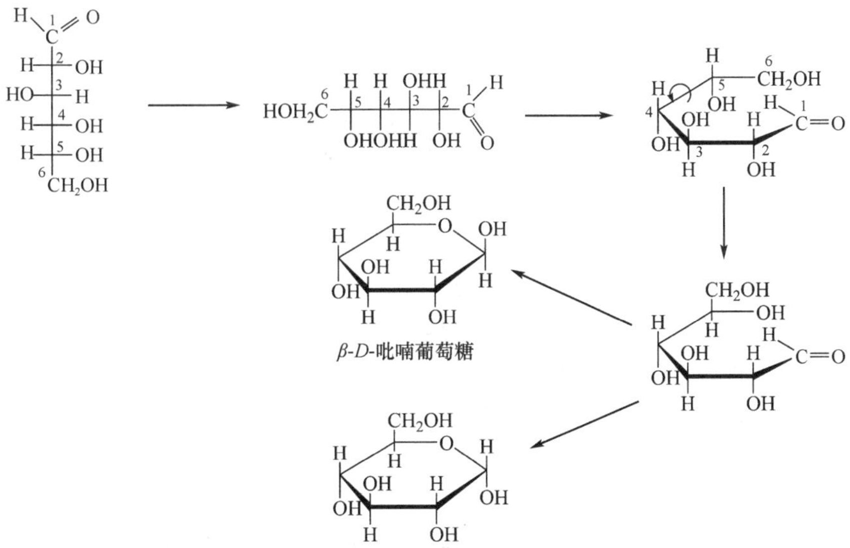

β-D-吡喃葡萄糖

α-D-吡喃葡萄糖

2）α-、β-葡萄糖的构象：由模型可以看出，哈瓦斯式是假定成环原子在同一平面上，实际上因张力太大不能存在，而是以张力很小的、稳定的椅式构象存在。

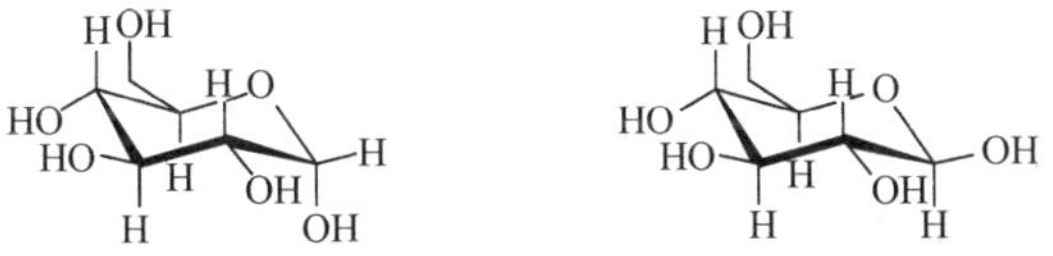

α-D-吡喃葡萄糖　　　　　　β-D-吡喃葡萄糖

将哈瓦斯式表示的平面环状葡萄糖模型扭成椅式，分析张力的大小。画出构象式并比较其稳定性。

五、注意事项

（1）制作分子模型时应注意碳原子的杂化方式和成键角度，与理论相联系。

（2）注意保管好模型，减少损坏和丢失。

六、思考题

（1）在不破坏共价键的情况下环己烷的椅式构象与船式构象能否相互转化？顺式十氢萘与反式十氢萘能否相互转化？为什么？

（2）根据所制作的旋光异构体模型写其费歇尔投影式时应注意哪些问题？

（张怀斌）

第三部分 性质实验

按官能团不同，有机化合物可分为烷、烯、炔、醇、酚、醚、醛、酮、羧酸和羧酸衍生物、取代羧酸、含氮有机化合物和糖类等。具有相同官能团的化合物具有相似的性质，官能团不同则物质的物理化学性质不同。根据各类化合物所特有的物理化学性质，如状态、颜色、气味、酸碱性以及与其他试剂的特征反应等可以进行定性分析。定性分析的任务是确定物质的种类、组成和结构等。通过本部分实验的学习，进一步掌握各类有机化合物的结构与性质的关系、制备与鉴别的方法，为有机物的合成及鉴定奠定基础。

实验十 醇和酚的化学性质

一、目的要求

(1) 通过实验比较醇和酚之间的性质差异。
(2) 掌握醇和酚的主要化学性质及鉴别方法。

二、实验原理

(一) 醇的化学性质

1. 醇与金属钠反应 醇羟基中的氢比较活泼，能与金属钠反应生成醇钠并放出氢气。醇钠遇水分解成醇和氢氧化钠。不同类型的醇与金属钠反应的活性也不同，反应的活性为伯醇＞仲醇＞叔醇。

2. 氧化反应 在强氧化剂高锰酸钾或重铬酸钾的作用下，伯醇很容易被氧化成醛并进一步被氧化成酸；仲醇可被氧化成酮；叔醇很难被氧化。

3. 醇与氢卤酸的反应 醇中的羟基可被卤素取代生成卤代烃，取代反应速度与醇的类型有关，醇的活泼性次序是叔醇＞仲醇＞伯醇。通常用卢卡斯试剂来鉴别少于 6 个碳的伯醇、仲醇、叔醇。

4. 邻羟基醇与氢氧化铜的反应 邻二醇可与重金属的氢氧化物发生反应，生成绛蓝色的络合物。例如：甘油与氢氧化铜反应生成绛蓝色的甘油铜溶液。

(二) 酚的化学性质

1. 酚的弱酸性 酚具有弱酸性，能与氢氧化钠作用生成酚钠，酚钠遇较强的酸则分解，又析出酚。

2. 酚的溴代 酚羟基能使苯环活化，因此在其邻、对位上易发生亲电取代反应，可被溴取代生成溶解度较小的 2, 4, 6-三溴苯酚白色沉淀。

3. 酚与三氯化铁溶液的反应 酚类或含有酚羟基的化合物大都能与三氯化铁溶液发生颜色反应，不同结构的酚与三氯化铁作用呈现不同的颜色，此反应可作为酚类物质的鉴别反应。

4. 酚类的氧化 酚类易被氧化，氧化产物由于氧化条件的不同而不同。多元酚更易被氧化，如对苯二酚可被重铬酸钾的硫酸溶液氧化成对苯醌。

三、实验器材及试剂

1. 器材 小试管，酒精灯，表面皿。

2. 试剂 无水乙醇，正丁醇，金属钠，酚酞，95%乙醇，异丙醇，叔丁醇，$0.1mol \cdot L^{-1}$ 重铬酸钾溶液，$3mol \cdot L^{-1} H_2SO_4$ 溶液，仲丁醇，卢卡斯试剂，$0.1mol \cdot L^{-1} CuSO_4$ 溶液，$2mol \cdot L^{-1} NaOH$ 溶液，甘油，苯酚，$0.1mol \cdot L^{-1}$ 苯酚溶液，饱和溴水，$0.1mol \cdot L^{-1}$ 间苯二酚溶液，$0.1mol \cdot L^{-1}$ 邻苯二酚溶液，$0.1mol \cdot L^{-1}$ 1, 2, 3-苯三酚溶液，$0.1mol \cdot L^{-1} FeCl_3$ 溶液，$0.1mol \cdot L^{-1}$ 对苯二酚溶液。

四、实验步骤

(一)醇的化学性质

1. 醇钠的生成及水解 取两支干燥小试管，分别加入 1ml 无水乙醇和 1ml 正丁醇，分别加入一粒绿豆粒大小的金属钠，用拇指堵住试管口，观察反应速度有何差异。待试管内生成的气体达到一定量时，将试管口靠近酒精灯外焰，松开拇指观察有何现象？

待金属钠与乙醇反应完全后[①]，倾倒一半反应液于表面皿上，待未反应的乙醇完全挥发，残留的固体为乙醇钠。滴加 2～3 滴水于乙醇钠上使其溶解，然后滴加 1～2 滴 1%酚酞，观察现象。

2. 醇的氧化 取三支小试管，编号后各加入 $0.1mol \cdot L^{-1}$ 重铬酸钾溶液 2 滴和 $3mol \cdot L^{-1} H_2SO_4$ 溶液 1 滴，然后分别加入 10 滴 95%乙醇、异丙醇和叔丁醇，试管摇匀，3min 后观察现象。

3. 伯醇、仲醇、叔醇的鉴别——卢卡斯试验[②] 取三支干燥的试管[③]，分别加入 5 滴正丁醇、仲丁醇和叔丁醇，然后各加入 15 滴卢卡斯试剂[④]，塞好管口，振荡后静置，观察试管内是否变混浊，并记录开始变浑浊的时间，观察有无分层现象。

4. 邻二醇与氢氧化铜的反应 取两只小试管，各加入 6 滴 $0.1mol \cdot L^{-1} CuSO_4$ 溶液、5 滴 $2mol \cdot L^{-1} NaOH$ 溶液，使 $Cu(OH)_2$ 完全沉淀下来，然后在两支试管中分别加入 2 滴甘油和乙醇，摇匀后观察结果，并加以比较。

---

①乙醇与钠作用时，溶液逐渐变稠，金属钠外面包上一层醇钠，反应逐渐变慢，这时可稍微加热或摇动试管使反应加快。如果反应停止后溶液中仍有残余的钠，可用镊子将钠取出放在乙醇中销毁，切不可丢入水中。

②此试验于 25～30℃反应较宜，在 26～27℃时进行最佳。

③此试验所用的试管必须干燥，否则影响鉴别结果。

④卢卡斯试剂的配制方法：将 34g 熔化过的无水氯化锌溶于 25ml 浓盐酸中，边加边搅拌，并放冰浴中冷却以防氯化氢逸出，最后体积约为 35ml。

（二）酚的化学性质

1. 酚的酸性 取一支试管加 1ml 蒸馏水，再加入绿豆粒大小的固体苯酚，充分振荡，有何现象？然后滴入 1～2 滴 2mol·L^{-1} NaOH，又有何现象？在此溶液中再加 2～3 滴 3mol·L^{-1} H$_2$SO$_4$ 溶液使呈酸性，观察有何变化？

2. 酚的溴化 取 5 滴 0.1mol·L^{-1} 苯酚溶液于一小试管中，慢慢滴加 1~2 滴饱和溴水[①]，振荡后观察现象。

3. 酚与 FeCl$_3$ 溶液的反应 取四支小试管编上号，分别加入 0.1mol·L^{-1} 苯酚、0.1mol·L^{-1} 间苯二酚、0.1mol·L^{-1} 邻苯二酚、0.1mol·L^{-1}1，2，3-苯三酚溶液各 1ml，再向每支试管内加入 1 滴 0.1mol·L^{-1} FeCl$_3$ 溶液，摇匀后观察现象。

4. 酚的氧化 在一支试管中加入 10 滴 0.1mol·L^{-1} 对苯二酚溶液，再滴加 3mol·L^{-1} H$_2$SO$_4$ 溶液 5 滴，边振荡边慢慢滴加 0.1mol·L^{-1} K$_2$Cr$_2$O$_7$ 溶液 2 滴，观察黄色晶体的析出。

五、注意事项

(1)做乙醇与金属钠的实验时，试管必须干燥，金属钠必须完全反应。

(2)苯酚对皮肤有很强的腐蚀性，使用时要特别注意，如果不慎沾到皮肤上，要立即用酒精擦洗。

(3)间苯二酚不能被氧化，只有邻苯二酚与对苯二酚才能被氧化。

六、思考题

(1)做乙醇与钠的实验时，为什么要用无水乙醇，如用 95% 的乙醇溶液代替，对实验有何影响？

(2)用什么化学方法区别甘油和苯酚两种化合物？

(3)酚在酸性重铬酸钾的作用下析出黄色晶体是何物质？写出主要化学反应过程。

（王晓艳）

实验十一　醛和酮的化学性质

一、目的要求

(1)熟悉醛、酮类化合物的性质。

(2)掌握鉴别醛、酮的方法。

---

①溴水是溴化剂，也是氧化剂。当苯酚的水溶液发生溴代作用时，很快产生白色的 2，4，6-三溴苯酚，如果继续与过量的溴水作用，可变为淡黄色难溶于水的四溴化合物。

二、实验原理

由于醛、酮分子中都含有羰基，所以它们应具有相同的化学性质。例如，醛、脂肪族甲基酮和八碳以下的环酮都能与饱和亚硫酸氢钠发生加成反应，生成白色沉淀物；醛、酮还可与 2，4-二硝基苯肼发生缩合反应，生成黄色、橙色或红色沉淀；在碱性溶液中具有

$$H_3C-\overset{O}{\overset{\|}{C}}-\text{ 结构的醛、酮或具有 } H_3C-\overset{OH}{\overset{|}{C}}-\text{ 结构的醇}$$

（包括乙醇），都能与碘的碱性溶液发生碘仿反应。又由于醛、酮分子中羰基所连的基团不同，从而使醛、酮又具有不相同的化学性质。例如，醛易被托伦试剂、费林试剂等弱氧化剂氧化，还可与品红亚硫酸试剂发生颜色反应；而酮不发生此反应。

三、实验器材及试剂

1. 器材　烧杯（250ml），酒精灯，石棉网，试管夹，试管刷，玻璃棒。

2. 试剂　饱和亚硫酸氢钠[①]溶液，乙醛，丙酮，苯甲醛，异丙醇，碘水[②]，2，4-二硝基苯肼溶液[③]，品红亚硫酸试剂[④]，费林试剂甲、乙[⑤]，5%亚硝酰铁氰化钠溶液，$2mol \cdot L^{-1}$盐酸溶液，$2mol \cdot L^{-1}$氢氧化钠溶液，$2mol \cdot L^{-1}$氨水，$0.1mol \cdot L^{-1}$硝酸银溶液。

四、实验步骤

（一）醛、酮相同的化学反应

1. 与饱和亚硫酸氢钠反应　取三支试管，各加入新配制的饱和亚硫酸氢钠溶液[⑥]1ml，依次加入乙醛、苯甲醛、丙酮各 0.5ml，振摇后置冰水浴中冷却，记录实验现象并写出反应方程式。

在上述沉淀中加入 $2mol \cdot L^{-1}$ 盐酸至沉淀溶解，说明原因。

2. 与 2，4-二硝基苯肼反应　取三支试管，各加入 1ml 2，4-二硝基苯肼溶液，再分别加入 2～3 滴乙醛、苯甲醛、丙酮，混匀后观察实验现象，写出反应方程式。

3. 碘仿反应　取三支试管，各加入 1ml 水和 2 滴 $2mol \cdot L^{-1}$氢氧化钠溶液，再分别加入 2～4 滴乙醛、丙酮、异丙醇，然后在每支试管中逐滴加入碘水，边滴边摇，至有黄色沉淀生成为止。写出反应方程式。

①饱和亚硫酸氢钠溶液的配制：将 208g 亚硫酸氢钠溶于 500ml 水中，再加入 125ml 95%乙醇溶液，静置取上清液，或过滤取滤液，密封保存。

②碘水的配制：取 2g 碘和 5g 碘化钾溶于 100ml 水中。

③2，4-二硝基苯肼溶液的配制：取 3g 2，4-二硝基苯肼，溶于 15ml 浓 H_2SO_4 中，将此溶液慢慢加入 70ml 95%乙醇溶液中，加水稀释到 100ml，过滤即得。

④品红亚硫酸试剂的配制：将 0.2g 品红盐酸盐研细溶于含 2ml 浓盐酸的 200ml 水中，再加 2g 亚硫酸氢钠，搅拌后静置过滤。如果溶液呈黄色，则加入 0.5g 活性炭脱色。过滤后，贮存于棕色瓶中。

⑤费林试剂：费林试剂甲：将 34.6g 硫酸铜晶体（$CuSO_4 \cdot 5H_2O$）溶于 500ml 水中，混浊时过滤。费林试剂乙：称取酒石酸钠 173g，氢氧化钠 70g 溶于 500ml 水中。以上两种溶液要分别存放，使用时取等量混合试剂甲和试剂乙即可。

⑥亚硫酸氢钠溶液不稳定，易被氧化和分解。因此，不宜保存过久，以实验前配制为宜。

(二)醛、酮不相同的化学性质

1. 与托伦试剂作用 在一支大试管中加入 2ml 0.1mol·L⁻¹硝酸银溶液，再加入 2 滴 2mol·L⁻¹氢氧化钠溶液，此时有褐色的氧化银生成，然后滴加 2mol·L⁻¹氨水，边滴边振荡，至沉淀刚刚溶解为止（注意氨水勿过量）[①]，即得托伦试剂。

将配好的托伦试剂分别倒入两支清洁的小试管中，各加 5～8 滴乙醛、丙酮，摇匀后置水浴（40～60℃）中微热几分钟[②]，观察现象。

2. 与费林试剂反应 取费林试剂甲、乙各 2ml 于一支试管中，混合均匀后分装在三支试管中，依次加入丙酮、乙醛、苯甲醛各 3～5 滴，振摇，置沸水浴中加热，观察现象[③]，并写出反应方程式。

3. 与品红亚硫酸试剂作用 取两支试管各加 1ml 品红亚硫酸试剂，分别加入乙醛和丙酮各 2～3 滴，观察现象。

4. 丙酮的检验 在一支试管中加入 1 滴丙酮和 5～8 滴 5%亚硝酰铁氰化钠溶液，然后加入 2 滴 2mol·L⁻¹氢氧化钠溶液，观察溶液颜色变化。

五、注意事项

（1）亚硫酸氢钠的加成反应中，如无沉淀析出，可用玻璃棒摩擦试管内壁或加 2～3ml 乙醇并摇匀，静置 2～3min，再观察现象。

（2）要得到漂亮的银镜，与试管是否干净有很大关系。所用试管最好依次用硝酸、水和 2mol·L⁻¹氢氧化钠溶液洗涤，再用自来水和蒸馏水淋洗。

六、思考题

（1）哪些物质能与饱和亚硫酸氢钠溶液作用产生结晶？
（2）碘仿反应可鉴别具有何种结构的物质？

（王晓艳）

实验十二 羧酸和羧酸衍生物及其取代羧酸的性质

一、目的要求

（1）掌握羧酸及其衍生物的主要化学性质。
（2）掌握羟基酸和酮酸的化学性质。
（3）了解酮型—烯醇型互变异构现象。

[①]加入过量氨水易生成具有爆炸性的雷酸银(AgONC)。另外，托伦试剂久置会生成爆炸性的氮化银，故使用托伦试剂时，现用现配。

[②]加热时间不宜过长，温度不宜过高，以免生成雷酸银。实验完毕后，用稀硝酸分解、破坏。

[③]费林试剂只与脂肪醛反应，不与芳香醛和酮作用。

二、实验原理

(一) 羧酸的化学性质

羧酸均有酸性。一元羧酸的酸性小于无机酸而大于碳酸，都属于弱酸，但其中甲酸酸性较强。多元羧酸（如草酸）的酸性大于饱和一元羧酸。羧酸是不易被氧化的，但甲酸可被氧化，因为甲酸的结构中含有醛基，故具有还原性，能在碱性溶液中将紫色的 $KMnO_4$ 还原为绿色的锰酸盐（MnO_4^{2-}），后者进一步被还原为黄褐色的 MnO_2 沉淀。草酸的结构特点是两个羧基直接相连，导致受热易发生脱羧反应。羧酸和醇在催化剂存在下受热可酯化生成酯。

(二) 羧酸衍生物的化学性质

羧基上的羟基被其他原子或基团取代生成的产物叫作羧酸衍生物，如酰卤、酸酐、酯、酰胺均为羧酸衍生物，它们都可发生亲核取代反应，主要进行水解、醇解和氨解反应。

(三) 取代羧酸的化学性质

取代羧酸是具有复合官能团的羧酸，是分子中除含羧基外还含有其他官能团的化合物，主要有羟基酸和酮酸。

1. 羟基酸 羟基酸是一类同时具有羟基和羧基两种官能团的化合物。羟基酸具有醇（或酚）和羧酸的双重性质，它们的化学性质决定于官能团之间相互影响的结果。例如，酒石酸的羧基具有酸性，能与氢氧化钾反应，先生成难溶于水的酒石酸氢钾，继续反应生成易溶于水的酒石酸二钾。酒石酸二钾分子中有两个羟基，羟基上的氢原子比较活泼，能与重金属氢氧化物作用，生成可溶性配盐[①]（参看甘油与氢氧化铜的反应）。又如，邻羟基苯甲酸（水杨酸），由于含有酚羟基，能与 $FeCl_3$ 溶液作用生成紫色的配合物。邻羟基苯甲酸在 $230 \sim 250℃$ 时可以发生脱羧反应，生成苯酚。

2. 酮酸 酮酸是含有酮基和羧基两种官能团的化合物，具有酮和羧酸的双重性质。由于这两种官能团的相互影响，使酮酸产生一些特殊的化学性质。如乙酰乙酸乙酯是酮酸的酯，由于分子中含有酮基，因此可与 2,4-二硝基苯肼作用。此外，它还可以与 $FeCl_3$ 溶液显色，使溴水褪色等，说明它具有双键的性质，因此乙酰乙酸乙酯存在酮型—烯醇型互变异构现象。

$$\overset{O}{\underset{\|}{CH_3CCH_2COOCH_2CH_3}} \rightleftharpoons \overset{OH}{\underset{|}{CH_3C}}=CHCOOCH_2CH_3$$

三、实验器材及试剂

1. 器材 试管，吸管，带有软木塞的导管，玻璃棒，温度计（100℃），50ml 烧杯，铁架，石棉网，水浴锅或 500ml 烧杯，带导管的试管，酒精灯。

[①]费林试剂的配制就是利用此性质。凡是铜、铁、铝、锰、钴、镍、锑等离子，在碱性溶液中均可与酒石酸形成类似的可溶性化合物。

2. 试剂 0.1mol·L^{-1}甲酸溶液, 0.1mol·L^{-1}乙酸溶液, 0.1mol·L^{-1}草酸溶液, 2mol·L^{-1}NaOH 溶液, 0.1mol·L^{-1} KMnO$_4$ 溶液, 0.1mol·L^{-1} AgNO$_3$ 溶液, 2mol·L^{-1} 氨水溶液, 2mol·L^{-1} HCl 溶液, 0.1mol·L^{-1} KOH 溶液, 0.1mol·L^{-1} CuSO$_4$ 溶液, 0.1mol·L^{-1} FeCl$_3$ 溶液, 异丙醇, 冰醋酸, 浓 H$_2$SO$_4$, 苯甲酸乙酯, 乙酸酐, 无水乙醇, 酒石酸, 水杨酸, 饱和水杨酸, 乙酰乙酸乙酯, 草酸, 饱和溴水, 石灰水, 2, 4-二硝基苯肼试剂, pH 试纸, 红色石蕊试纸, 蓝色石蕊试纸。

四、实验步骤

(一)羧酸的性质

1. 酸性 用干净玻璃棒分别蘸取 0.1mol·L^{-1}甲酸、0.1mol·L^{-1}乙酸、0.1mol·L^{-1}草酸溶液于 pH 试纸上, 观察其 pH。

2. 甲酸的特性

(1)与 KMnO$_4$ 的作用:取 10 滴 0.1mol·L^{-1}甲酸溶液于试管中,然后加 10 滴 2mol·L^{-1} NaOH 溶液使呈碱性后(用红色石蕊试纸试验),再加入 0.1mol·L^{-1} KMnO$_4$ 溶液 2～3 滴,观察试管中颜色的变化[①]。

(2)与托伦试剂的作用:取 10 滴 0.1mol·L^{-1}甲酸溶液于一干净试管中,加 10 滴 2 mol·L^{-1} NaOH 溶液使其呈碱性(用红色石蕊试纸试验),然后再加硝酸银的氨溶液(另取一支干净试管滴入 10 滴 0.1mol·L^{-1} AgNO$_3$ 溶液,逐滴加入 2mol·L^{-1}氨水至生成的沉淀刚刚溶解为止)。加热至沸腾,观察现象。

3. 草酸的脱羧反应 取 0.5～1g 草酸, 放在带有导管的试管中, 使导管伸入另一盛有 2ml 石灰水的试管中,加热草酸,待有气泡连续发生后,观察石灰水试管内有何变化?

4. 酯化反应 取一支干燥试管加入 1ml 异丙醇和 10 滴冰醋酸, 混合后再加 10 滴浓 H$_2$SO$_4$, 振摇试管, 并将它放在 60～70℃水浴中加热 5min, 注意不要使试管内液体沸腾, 然后将液体从试管中倒入盛有冷水的小烧杯中, 闻一闻有无酯的香味。

(二)羧酸衍生物的性质

1. 酯的水解 取一支试管, 加入苯甲酸乙酯 1ml 和 2mol·L^{-1} NaOH 溶液 5ml, 将试管放在沸水浴中加热 20～30min, 在加热过程中需不时取出振摇, 然后使溶液冷却, 用吸管将下层液吸取约 1ml 至小试管中, 用 2mol·L^{-1} HCl 溶液酸化溶液, 观察有无苯甲酸白色结晶析出。

2. 酸酐的醇解 在一支干燥的试管中, 加入乙酸酐 15 滴, 再加无水乙醇 1.5ml, 然后放在水浴中加热至沸, 加入足量的 2mol·L^{-1} NaOH 溶液至呈弱碱性[②](用红色石蕊试纸试

[①]甲酸在碱性溶液中与 KMnO$_4$ 作用, 紫红色反应液迅速转变而呈鲜绿色, 几分钟后转变成为黄褐色沉淀。这是由于高锰酸钾在碱性溶液中氧化甲酸盐后, 本身变成了鲜绿色的锰酸盐(MnO$_4^{2-}$), 锰酸盐(MnO$_4^{2-}$)继续氧化转变成二氧化锰黑色沉淀。

[②]乙酸酐的醇解作用最后用 NaOH 中和至弱碱性, 一方面是为了把反应中产生的乙酸中和掉, 另一方面又可把未反应的乙酸酐分解掉, 从而使反应体系中不存在乙酸和乙酸酐。因为两者均有明显的、特殊的刺激气味, 它们的存在既对人有刺激, 又使乙酸乙酯的香味难被察觉到。

验），嗅此混合物有无乙酸乙酯的香味。

（三）取代羧酸的性质

1. 酒石酸盐的生成及与 Cu(OH)₂ 的作用

（1）酒石酸的成盐：取一支试管，加入 10 滴酒石酸溶液，在振摇下逐滴加入 $0.1mol \cdot L^{-1}$ KOH 溶液（约 5 滴），剧烈振摇，观察现象。用石蕊试纸检查溶液是否呈酸性？然后继续小心加入 $0.1mol \cdot L^{-1}$ KOH 溶液直至呈碱性时，观察沉淀是否完全溶解？试管内的溶液留做下面试验。

（2）酒石酸二钾与氢氧化铜的作用：取一支试管，加入 3 滴 $0.1mol \cdot L^{-1}$ CuSO₄ 溶液，再加入 5 滴 $2mol \cdot L^{-1}$ NaOH 溶液后产生氢氧化铜沉淀，然后将上面实验制得的酒石酸二钾溶液慢慢加到氢氧化铜沉淀中观察沉淀是否溶解？生成何物？溶液呈什么颜色？

2. 水杨酸与 FeCl₃ 的反应及加热脱羧反应

（1）水杨酸与 FeCl₃ 的反应：取一支试管，加入 5 滴饱和水杨酸溶液，再加入 1～2 滴 $0.1mol \cdot L^{-1}$ FeCl₃ 溶液观察有何颜色产生？此反应表明水杨酸分子中有什么结构存在？

（2）水杨酸的加热分解[①]：取少量水杨酸粉末装入一支具有导管的干燥试管中，将导管的末端插入一支盛有 2ml 石灰水的试管中，然后加热水杨酸粉末，使其熔化，继续加热至沸观察石灰水的变化。

3. 乙酰乙酸乙酯的化学性质

（1）酮式与 2，4-二硝基苯肼的反应：取一支试管，加入 10 滴 2，4-二硝基苯肼试剂，再滴加 5 滴 $0.1mol \cdot L^{-1}$ 乙酰乙酸乙酯溶液，振摇片刻，观察现象。说明什么问题？

（2）烯醇式与 FeCl₃ 及溴水的作用——酮式和烯醇式的互变异构 取一支试管，加入 $0.1mol \cdot L^{-1}$ 乙酰乙酸乙酯溶液 1ml，再加入 $0.1mol \cdot L^{-1}$ FeCl₃ 溶液 2 滴，反应液呈紫红色。再向此溶液中加入饱和溴水 2～3 滴，则紫红色消失但稍待片刻后又呈紫色，解释现象产生的原因。

五、注意事项

（1）乙酰乙酸乙酯的酮式和烯醇式互变实验，必须仔细观察实验现象的变化。

（2）酯化反应加浓硫酸时，一定注意安全。

六、思考题

（1）如何用化学方法区别乳酸和酒石酸？

（2）为什么乙酰乙酸乙酯能与 2，4-二硝基苯肼反应，又能与 FeCl₃ 溶液和溴水反应？根据实验观察结果，解释酮型—烯醇型互变异构现象。

（王晓艳）

[①]水杨酸的熔点为 159℃，继续加热至 230～250℃时，则脱羧而生成酚。但水杨酸在 76℃时即升华，为了使水杨酸不凝结在试管口，应将试管口向上倾斜，使熔化的水杨酸可流至试管底部而受热分解。

实验十三　含氮有机物的化学性质

一、目的要求

(1) 掌握胺、酰胺及重氮化合物的结构及主要化学性质。

(2) 学会某些含氮有机化合物的鉴定方法。

二、实验原理

(一) 胺

1. 苯胺的碱性　苯胺是芳香族伯胺，微溶于水，呈弱碱性，能与无机酸作用生成可溶性的盐。

$$\text{C}_6\text{H}_5-\text{NH}_2 + \text{HCl} \longrightarrow \text{C}_6\text{H}_5-\overset{+}{\text{NH}_3}\text{Cl}^-$$

2. 苯胺的溴代作用　由于氨基的强活化影响，苯环上邻位和对位氢原子的活泼性增加，容易发生取代反应。苯胺在室温下就很容易发生溴代，生成白色的2，4，6-三溴苯胺沉淀。

$$\text{C}_6\text{H}_5\text{NH}_2 + 3\text{Br}_2 \longrightarrow \text{C}_6\text{H}_2\text{Br}_3\text{NH}_2 \downarrow + 3\text{HBr}$$

3. 重氮化反应及偶联反应　苯胺等芳香族伯胺，在5℃以下的酸性溶液中可以发生重氮化反应，生成重氮盐。重氮盐很不稳定，温度升高到5℃以上，就分解放出氮气并生成酚。重氮盐在一定的条件下能与酚或芳香胺发生偶联反应，生成有颜色的偶氮化合物。

$$\text{C}_6\text{H}_5-\text{NH}_2 \xrightarrow[\text{0~5℃}]{\text{NaNO}_2+\text{HCl}} \text{C}_6\text{H}_5-\text{N}_2^+\text{Cl}^-$$

$$\text{C}_6\text{H}_5-\text{N}_2^+\text{Cl}^- + \text{C}_6\text{H}_5-\text{OH} \xrightarrow[\text{0~5℃}]{\text{弱碱性}} \text{C}_6\text{H}_5-\text{N}=\text{N}-\text{C}_6\text{H}_4-\text{OH}$$

(二) 酰胺

尿素是二酰胺，具有一般酰胺的性质，但又具有特殊的反应。

1. 尿素的碱性　尿素可与硝酸或草酸作用，生成难溶于水的盐。

$$\text{H}_2\text{N}-\overset{\text{O}}{\overset{\|}{\text{C}}}-\text{NH}_2 + \text{HNO}_3 \longrightarrow \text{H}_2\text{N}-\overset{\text{O}}{\overset{\|}{\text{C}}}-\overset{+}{\text{NH}_3}\text{NO}_3^- \downarrow$$

2. 尿素的水解　尿素在酸、碱或尿素酶的作用下可发生水解反应。

$$H_2N\overset{\overset{\text{O}}{\|}}{-C}-NH_2 + 2NaOH \xrightarrow{\triangle} Na_2CO_3 + 2NH_3\uparrow$$

3. 尿素与亚硝酸的作用　尿素与亚硝酸作用时，尿素分子中的氨基被羟基取代，生成碳酸并放出氮气。

$$H_2N\overset{\overset{\text{O}}{\|}}{-C}-NH_2 + 2HNO_2 \longrightarrow H_2CO_3 + 2H_2O + 2N_2\uparrow$$
$$\hspace{3cm}\longrightarrow CO_2\uparrow + H_2O$$

4. 尿素的特殊反应　将尿素加热至其熔点以上，则两分子尿素脱去一分子氨而生成缩二脲。

$$H_2N\overset{\overset{\text{O}}{\|}}{-C}-NH_2 + H_2N\overset{\overset{\text{O}}{\|}}{-C}-NH_2 \xrightarrow{160℃} H_2N\overset{\overset{\text{O}}{\|}}{-C}-\overset{\overset{\text{H}}{|}}{N}-\overset{\overset{\text{O}}{\|}}{C}-NH_2 + NH_3\uparrow$$

缩二脲分子中含有两个肽键。凡化合物分子中含有两个或两个以上肽键时，在碱性溶液中均可与铜盐生成紫红色的配合物，这种显色反应称为缩二脲反应。

三、实验器材及试剂

1. 器材　试管，试管夹，酒精灯，水浴锅，温度计。

2. 试剂　苯胺，浓盐酸，饱和溴水，$0.1 mol \cdot L^{-1} NaNO_2$ 溶液，碘化钾淀粉试纸，$0.1 mol \cdot L^{-1}$ 盐酸苯胺溶液，饱和乙酸钠溶液，苯酚碱溶液[①]，$0.1 mol \cdot L^{-1}$ 尿素溶液，红色石蕊试纸，$0.1 mol \cdot L^{-1} CuSO_4$ 溶液，$0.1 mol \cdot L^{-1}$ 尿素，浓硝酸，饱和草酸溶液，$2 mol \cdot L^{-1} NaOH$ 溶液。

四、实验步骤

(一)胺的性质

1. 苯胺的碱性　取 1ml 水于试管中，加 2 滴苯胺，振荡即成乳浊液，加 2～3 滴浓盐酸，振荡，观察现象。

2. 苯胺的溴代反应　取 2ml 水于试管中，加 1 滴苯胺并振荡，再加 2～3 滴饱和溴水，观察现象。

3. 重氮盐的制备　加 1ml 苯胺、1.5ml 水和 3ml 浓盐酸于一试管中，把试管放入冰水浴中冷却，搅拌 1min，保持温度为 0～5℃。边搅拌边逐滴加入 $0.1 mol \cdot L^{-1} NaNO_2$ 溶液，至反应液刚刚能使碘化钾淀粉试纸[②]变色[③]，并且搅拌 2min 后仍能使该试纸变色为止，便得到氯化重氮苯溶液[④]，把该溶液仍保持在冰水浴中。

---

①苯酚碱溶液配制：将 1g 苯酚溶于 20ml $2 mol \cdot L^{-1} NaOH$ 溶液中即可。

②碘化钾淀粉试纸的制备：将 3g 可溶性淀粉与 25ml 水搅拌均匀后，加入 225ml 沸水中，再加入 1gKI 及 1gNa$_2$CO$_3$，加水稀释至 500ml。将滤纸用此溶液浸湿，晾干后即可使用。

③大约加 15 滴 NaNO$_2$ 溶液后开始检验，每次检验要在滴加 NaNO$_2$ 溶液并用玻璃搅拌 2～3min 之后。检验时用玻璃棒蘸取混合液于试纸上，观察接触处是否出现蓝色。到达重氮化终点后，若再加 NaNO$_2$ 溶液，NaNO$_2$ 就与盐酸生成亚硝酸，亚硝酸氧化碘化钾而使试纸显蓝色。

④氯化重氮苯溶液应为无色或棕色透明溶液。若溶液呈现较深的红棕色，可能是温度没控制好。温度高于 5℃，氯化重氮苯就分解成苯酚，苯酚再与未分解的氯化重氮苯偶联而生成有颜色的物质。

(二)重氮盐的性质

1. 放氮反应 取上述氯化重氮苯溶液 1ml 于小试管中,将试管放在 50～60℃的水浴中加热,观察现象,待试管冷却后嗅管中苯酚的气味。

2. 偶联反应 在两支小试管中各加入 1ml 上述氯化重氮苯溶液,然后在第一支试管中加入 0.1mol·L^{-1}盐酸苯胺溶液和饱和乙酸钠溶液各 1ml[①],观察现象。在第二支试管中加入 4～6 滴苯酚碱溶液,振荡,观察现象。

(三)酰胺的性质

1. 尿素的碱性 取两支小试管,分别加入 5 滴 0.1mol·L^{-1}尿素溶液,然后分别加 5 滴浓硝酸和 5 滴饱和草酸溶液,观察现象。

2. 尿素的水解 取 1ml 2mol·L^{-1}NaOH 溶液于小试管中,加 10 滴 0.1mol·L^{-1}尿素溶液,将试管中的溶液加热至沸,将湿润的红色石蕊试纸放在试管口上,观察现象。

3. 缩二脲反应 称取尿素约 0.1g 于小试管中,小心加热至熔化,继续加热并嗅所产生的气味或将湿润的红色石蕊试纸放在试管口上检验。最后加热至试管中有固体物质凝固为止,该固体即为缩二脲。

上述试管冷却后,加入 3ml 水和 5 滴 2mol·L^{-1}NaOH 溶液,加热使固体溶解,然后再加 3～4 滴 0.1mol·L^{-1}CuSO$_4$溶液,观察现象。

五、注意事项

(1)苯胺有毒,易经皮肤吸收,注意不要接触皮肤。
(2)注意区分缩二脲的生成和缩二脲反应。

六、思考题

(1)放氮反应与偶联反应的区别何在?
(2)何谓重氮化反应?此反应为什么必须在低温和强酸性条件下进行?
(3)用碘化钾淀粉试纸来检验重氮化反应的终点,所根据的原理是什么?

(姜吉刚)

实验十四　糖的化学性质

一、目的要求

(1)掌握糖(单糖、二糖和多糖)的主要化学性质。

---

①加 1ml 饱和乙酸钠溶液,如不出现黄色沉淀,可再加一些饱和乙酸钠溶液,直到有黄色沉淀析出。

(2)熟悉各类糖的常用鉴定方法。

二、实验原理

糖类是自然界中广泛存在的一类有机化合物，它是具有多羟基醛(酮)结构，或者通过水解能产生多羟基醛(酮)结构的物质。例如，葡萄糖、鼠李糖、岩藻糖是多羟基醛；果糖是多羟基酮；淀粉和纤维素水解可以产生葡萄糖。

单糖和具有半缩醛羟基的二糖具有还原性，叫作还原糖，它们可以与托伦试剂、费林试剂和本尼迪克特试剂发生氧化反应。无半缩醛羟基的二糖和多糖无还原性，不能还原上述试剂。蔗糖虽然本身无还原性，但水解后生成等物质的量的葡萄糖和果糖，可以还原本尼迪克特试剂。淀粉为多糖，本身无还原性，但水解生成葡萄糖后具有还原性。需要注意的是，二糖和多糖的水解反应速率较慢，可用酶或者酸作为催化剂。单糖还可以发生成脎反应。还原糖与盐酸苯肼所生成的糖脎是结晶，难溶于水。糖脎生成的速度和结晶形状以及熔点等均因糖的不同而不同，因此利用糖脎的生成可以鉴别和分离不同的单糖。另外，某些糖类在强酸的作用下能与酚类作用，生成有颜色的物质，这些反应可以用于定性鉴别。例如，果糖与西里瓦诺夫试剂在加热条件下很快呈现鲜红色；葡萄糖虽然也能发生此反应，但速度明显减慢。除了上述性质之外，某些糖类还具有一些特殊的性质，例如淀粉遇碘变蓝等。

三、实验器材及试剂

1. 器材 试管，酒精灯，试管夹，烧杯，玻璃棒，红色石蕊试纸，水浴锅，载玻片，显微镜。

2. 试剂 $0.1mol \cdot L^{-1}$ 葡萄糖溶液，$0.1mol \cdot L^{-1}$ 果糖溶液，$0.1mol \cdot L^{-1}$ 乳糖溶液，$0.1mol \cdot L^{-1}$ 麦芽糖溶液，$0.1mol \cdot L^{-1}$ 蔗糖溶液，$0.1mol \cdot L^{-1}$ 淀粉溶液，$3mol \cdot L^{-1}$ H_2SO_4 溶液，$0.1mol \cdot L^{-1}$ Na_2CO_3 溶液，$0.1mol \cdot L^{-1}$ 乙酸钠溶液，碘水，本尼迪克特试剂①，费林试剂，西里瓦诺夫试剂②，盐酸苯肼试剂③，$2mol \cdot L^{-1}$ 氨水，$0.1mol \cdot L^{-1}$ 硝酸银溶液。

四、实验步骤

(一)糖的还原反应

1. 与费林试剂反应 取五支试管，依次编号，各加入 2.5ml 费林试剂，然后分别加入 0.5ml $0.1mol \cdot L^{-1}$ 葡萄糖、$0.1mol \cdot L^{-1}$ 果糖、$0.1mol \cdot L^{-1}$ 麦芽糖、$0.1mol \cdot L^{-1}$ 蔗糖、

①本尼迪克特试剂的配制：取 17.3g 枸橼酸钠和 10gNa_2CO_3，溶于 70ml 蒸馏水中，若溶解不完全，可稍加热。另取 13.7g 硫酸铜溶于 10ml 蒸馏水中，然后慢慢地将该硫酸铜溶液倾入已冷却的上述溶液中，加蒸馏水至 100ml。

②西里瓦诺夫试剂的配制：0.25g 间苯二酚溶于 100ml 浓盐酸中，然后再加蒸馏水至 200ml。

③盐酸苯肼试剂的配制：将 2.5g 盐酸苯肼溶于 50ml 水中(如溶解不完全，可稍加热)，加入 9g $CH_3COONa \cdot 3H_2O$ (起缓冲作用，保持 pH 为 4~6)。若有颜色，可加少许活性炭脱色。过滤，把滤液保存在棕色试剂瓶中。该试剂久置失效，应用时现配。苯肼有毒，使用时勿让其接触皮肤。如不慎触及，应立即用 $0.1mol \cdot L^{-1}$ 乙酸溶液冲洗，再用肥皂洗涤。

$0.1mol \cdot L^{-1}$ 淀粉溶液，振荡后，用 60℃左右水浴加热 2～3min，观察并比较现象。

2. 与本尼迪克特试剂反应 取五支试管，依次编号，各加入 1ml 本尼迪克特试剂，然后分别加入 10 滴 $0.1mol \cdot L^{-1}$ 葡萄糖、$0.1mol \cdot L^{-1}$ 果糖、$0.1mol \cdot L^{-1}$ 麦芽糖、$0.1mol \cdot L^{-1}$ 蔗糖、$0.1mol \cdot L^{-1}$ 淀粉溶液。振荡后，用 60℃ 左右水浴加热 3～5min，观察并比较现象。

3. 与托伦试剂反应 取五支试管，依次编号，各加入 1ml 新配制的托伦试剂，然后分别加入 1ml $0.1mol \cdot L^{-1}$ 葡萄糖、$0.1mol \cdot L^{-1}$ 果糖、$0.1mol \cdot L^{-1}$ 麦芽糖、$0.1mol \cdot L^{-1}$ 蔗糖、$0.1mol \cdot L^{-1}$ 淀粉溶液。振荡后，于 60～80℃ 水浴中加热数分钟，观察并比较现象。

(二)糖(二糖与多糖)的水解反应

1. 蔗糖水解 取两支试管，分别加入 4ml $0.1mol \cdot L^{-1}$ 蔗糖溶液，向其中一支管中加入 4 滴 $3mol \cdot L^{-1} H_2SO_4$ 溶液，混合均匀，再将两支试管置于沸水浴中 10min 左右，取出冷却后，用 $0.1mol \cdot L^{-1} Na_2CO_3$ 溶液将溶液中和至显碱性(可使红色石蕊试纸变蓝)。将所得的溶液分别与本尼迪克特试剂反应，观察有何现象。

2. 淀粉水解 取两支试管，分别加入 4ml $0.1mol \cdot L^{-1}$ 淀粉溶液，向其中一支试管中加入 4 滴 $3mol \cdot L^{-1} H_2SO_4$ 溶液，混合均匀，再将两支试管置于沸水浴中加热 20～25min，取出冷却，用 $0.1mol \cdot L^{-1} Na_2CO_3$ 溶液中和至溶液显碱性。将所得的溶液分别与本尼迪克特试剂反应，观察有何现象。

(三)糖脎反应

取四支试管，依次编号，分别加入 1ml $0.1mol \cdot L^{-1}$ 葡萄糖、$0.1mol \cdot L^{-1}$ 果糖、$0.1mol \cdot L^{-1}$ 麦芽糖和 $0.1mol \cdot L^{-1}$ 乳糖溶液，再各加入 1ml 新配制的盐酸苯肼试剂，用棉花塞住管口。将试管振荡后置于沸水浴中，加热 35min。取出试管，自行冷却，即有晶体析出(必要时可用玻璃棒摩擦试管壁以帮助结晶)。记录各种糖脎的形成时间。用玻璃棒蘸取少许结晶于载玻片上，用显微镜观察比较各种糖脎的晶形(图 3-14-1)。

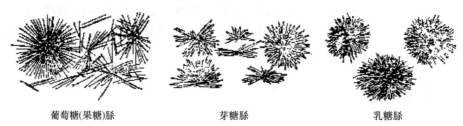

葡萄糖(果糖)脎　　　　芽糖脎　　　　乳糖脎

图 3-14-1　几种糖脎的晶形结构

(四)糖的颜色反应

取四支试管，依次编号后各加入 1ml 西里瓦诺夫试剂，再分别加入 5 滴 $0.1mol \cdot L^{-1}$ 葡萄糖、$0.1mol \cdot L^{-1}$ 果糖、$0.1mol \cdot L^{-1}$ 麦芽糖、$0.1mol \cdot L^{-1}$ 蔗糖溶液，摇匀后将四支试管同时放入沸水浴中加热，观察各试管中的颜色变化，并比较显色次序。

(五)淀粉的碘实验

取一支试管，加入 2ml $0.1mol \cdot L^{-1}$ 淀粉溶液，再加入 2 滴碘水，观察有何现象？继续加入 2 滴 $3mol \cdot L^{-1}$ H_2SO_4 溶液后，置于沸水浴中加热 20~25min，有何变化？待溶液冷却后，蓝色是否重现？请解释之。

五、注意事项

(1) 苯肼毒性很大，操作时，应避免触及皮肤，如不慎触及，应先用 $0.1mol \cdot L^{-1}$ 乙酸冲洗，再用肥皂洗涤，为防止苯肼蒸气中毒，要用棉花堵塞管口，以减少苯肼蒸气逸出。

(2) 自然冷却有利于获得较大的结晶，便于用显微镜观察，麦芽糖和乳糖更是如此。

六、思考题

(1) 哪些糖具有还原性？为什么？

(2) 蔗糖与本尼迪克特试剂长时间加热时，有时也能得到正性结果？怎样解释此现象？

(3) 为什么葡萄糖和果糖的糖脎晶形相同？

(姜吉刚)

第四部分 基础有机合成

基础有机合成实验可使学生了解合成的基本流程，掌握合成的基本原理、条件控制、分离提纯及定性鉴别技术。

实验十五 1-溴丁烷的制备

一、目的要求

(1) 学习由醇制备溴代烃的原理及方法。
(2) 练习回流及有害气体吸收装置的安装与操作。
(3) 进一步巩固洗涤、干燥、蒸馏等操作。

二、实验原理

1-溴丁烷可用作烷基化试剂、溶剂、稀有元素萃取剂等，正丁醇与氢溴酸反应可制得1-溴丁烷，由于正丁醇与溴化氢的反应是可逆反应，可以通过 HBr 过量来提高产率，并用 NaBr 和 H_2SO_4 代替 HBr，边生成 HBr 边反应，这样可提高 HBr 的利用率，H_2SO_4 还起到催化脱水作用，但硫酸的存在也会使醇脱水生成烯烃和醚等副产物，反应式如下：

主反应　　$NaBr + H_2SO_4 \longrightarrow HBr + NaHSO_4$
　　　　　$C_4H_9OH + HBr \rightleftharpoons C_4H_9Br + H_2O$

副反应　　$C_4H_9OH \xrightarrow{H_2SO_4} C_2H_5CH{=}CH_2 + H_2O$
　　　　　$2C_4H_9OH \xrightarrow{H_2SO_4} C_4H_9OC_4H_9 + H_2O$
　　　　　$HBr + H_2SO_4 \longrightarrow Br_2 + SO_2 + H_2O$

粗产品中含有未反应的醇和副反应生成的醚，用浓 H_2SO_4 洗涤可将它们除去，二者能与浓 H_2SO_4 形成𨦡盐：

$$C_4H_9OH + H_2SO_4 \longrightarrow \left[C_4H_9 \overset{+}{O} H_2 \right] HSO_4^-$$

$$C_4H_9OC_4H_9 + H_2SO_4 \longrightarrow \left[C_4H_9 \underset{H}{\overset{+}{O}} C_4H_9 \right] HSO_4^-$$

如果 1-溴丁烷中含有正丁醇，蒸馏时会形成沸点较低的前馏分(1-溴丁烷和正丁醇的共沸混合物沸点为 98.6℃，含正丁醇 13%)，而导致精制品产率降低。

反应过程中，为减少 HBr 的散失，提高反应率，本实验采用加热回流法进行反应，即要在反应器上安装回流冷凝管，使易挥发的物质通过冷凝后由气态重新变为液态，从而回流到反应器内继续反应。HBr 有毒，为进一步防止 HBr 逸出，污染环境，在回流的同时需要安装气体吸收装置。

三、实验器材及试剂

1. 器材　250ml 圆底烧瓶，冷凝管，常压蒸馏装置，磁力搅拌电热套，搅拌磁子，分液漏斗，烧杯，锥形瓶，100ml 量筒。

2. 试剂　正丁醇，溴化钠，浓硫酸，0.1mol·L^{-1} 碳酸氢钠溶液，亚硫酸氢钠，无水氯化钙。

四、实验步骤

(一)投料

250ml 圆底烧瓶中加入 20ml 水，并小心缓慢地加入 20ml 浓硫酸，混合均匀后冷却至室温，再依次加入 13ml 正丁醇、17g 溴化钠，充分摇匀后加入搅拌磁子。

(二)仪器安装

装上回流冷凝管和气体吸收装置[图 4-15-1(a)]。取一温度计套管及一长颈玻璃漏斗，用橡皮管将温度计套管及长颈玻璃漏斗相连，长颈玻璃漏斗倒置在一盛有水的烧杯上，使漏斗口接近水面但不要没入水中，以防水倒吸。

(三)加热回流

以磁力搅拌电热套为热源，调节加热和搅拌速率使反应物保持沸腾而又平稳回流。回流约需 30min。注意：开始不要加热过猛，否则，反应生成的 HBr 来不及反应就会逸出。由于无机盐水溶液密度较大，反应不久会产生分层，上层液体为 1-溴丁烷。

(四)分离粗产品

反应完成后，待反应液冷却，卸下回流冷凝管，改为蒸馏装置[图 4-15-1(b)]，蒸馏粗产品 1-溴丁烷，当蒸气温度持续上升到 105℃以上而馏出液增加缓慢时停止蒸馏。若继续蒸馏，馏出液会逐渐变黄，呈强酸性。这是由于蒸出的是 HBr 的水溶液，HBr 被硫酸氧化生成 Br$_2$，不利于后续的纯化。

(五)洗涤粗产品

将馏出液转入分液漏斗中，用等体积的水洗涤，将油层从下面放入一个干燥的小锥形瓶中，分两次加入 6ml 浓硫酸洗涤(除去粗产物中的少量未反应的正丁醇及副产物正丁醚、1-丁烯、2-丁烯)，每一次都要充分摇匀，如果混合物发热，可用冷水浴冷却。将混合物转入分液漏斗中,静置分层,放出下层的浓硫酸。有机相依次用等体积的水(如果产品有颜色,可加入少量亚硫酸氢钠,振摇几次除去)、$0.1mol \cdot L^{-1}$ 的碳酸钠溶液、水(除残留碱)洗涤后,转入干燥的锥形瓶中,加入 2g 左右的块状无水氯化钙干燥,间歇摇动锥形瓶,至溶液澄清为止。

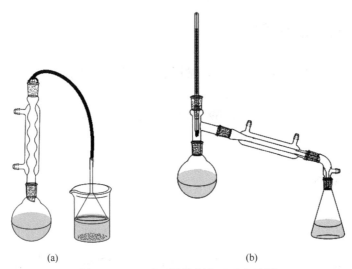

(a)　　　　　　　　　　　　(b)

图 4-15-1　1-溴丁烷的制备及分离装置

(六)收集产物

将干燥好的产物转入蒸馏瓶中(勿使干燥剂进入烧瓶中),加入几粒沸石,用电热套加热蒸馏,收集 99~103℃的馏分。由于干燥时间较短,水一般不易除尽,因此,水和产品形成的共沸物会在 99℃以前就被蒸出来,这称为前馏分,不能作为产品收集,要另用瓶接收,等到 99℃后,再用事先称重的干燥的锥形瓶接收产品。

五、注意事项

(1)加料时,不要让溴化钠黏附在液面以上的烧瓶壁上,加完物料后要充分摇匀,防止硫酸局部过浓,否则加热就会产生氧化副反应,使产品颜色加深。

$$2NaBr+3H_2SO_4 \longrightarrow Br_2+SO_2+2NaHSO_4+2H_2O$$

(2)如果粗蒸时蒸出的 HBr 没有被洗涤除尽,加入浓硫酸后就被氧化生成 Br_2,而使油层和酸层都变为橙黄色或橙红色。

(3)洗涤粗产品时注意正确判断产物的上、下层关系。

六、思考题

(1)1-溴丁烷制备实验为什么用回流反应装置?

(2)1-溴丁烷制备实验为什么用球型而不用直型冷凝管做回流冷凝管?

(3)什么时候用气体吸收装置?怎样选择吸收剂?

(4) 1-溴丁烷制备实验中，用浓硫酸洗涤的目的是什么？

(郭会蕊)

实验十六　二苯甲醇的制备

一、目的要求

(1) 学习还原法制备二苯甲醇的实验原理和方法。
(2) 巩固重结晶的操作方法。

二、实验原理

二苯甲醇为无色针状结晶，主要用于有机合成，医药工业作为苯甲托品，苯海拉明的中间体。

二苯甲醇可利用二苯甲酮通过多种还原剂还原得到。在碱性醇溶液中用锌粉还原，是制备二苯甲醇常用的方法，适用于中等规模的实验室制备。对于小量合成，硼氢化钠是更理想的试剂。本实验采用锌粉还原。

$$\text{(二苯甲酮)} \xrightarrow{\text{Zn+NaOH}} \text{(二苯甲醇)}$$

三、实验器材及试剂

1. 器材　磁力加热搅拌器，冷凝管，100℃温度计，250ml 烧杯，100ml 圆底烧瓶，100ml 量筒，减压抽滤装置，烧杯，恒温水浴，pH 试纸。

2. 试剂　二苯甲酮，NaOH，95%乙醇溶液，无水乙醇，锌粉，石油醚，浓盐酸。

四、实验步骤

(一) 投料

在装有冷凝管的 100ml 的圆底烧瓶中，依次加入 3.0gNaOH、2.8g 二苯甲酮、3.0g 锌粉和 30ml 95 %的乙醇溶液。

(二) 加热回流

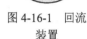

图 4-16-1　回流装置

二苯甲醇的回流制备装置如图 4-16-1 所示。反应微微放热，充分搅拌反应物，约 30min 后，在 80℃的水浴上加热搅拌 2h，使反应完全(多数情况下，加热 40min 左右体系开始变成棕黄色或棕色)。

(三) 分离粗产品

冷却，减压抽滤，固体用少量 95%乙醇溶液洗涤。滤液倒入 250ml 烧杯中，用冰水浴冷却，振摇均匀后用浓盐酸小心酸化，调节溶液的 pH=5～6(pH 试纸检测)，出现白色沉淀，减压抽滤，得粗产品，粗产物在空气中晾干。

(四) 重结晶

晾干后的粗产物用适量石油醚(60～90℃)重结晶,干燥,得二苯基甲醇(无色针状晶体,熔点 69℃)。由于实验过程中，二苯甲醇很难溶于石油醚，可改用石油醚：无水乙醇=3：1 混合溶液进行重结晶。

五、注意事项

(1) 二苯甲酮和氢氧化钠必须研碎，否则反应很难进行。
(2) 锌粉应后加，便于振摇。
(3) 反应过程要不断搅拌，此步骤是实验成败关键。
(4) 反应液颜色为灰黑色为正常。若溶液发红，表示反应不成功。
(5) 酸化时，溶液的酸性不宜太强，否则难于析出固体。

六、思考题

(1) 反应过程中为什么要不断地搅拌？
(2) 实验中滴加浓盐酸的作用是什么？

(郭会蕊)

实验十七　正丁醚的制备

一、目的要求

(1) 掌握醇分子间脱水制备醚的反应原理和实验方法。
(2) 学习使用分水器的实验操作。

二、实验原理

醚是有机合成中常用的溶剂，醇分子间脱水生成醚是制备醚的简单方法，用浓硫酸做催化剂，在不同温度下得到的产物也不相同，因此反应中要严格控制实验温度。

$$主反应 \quad 2C_4H_9OH \xrightarrow{H_2SO_4} C_4H_9OC_4H_9 + H_2O$$

$$副反应 \quad C_4H_9OH \xrightarrow{H_2SO_4} CH_3CH_2CH=CH_2 + H_2O$$

为提高反应产率，本实验，常采用分水器使生成的水迅速脱离反应体系。分水器(图 4-17-1)是有机制备实验中常用的一种玻璃仪器，操作中要求先将分水器放满水(水位与支管口相平)，再放掉 X ml 的水，X 略大于理论失水量，在制备过程中随着加热回流，产生的有机液体和水在分水器中滞留分层，水通过有机层并到下层(反应前加入的)水层中，直至水层逐渐增至支管口处时为反应终点。

三、实验器材及试剂

1. 器材　100ml 三口瓶，分水器，球形冷凝管，温度计，电热套，分液漏斗，常压蒸馏装置。

2. 试剂　正丁醇，浓硫酸，无水氯化钙，2mol·L^{-1} 氢氧化钠溶液，饱和氯化钙溶液。

四、实验步骤

(一)投料

在 100ml 三口烧瓶中，加入 15.5ml 正丁醇、2.2ml 浓硫酸和几粒沸石，摇匀后，一口装上温度计，温度计插入液面以下，另一口装上分水器，分水器内注水至支管下沿，然后放掉 2ml 水，分水器上端接回流冷凝管(图 4-17-1)。

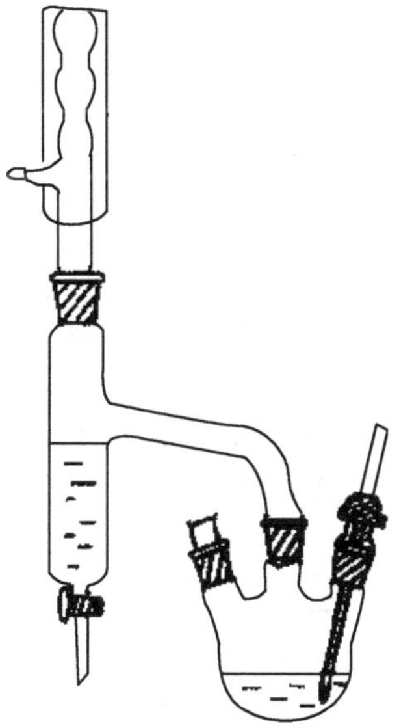

(二)回流分水

小火加热至微沸，回流，进行分水。反应中产生的水经冷凝后聚集在分水器的下层，上层有机相升至分水器支管时，即可返回烧瓶。大约经 1h 后，三口瓶中反应液温度可达 134~136℃。当分水器全部被水充满时停止反应。若继续加热，则反应液变黑并有较多副产物烯生成。

(三)分离粗产物

将反应液冷却至室温倒入盛有 25ml 水的分液漏斗中，充分振摇，静置后弃去下层液体，上层为粗产物。

图 4-17-1　正丁醚的合成装置

(四)洗涤粗产物

粗产物依次用 15ml 水、10ml 2mol·L^{-1} 氢氧化钠溶液、10ml 水、10ml 饱和氯化钙洗涤，最后用无水氯化钙干燥。

(五)收集产物

将干燥好的产物移至小蒸馏瓶中，蒸馏，收集 139~142℃ 的馏分，$n_D^{20}=1.3992$。

五、注意事项

(1)加入硫酸后须振荡,以使反应物混合均匀。

(2)本实验根据理论计算失水体积为 1.5ml,故分水器放满水后先放掉约 2ml 水。

(3)制备正丁醚的适宜温度是 130~140℃,但开始回流时,这个温度很难达到,因为正丁醚可与水形成共沸点物(沸点 94.1℃,含水 33.4%);另外,正丁醚、水及正丁醇形成三元共沸物(沸点 90.6℃,含水 29.9%,正丁醇 34.6%),正丁醇也可与水形成共沸物(沸点 93℃,含水 44.5%),故应在 100~115℃反应一个半小时之后才可达到 130℃以上。

六、思考题

(1)如何得知反应已经比较完全?

(2)反应物冷却后为什么要倒入 25ml 水中?各步的洗涤目的是什么?

(3)能否用本实验方法由乙醇和 2-丁醇制备乙基仲丁基醚?用什么方法比较好?

(魏光成)

实验十八 双酚 A 的制备

一、目的要求

(1)学习双酚 A 的制备原理和方法。

(2)熟悉和掌握回流、重结晶、过滤等操作。

二、实验原理

双酚 A(bisphenol A,BPA)是一种用途很广泛的化工原料,是聚碳酸酯、双酚 A 型环氧树脂、聚苯醚和阻燃剂四溴双酚 A 的合成原料,也可以用作电线防老剂,油漆、油墨等的抗氧剂和增塑剂,还可用作聚氯乙烯塑料的热稳定剂。双酚 A 主要是通过苯酚和丙酮的缩合反应来制备,一般用盐酸、硫酸等质子酸作为催化剂。苯酚的邻、对位氢原子很活泼,可与羰基化合物发生缩合反应。用液状石蜡作分散剂,可防止产物结块。

$$2 \text{\textlangle}\bigcirc\text{\textrangle}-OH + CH_3COCH_3 \xrightarrow{\text{催化剂}} HO-\text{\textlangle}\bigcirc\text{\textrangle}-\underset{\underset{CH_3}{|}}{\overset{\overset{CH_3}{|}}{C}}-\text{\textlangle}\bigcirc\text{\textrangle}-OH + H_2O$$

三、实验器材及试剂

1. 器材 三口烧瓶,滴液漏斗,加热回流装置,集热式磁力搅拌器,减压过滤装置烧杯,玻璃棒，pH 试纸。

2. 试剂　苯酚，丙酮，浓盐酸，浓硫酸，液状石蜡，50%乙醇溶液，硫化钠。

四、实验步骤

(一)合成

在已干燥的三口烧瓶中加入 10g 苯酚，10ml 液状石蜡，然后加入 2 滴浓硫酸和 0.5g 硫化钠。通过滴液漏斗缓慢加入 12ml 浓盐酸，加完后，由另一个滴液漏斗缓慢加入 4ml 丙酮。匀速搅拌，缓慢加热，控制水浴温度 30～40℃。搅拌持续 1.5～2h 后，液体会变得相当稠厚。将上述液体细流状倒入 50ml 冰水中，充分搅拌，静置，充分冷却结晶。

(二)精制

将上述溶液倒入布氏漏斗中抽滤，所得到的固体用大量冷水冲洗至中性为止(接洗涤后的水，用玻璃棒蘸取，测其 pH=7)，彻底抽干后，得粗产品。

将粗产品转入 50ml 烧杯中，加入 10ml 50%乙醇溶液，加热溶解，趁热过滤，取滤液，置于冷水中冷却，重结晶，抽滤，分离产物。烘干，称重，计算产率。

五、注意事项

(1)苯酚熔点 43℃，常温下为固体，具有腐蚀性，称取和加料时须小心操作，完成后立即洗手。

(2)水浴温度严格控制在 30～40℃。

(3)反应混合物倒入冷水中，若无固体析出，可用玻棒摩擦液面下的烧杯内壁或反复搅拌。

(4)抽滤时应使用两张滤纸，否则强酸性条件滤纸易被抽穿。

六、思考题

(1)两分子苯酚、一分子丙酮在酸的催化下，会生成几种异构体？

(2)除了本实验中所用到的方法，双酚 A 还有哪些制备方法？

(高宗华)

实验十九　正丁醛的制备

一、目的要求

(1)掌握由伯醇制备醛的原理和方法。

(2)学习分馏柱的使用。

二、实验原理

正丁醛是无色透明液体，有窒息性气味，微溶于水，溶于乙醇、乙醚等多数有机溶剂。常用作树脂、塑料增塑剂、硫化促进剂、杀虫剂等的中间体。实验室制备正丁醛，最常用的方法是用铬酸氧化正丁醇。为了防止过量的氧化剂将生成的醛进一步氧化成酸，一般是将铬酸滴加到热的酸性醇液中，并及时把较低沸点的醛从反应混合物中蒸出。

$$主反应 \quad CH_3(CH_2)_2CH_2OH \xrightarrow[H_2SO_4]{Na_2Cr_2O_7} CH_3(CH_2)_2CHO$$
$$\text{bp.} \quad 117℃ \qquad\qquad\qquad 75℃$$
$$副反应 \quad CH_3(CH_2)_2CHO \xrightarrow[H_2SO_4]{Na_2Cr_2O_7} CH_3(CH_2)_2COOH$$

三、实验器材及试剂

1. 器材　三口烧瓶，圆底烧瓶，磁力搅拌器，滴液漏斗，分馏装置，分液漏斗，温度计，烧杯，锥形瓶，搅拌磁子。

2. 试剂　正丁醇，重铬酸钠，浓硫酸，无水硫酸镁。

四、实验步骤

(一)合成

在 250ml 烧杯中，加入 83ml 水和 15g 重铬酸钠，溶解后，将烧杯置于冷水中，不断搅拌下，缓缓加入 11ml 浓硫酸，此溶液即为氧化剂，将配好的溶液倒入滴液漏斗中。

如图 4-19-1 安装反应装置。向 250ml 三口烧瓶中加入 14ml 正丁醇及搅拌磁子。小火加热至正丁醇微沸，当有蒸气上升至分馏柱的底部时，打开滴液漏斗开关，开始滴加氧化剂溶液，控制滴液速度，使分馏柱顶部的温度不超过 78℃。由于氧化反应是放热反应，在加料时要注意温度变化，控制柱顶温度不低于 71℃，又不高于 78℃。氧化剂全部加完后，继续用小火加热 15～20min。当温度计读数超过 90℃时，停止加热。将收集到的粗产品倒入分液漏斗中，分去水层。把上层的油状物倒入干燥的小锥形瓶中，加入 1～2g 无水硫酸镁干燥。

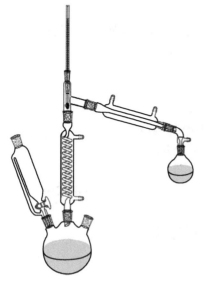

图 4-19-1　制备正丁醛装置

(二)分离产物

将装置改为蒸馏装置，把澄清透明的粗产品倒入圆底烧瓶中，加热，收集 70～80℃ 的馏分。继续蒸馏，收集 80～120℃ 的馏分，回收正丁醇。

五、注意事项

(1) 正丁醛和水一起蒸出，接收瓶要用冰浴冷却。正丁醛和水形成二元恒沸混合物，其沸点为 68℃，恒沸物含正丁醛 90.3%。正丁醇和水也形成二元恒沸混合物，其沸点为 93℃，恒沸物含正丁醇 55.5%。

(2) 重铬酸钠以及还原产物三价铬离子均有毒，操作时切勿溅到皮肤上。

六、思考题

(1) 反应时，能否将正丁醇加入到重铬酸钠溶液中来制备正丁醛？为什么？

(2) 为什么本实验中正丁醛的产率低？

（董秀丽）

实验二十　环己酮的制备

一、目的要求

(1) 学习过氧化氢氧化法制备环己酮的原理和方法。

(2) 巩固萃取、洗涤、干燥、蒸馏等基本操作。

二、实验原理

醇的选择性氧化是有机合成反应中的一个重要反应，其反应产物醛、酮等是合成药物、维生素、香料及合成纤维等复杂化合物的重要中间体。环己酮是环己醇的氧化产物，它是一种重要的有机化工原料，是制备己内酰胺、己二酸、尼龙 66 的主要中间体，广泛应用于纤维、合成橡胶、工业涂料、医药、农药、有机溶剂等工业。工业上常用铬酸或高锰酸钾氧化伯醇或仲醇的方法制备脂环醛酮，但铬酸和高锰酸钾的还原产物对环境有害，本实验以 $30\%H_2O_2$ 为清洁氧化剂，用 $FeCl_3$ 为催化剂，催化氧化环己醇制备环己酮，反应方程式为：

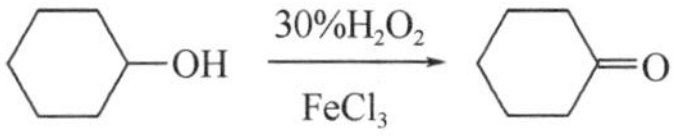

$$\text{\Large\bigcirc}\!-\!OH \xrightarrow[\text{FeCl}_3]{30\%H_2O_2} \text{\Large\bigcirc}\!=\!O$$

三、实验器材及试剂

1. 器材　三口烧瓶，磁力搅拌器，恒压滴液漏斗，加热回流装置，常压蒸馏装置，分液漏斗。

2. 试剂　环己醇，氯化钠，30%过氧化氢，氯化铁，无水硫酸镁，乙醚。

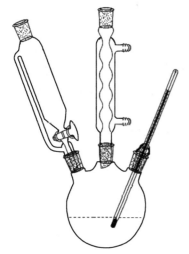

图 4-20-1　制备环己酮装置

四、实验步骤

(一)合成

将装有搅拌磁子的 250ml 三口烧瓶安装于磁力搅拌器上，如图 4-20-1 所示，装上回流冷凝管、温度计、滴液漏斗。向烧瓶中依次加入 10.5ml 环己醇、2.5g 氯化铁催化剂，通过滴液漏斗缓慢滴加 3ml 30%过氧化氢，控制反应温度 55～60℃，过氧化氢滴加完后，继续反应 30min，反应完全后反应液呈墨绿色。

(二)分离产物

反应完成后，向三口烧瓶中加 60ml 水，改为蒸馏装置，将环己酮和水一起蒸出，直到馏出液不再浑浊。再多蒸出 15～20ml，收集约 50ml 馏出液。馏出液中加入氯化钠使其饱和(降低环己酮的溶解度，有利于环己酮的分层)，用分液漏斗分出有机层，水层用 15ml 无水乙醚萃取一次，合并有机层与萃取液，用无水硫酸镁干燥，过滤。粗产品经水浴加热除去乙醚，继续常压蒸馏收集 150～156℃的馏分(140℃以上改用空气冷凝管)，即为环己酮。

环己酮沸点 155.6℃，$d_t^{20}0.9478$，$n_D^{20}=1.4507$。

五、注意事项

(1)加水蒸馏产品实际上是一种简化了的水蒸气蒸馏，环己醇与水形成恒沸混合物，沸点 95℃，环己酮易燃，应注意防火。

(2)加水蒸馏时，水的馏出量不宜过多，否则即使使用盐析，仍不可避免有少量环己酮溶于水中而损失。

(3)控制过氧化氢的滴加速度。

六、思考题

(1)本实验采用过氧化氢氧化环己醇制备环己酮，该方法的优点是什么？

(2)如何鉴别环己醇和环己酮？

(董秀丽)

实验二十一　己二酸的制备

一、目的要求

(1)学习用环己醇制备己二酸的基本原理和方法。

(2)掌握抽滤、浓缩、重结晶等基本操作。

二、实验原理

己二酸是一种重要的有机二元酸,主要用于制造尼龙 66 纤维、尼龙 66 树脂和聚氨酯泡沫塑料。在有机合成工业中是己二腈、己二胺的原料,同时还可用于生产润滑剂和增塑剂(己二酸二辛酯),也可用于医药等方面,用途十分广泛。

环己醇为仲醇,经强氧化剂 $KMnO_4$ 氧化得到环己酮,环己酮继续被氧化,得到己二酸。

三、实验器材及试剂

1. 器材　烧杯,温度计,抽滤瓶,布氏漏斗,研钵,电子天平,滴管,玻璃棒,水浴锅,滤纸,pH 试纸。

2. 试剂　环己醇,高锰酸钾,$0.1mol \cdot L^{-1}$ 碳酸钠溶液,浓硫酸。

四、实验步骤

在 200ml 烧杯中加入 7.5g 碳酸钠、22.5g 研细的高锰酸钾和 50ml 水,搅拌,水浴加热到 40℃使反应物溶解。在不断搅拌下用滴管以每秒 1～2 滴速度缓慢滴加 5.2ml 环己醇,反应温度控制在 40～50℃。滴加完毕,在 50℃水浴上加热并不断搅拌 30min,促使反应完全,可观察到有大量二氧化锰的沉淀凝结。

用玻璃棒蘸一滴反应混合物至滤纸上做点滴实验,如在棕色二氧化锰点的周围出现紫色的环表示有高锰酸盐存在,则需要继续加热搅拌,直至点滴实验无紫色环存在。

趁热抽滤混合物,用 20ml $0.1mol \cdot L^{-1}$ 碳酸钠溶液洗涤滤渣 2 次,将洗涤液与滤液合并置于烧杯中。

将滤液加热浓缩至 30ml,在不断搅拌下缓慢滴入浓硫酸酸化至 pH=2～4,冷却,结晶,抽滤,用 15ml 冰水洗涤,干燥,得己二酸白色晶体,称重,计算产率。

五、注意事项

(1)此反应属强放热反应,要控制好滴加速度和搅拌速度,以免反应过于剧烈引起飞溅或爆炸。

(2)酸化过程要充分,使己二酸完全析出。

六、思考题

(1)在实验过程中为什么必须控制反应温度和环己醇的滴加速度?

(2)如何判断反应的终点？

（高宗华）

实验二十二　肉桂酸的制备

一、目的要求

(1)学习柏琴反应制备肉桂酸的基本原理和实验方法。
(2)掌握回流和水蒸气蒸馏等操作。
(3)进一步熟悉巩固减压过滤、重结晶等操作。

二、实验原理

肉桂酸化学名称是 β-苯基丙烯酸，又称桂皮酸，是重要的有机合成工业中间体之一，广泛用于医药、香料、塑料和感光树脂等化工产品中。由于其具有很好的保香作用，通常作为配香原料，也被用作香料中的定香剂。

芳香醛和酸酐在碱性催化剂作用下，发生类似羟醛缩合的 Perkin 反应，生成不饱和芳香羧酸。催化剂通常是相应酸酐的羧酸钾或钠盐，有时也可以是碳酸钾或叔胺。碱的作用是促进酸酐烯醇化。

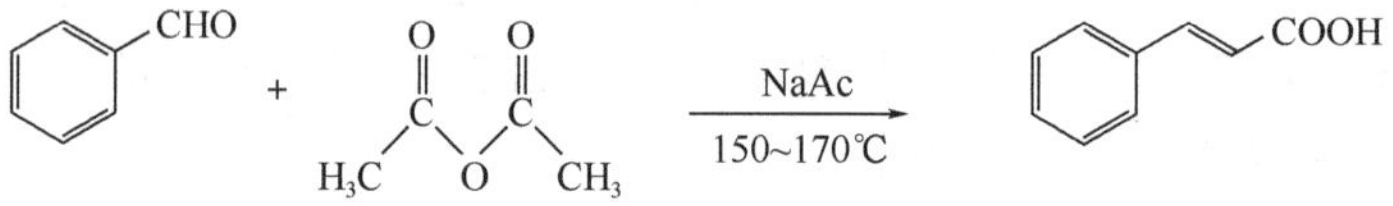

由于肉桂酸在高温加热状态下，会部分脱羧而产生不饱和烃副产物，进而生成树脂状物质，本实验采用水蒸气蒸馏的方法分离肉桂酸和苯甲醛。

三、实验器材及试剂

1. 器材　蒸馏瓶，温度计，空气冷凝管，水蒸气蒸馏装置，减压抽滤装置，电热套。
2. 试剂　苯甲醛，乙酸酐，乙酸钠，$2\text{mol} \cdot \text{L}^{-1}$氢氧化钠溶液，浓盐酸，沸石，滤纸，pH 试纸，水-乙醇(3∶1)。

四、实验步骤

在 50ml 蒸馏瓶中分别加入 3.0ml 新蒸馏过的苯甲醛、5.5ml 新蒸馏过的乙酸酐、4.1g 研细的无水乙酸钠，振荡使之混合均匀。装置如图 4-22-1 所示。用电热套加热，反应始终保持在 150～170℃。回流 1h，停止加热。待反应物稍冷后，往瓶内加入 20ml 热水浸泡几分钟，并把固体用玻璃棒小心捣碎，再进行水蒸气蒸馏，直至无油状物质蒸出为止。然后将蒸馏瓶冷却至室温，加入 10ml $2\text{mol} \cdot \text{L}^{-1}$氢氧化钠溶液，使肉桂酸转变为钠盐。如果钠盐不能完全溶解，可加适量水。减压抽滤，滤液转入烧杯中，加入浓盐酸酸化至滤液 pH=2～3。然后用冰水冷却使结晶充分析出，抽滤，并用少量冷水洗涤晶体。干燥得粗产品，用水：乙醇(3：1)进行重结晶纯化，称重，计算产率。

五、注意事项

(1) 苯甲醛及乙酸酐在使用前必须重蒸，苯甲醛收集 170～180℃的馏分，乙酸酐收集 137～140℃馏分。

(2) 回流时加热温度不能太高，否则会把乙酸酐蒸出。

(3) 为避免损失，肉桂酸要充分结晶，过滤洗涤时蒸馏水尽量少用。

六、思考题

(1) 本实验中为什么要用水蒸气蒸馏？水蒸气蒸馏除去什么组分？

(2) 具有什么结构的醛能进行 Perkin 反应？

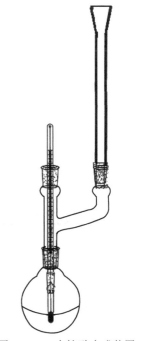

图 4-22-1　肉桂酸合成装置

（王　雷）

实验二十三　乙酸乙酯的制备

一、目的要求

(1) 了解酯化反应的原理和方法。

(2) 掌握常压蒸馏及分液漏斗的使用。

二、实验原理

乙酸乙酯是应用最广的脂肪酸酯之一，是一种快干性溶剂，具有优异的溶解能力，是极好的工业溶剂。

乙酸乙酯的合成方法很多，例如：可由乙酸或其衍生物与乙醇反应制取，也可由乙酸钠与卤乙烷反应来合成。其中最常用的方法是在酸催化下由乙酸和乙醇直接反应而得。酸和醇生成酯的反应叫酯化反应。酯化反应在无催化剂的情况下，反应速度很慢，提高温度或使用催化剂可加快酯化反应速率，使反应在较短的时间内达到平衡。酯化反应常用浓硫酸、氯化氢、对甲苯磺酸或强酸性阳离子交换树脂等作催化剂。若用浓硫酸作催化剂，其用量一般为醇量的 3%即可①。成酯反应如下：

$$CH_3COOH+CH_3CH_2OH \underset{水解}{\overset{酯化}{\rightleftharpoons}} CH_3COOCH_2CH_3 +H_2O$$

反应除生成乙酸乙酯外，还有一些副反应发生。如：

$$2CH_3CH_2OH \xrightarrow{浓H_2SO_4} CH_3CH_2OCH_2CH_3 +H_2O$$

$$CH_3CH_2OH \xrightarrow{浓H_2SO_4} CH_3CHO$$

蒸出的乙酸乙酯中常含有少量的乙酸、乙醇、乙醚、乙醛等，需要进一步精制除去这些杂质。

三、实验器材及试剂

1. 器材 圆底烧瓶，冷凝管，锥形瓶，带套管温度计，尾接管，铁架台，电热套，分液漏斗。

2. 试剂 无水乙醇，冰醋酸，浓硫酸，饱和碳酸钠溶液，饱和氯化钙溶液，饱和氯化钠溶液，无水硫酸镁，沸石。

四、实验步骤

在 100ml 的圆底烧瓶中加入 20ml（约 0.34mol）无水乙醇、12ml（约 0.21 mol）冰醋酸，慢慢加入 10ml 浓硫酸，混合均匀后加入几粒沸石，装上回流冷凝管。用电热套加热，缓缓回流 30min。待反应物冷却后，将回流装置改为常压蒸馏，以 50ml 的锥形瓶置于冷水中作接收瓶，加热蒸馏，直至馏出液体积大约与瓶内残余液体积相等为止。

在馏出液中慢慢加入饱和碳酸钠溶液，直至不再有二氧化碳气体产生为止。将中和后的混合液移入分液漏斗中，静置，分去下层水溶液，酯层用等体积的饱和氯化钠溶液洗涤，然后再用等体积的饱和氯化钙溶液洗涤。最后将酯层从分液漏斗的上口倒入干燥的锥形瓶中，用无水硫酸镁干燥。将干燥后的粗产物滤入 50ml 圆底烧瓶中，加入几粒沸石，用水浴加热进行蒸馏，收集 73～78℃的馏分。称量，计算产率。

纯乙酸乙酯为无色，有香味的液体，沸点 77.06℃。

五、注意事项

（1）浓硫酸的加入量不可太大，回流时一定要小火，否则很容易造成碳化，并增加副产物的产量。

（2）干燥剂不宜加过多，否则会降低收率。

---

①当硫酸用量多时它能起到脱水剂的作用而增加酯的产率。但用量过多，则会因高温氧化作用对反应反而不利。本实验用适当过量的硫酸是为了使乙醇首先与硫酸反应生成硫酸氢乙酯，硫酸氢乙酯再与乙酸反应生成乙酸乙酯，这样可以减少乙醇的挥发损失，增加产率，并可使反应平稳匀速进行。

六、思考题

(1)实验中浓硫酸有哪些作用？
(2)反应中加入过量的乙醇的目的是什么？
(3)洗涤时，饱和食盐水、饱和氯化钙溶液分别用于除去哪些杂质？是否可用水代替？

（张怀斌）

实验二十四　丁二酸酐的制备

一、目的要求

(1)掌握丁二酸酐制备方法和操作步骤。
(2)掌握回流、结晶等基本操作。

二、实验原理

丁二酸酐是 GB2760-90 规定的食品加工助剂，在医药、农药、酯类和树脂的合成方面有重要作用。例如：在合成树脂工业中制造醇酸树脂和离子交换树脂；在塑料工业中制备玻璃纤维增强塑料；农药工业中制造植物生长调节剂；有机工业用作合成有机化合物的中间体；分析化学中用作碱量法滴定标准。

丁二酸酐是无色针状或微黄色粒状结晶，熔点 119.6℃，沸点 261℃，比重 1.2340，在空气中稳定，不易潮解，稍有刺激性气味，溶于氯仿、乙酐、乙醇和四氯化碳；微溶于水和乙醚。遇热水可水解为丁二酸。

采用丁二酸做原料制备丁二酸酐，反应方程式如下：

$$\begin{array}{c} CH_2COOH \\ | \\ CH_2COOH \end{array} + (CH_3CO)_2O \xrightarrow{\triangle} \begin{array}{c} H_2C-C \\ | \quad\quad \\ H_2C-C \end{array}\begin{array}{c} O \\ \\ \\ O \end{array}\!\!\!\!O + 2CH_3COOH$$

在这个反应中，丁二酸分子中两个羧基断键部位分别是羟基键和羟基中的氢氧键。在有水条件下，有机酸分子只会断氢氧键，解离出氢离子。只有在无水的条件下才会断羟基键，因此这个反应要在干燥的环境下进行。

三、实验器材及试剂

1. 器材　圆底烧瓶，球形冷凝管，干燥管，减压抽滤装置，磁力搅拌器，红外灯。
2. 试剂　丁二酸，乙酐，甲基叔丁基醚，氯化钙。

四、实验步骤

在 50ml 干燥圆底烧瓶加入 4g 丁二酸和 6.4ml 经过蒸馏处理的乙酸酐，装上球形冷凝管及氯化钙干燥管。加热、搅拌，待丁二酸完全溶解后（约 10min），继续加热 1h，促使反应完全。用冰水浴充分冷却，有晶体析出。抽滤，用甲基叔丁基醚洗涤晶体两次，每次 5ml。得到的晶体用红外灯烘干，称重，计算产率，测定熔点（丁二酸酐熔点 119.6℃）。

五、注意事项

(1) 乙酸酐易挥发，取用时应在通风橱中进行。
(2) 为促使结晶快速形成，可加入少量晶核或用玻璃棒摩擦烧瓶内壁。

六、思考题

(1) 为什么本反应要在干燥的环境下进行？
(2) 加入甲基叔丁基醚的作用是什么？

（魏光成）

实验二十五　甲基橙的制备

一、目的要求

(1) 了解重氮盐制备技术。
(2) 掌握偶联反应的条件及甲基橙制备的原理。
(3) 进一步练习过滤、洗涤、重结晶等基本操作。

二、实验原理

甲基橙是一种指示剂，它是由对氨基苯磺酸重氮盐与 N，N-二甲苯胺的乙酸盐在弱酸性介质中偶合得到的。偶合首先得到的是红色的酸式甲基橙，称为酸性黄，在碱中酸性黄转变为橙色的钠盐，即甲基橙。

重氮反应：

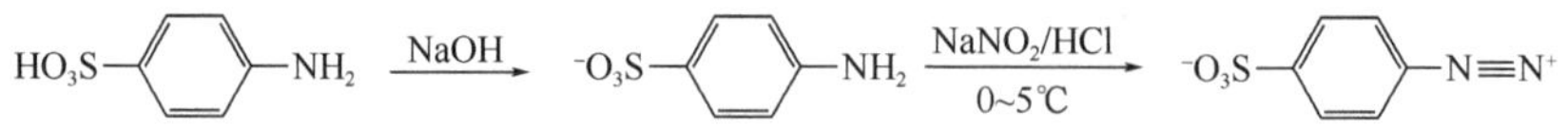

$$HO_3S-\underset{}{\bigcirc}-NH_2 \xrightarrow{NaOH} {}^-O_3S-\underset{}{\bigcirc}-NH_2 \xrightarrow[0\sim5℃]{NaNO_2/HCl} {}^-O_3S-\underset{}{\bigcirc}-N\equiv N^+$$

偶联反应：

酸性黄(红色)

甲基橙

三、实验器材及试剂

1. 器材 烧杯，温度计，玻璃棒，试管，电热套，减压抽滤装置。

2. 试剂 对氨基苯磺酸，$2mol \cdot L^{-1}$ 氢氧化钠溶液，$1mol \cdot L^{-1}$ 氢氧化钠溶液，亚硝酸钠，浓盐酸，冰醋酸，N,N-二甲基苯胺，乙醇，乙醚，淀粉-碘化钾试纸，蒸馏水，冰块，氯化钠。

四、实验步骤

(一)重氮盐的制备

在 50ml 烧杯中加入 1g 对氨基苯磺酸和 5ml $2mol \cdot L^{-1}$ 氢氧化钠溶液，温热使之溶解，用冰盐浴冷却至 0℃以下。另溶解 0.4g 亚硝酸钠于 3ml 蒸馏水水中，加入到上述烧杯中。维持温度 0~5℃，在搅拌下，慢慢用滴管滴入 1.5ml 浓盐酸和 5ml 蒸馏水，直至用淀粉-碘化钾试纸检测呈现蓝色为止，继续在冰盐浴中放置 15min，使反应完全，这时往往有白色细小晶体析出。

(二)偶联反应

在试管中加入 0.7ml N,N-二甲基苯胺和 0.5ml 冰醋酸，混合均匀。在搅拌下将此混合液缓慢加到上述冷却的重氮盐溶液中，加完后继续搅拌 10min。缓缓加入约 15ml $2mol \cdot L^{-1}$ 氢氧化钠溶液，直至反应物变为橙色，此时往往有微量甲基橙晶体析出。

将反应物置沸水浴中加热 5min，冷却后，再放置冰浴中冷却，使甲基橙晶体析出完全。抽滤，依次用少量水、乙醇和乙醚洗涤，压紧抽干。干燥后，得粗产品。

粗产品用 $1mol \cdot L^{-1}$ 氢氧化钠溶液进行重结晶，待结晶析出完全，抽滤。依次用少量水、乙醇和乙醚洗涤，压紧抽干，得片状结晶。

将少许甲基橙溶于水中，加几滴盐酸，然后再用碱中和，观察颜色变化。

五、注意事项

(1)对氨基苯磺酸为两性化合物，酸性强于碱性，它能与碱作用成盐而不能与酸作用成盐。

(2)重氮化过程中，应严格控制温度，反应温度若高于 5℃，生成的重氮盐易水解为酚，降低产率。

(3)若试纸不显色，需补充亚硝酸钠溶液。

(4)重结晶操作要迅速，否则由于产物呈碱性，在温度高时易变质，颜色变深。

六、思考题

(1)在重氮盐制备前为什么还要加入氢氧化钠？如果直接将对氨基苯磺酸与盐酸混合后，再加入亚硝酸钠溶液进行重氮化操作，行吗？为什么？

(2)制备重氮盐为什么要维持 0～5℃的低温，温度高有何不良影响？

(3)重氮化为什么要在强酸条件下进行？偶合反应为什么要在弱酸条件下进行？

（王　雷）

实验二十六　8-羟基喹啉的制备

一、目的要求

(1)巩固加热回流、升华提纯等基本操作。

(2)掌握 Skraup 反应原理。

二、实验原理

8-羟基喹啉属于杂环化合物，是重要的医药、染料和农药中间体。它通常为白色或淡黄色晶体，熔点为 75～76℃，沸点为 267℃，易溶于乙醇、丙酮、氯仿等有机溶剂，几乎不溶于水。8-羟基喹啉是酸碱两性化合物，能溶于强酸、强碱。

Skraup 反应是合成杂环化合物喹啉及其衍生物最重要的方法，它是用邻羟基苯胺与甘油、浓硫酸及弱氧化剂邻硝基苯酚一起加热制得的。首先浓硫酸使甘油脱水成丙烯醛，接着邻羟基苯胺与丙烯醛在浓硫酸作用下加成、脱水成环，邻硝基苯酚则将 1，2-二氢喹啉氧化成喹啉，本身被还原成邻羟基苯胺继续参与反应，合成过程如下：

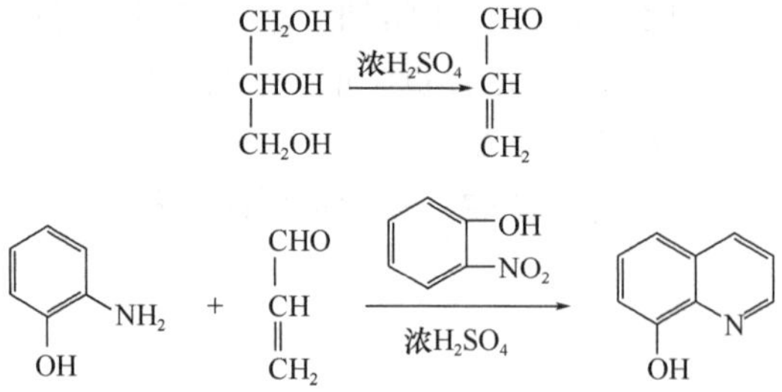

三、实验器材及试剂

1. 器材　圆底烧瓶，冷凝管，分液漏斗，减压抽滤装置，电动搅拌器，水浴锅，电热干燥箱，温度计(0～300℃)，烧杯，量筒，锥形瓶，水蒸气蒸馏装置，搅拌磁子。

2. 试剂　邻氨基苯酚，邻硝基苯酚，甘油，浓硫酸，无水乙醇，氢氧化钠，饱和碳酸钠溶液。

四、实验步骤

在 100ml 圆底烧瓶中加入 8.6ml 无水甘油、1.8g 邻硝基苯酚和 2.8g 邻氨基苯酚，混合均匀后缓慢加入 9.0ml 浓硫酸，放入磁子，装上回流装置，缓慢搅拌下，小火加热，微沸，反应剧烈时，停止加热，待作用缓和后，再继续加热，保持回流 1.5h。

稍冷后，进行水蒸气蒸馏，除去未作用的邻硝基苯酚。将 6g 氢氧化钠溶于 12ml 水中，待烧瓶内液体冷却后加入烧瓶中，然后用饱和碳酸钠溶液调至中性(pH=7～8)，再进行第二次水蒸气蒸馏，蒸出 8-羟基喹啉。

待馏出液充分冷却后，抽滤收集析出物，即得粗产品。粗产品用体积比为 4：1 的乙醇-水重结晶，干燥，称重，计算产率。

五、注意事项

(1)药品尽量干燥，否则影响产率。
(2)该反应为放热反应，要严格控制反应温度以免反应液冲出容器。
(3)反应完成后要严格控制 pH=7～8。

六、思考题

(1)为什么反应结束后要严格控制 pH=7～8？
(2)在进行水蒸气蒸馏中，为什么一开始不加入氢氧化钠？

(胡 威)

实验二十七 肥皂的制备

一、目的要求

(1)了解肥皂的制备原理和方法。
(2)巩固油脂的皂化反应，了解盐析的原理和方法。

二、实验原理

肥皂的主要成分是高级脂肪酸的钠盐或钾盐，高级脂肪酸盐是一种表面活性剂，其中的烃基是非极性的憎水基团，而羧酸根是极性的亲水基团：

$$CH_3-(CH_2)_n-CH_2-C{<}^O_{O^-}$$

在溶液中，高级脂肪酸盐的亲水基受到极性水分子的吸引趋于溶入水中，而疏水基则倾向于远离水相进入极性较小的其他相中，从而在两相界面上产生定向排列。如遇到油污，其憎水基就进入油中，而亲水基伸入油滴外面的水中，由于表面张力的降低，使油滴较易被润湿分散，便于油滴与其附着物分开，从而达到清洁的目的。制造肥皂的基本反应为：

$$
\begin{array}{l}
\text{CH}_2\text{OOCR}' \\
| \\
\text{CHOOCR}'' \\
| \\
\text{CH}_2\text{OOCR}'''
\end{array}
+ \text{NaOH} \xrightarrow[\Delta]{\text{H}_2\text{O}}
\begin{array}{l}
\text{CH}_2\text{OH} \\
| \\
\text{CHOH} \\
| \\
\text{CH}_2\text{OH}
\end{array}
+
\begin{array}{l}
\text{R}'\text{COONa} \\
\text{R}''\text{COONa} \\
\text{R}'''\text{COONa}
\end{array}
$$

甘油　　　　　　高级脂肪酸钠

油脂在碱性溶液中的水解反应又称为皂化反应。高级脂肪酸盐的 R- 可能不同，但都可以作肥皂使用。常见的 R- 有：8-十七碳烯基($-\text{C}_{17}\text{H}_{33}$)、正十五烷基($-\text{C}_{15}\text{H}_{31}$)、正十七烷基($-\text{C}_{17}\text{H}_{35}$)等。制作肥皂的油脂主要有椰子油、棕榈油、猪牛油等，所用碱主要是碱金属氢氧化物。为了改善肥皂产品的外观和适应特殊用途，可加入色素、香料、抗菌剂、消毒剂等，制成香皂、药皂、透明皂等产品。皂化过程加入 NaCl 的目的是通过盐析把脂肪酸盐分离出来。所谓盐析就是无机盐使大分子有机物从溶液中凝聚析出的现象。当高浓度电解质加入到大分子溶液中时，大量无机离子的水化作用，减少了溶液中自由水分子的数量，致使原来高度水化的大分子化合物溶解度减小而聚沉。

三、实验器材及试剂

1. 器材　电磁搅拌器，恒温水浴锅，烧杯，漏斗，量筒，滴管，玻璃棒，纱布。

2. 试剂　植物油(或动物油)，95%乙醇，6mol·L^{-1}NaOH 溶液，NaCl 饱和溶液，松香，色素(甲基橙、亚甲蓝、酚酞等)。

四、实验步骤

1. 皂化　量取 30ml 植物油、20ml 95%乙醇、10ml 6mol·L^{-1}NaOH 溶液，依次加入烧杯中，不断搅拌，恒温 70℃加热至混合物呈糊状为止。

2. 盐析　向糊状物中加入 30ml NaCl 饱和溶液，充分搅拌，静置 5min，冷却，三层纱布过滤，固体用水洗净，加入 0.1g 松香和几滴色素，搅拌均匀，挤干水分，压制成形。

五、注意事项

(1)皂化温度最好控制在 70℃左右，温度太低反应不彻底，但温度过高会产生大量泡沫。大量泡沫可加几滴乙醇除去。

(2)皂化过程中可用玻璃棒蘸取几滴反应液，放入盛有少量热水的试管中，振荡观察，若无油珠出现，说明皂化完全，否则需要补加碱液，继续加热皂化。

(3)盐析温度高，有可能产生乳化现象，造成分离困难。

六、思考题

(1)除植物油外，动物油可否用于肥皂的制备？
(2)实验过程中，加入乙醇和饱和 NaCl 溶液的作用是什么？
(3)简述盐析以及肥皂的去污原理。

（胡 威）

实验二十八 二茂铁的制备

一、目的要求

(1)熟悉无水、无氧合成实验操作技术。
(2)掌握升华提纯化合物的方法。

二、实验原理

二茂铁又名二环戊二烯合铁，是一种结构稳定、具有芳香性的有机金属化合物，它可以作为高性能的火箭燃料添加剂，具有显著的抗爆和消烟助燃作用，还可用作聚酯固化的催化剂等。在常温下二茂铁为橙黄色晶体，具有樟脑的气味；熔点 173～174℃，沸点 249℃，温度高于 100℃容易升华，易溶于苯、乙醚和石油醚等有机溶剂，不溶于水，具有较高的热稳定性和化学稳定性。二茂铁的二价铁离子被夹在两个平面环之间，与环戊二烯形成牢固的配位键。因此二茂铁的结构式为：

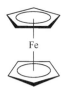

合成二茂铁的方法很多，无水无氧法是最常用的方法之一。在无水无氧的惰性气氛下，以四氢呋喃(THF)为溶剂，用铁粉将三氯化铁还原为氯化亚铁。

$$2FeCl_3 + Fe \xrightarrow{THF} 3FeCl_2$$

然后，在二乙胺存在下，氯化亚铁与环戊二烯反应生成二环戊二烯合铁。

$$FeCl_2 + 2\, \text{⬠} + 2(C_2H_5)_2NH \longrightarrow \text{⬡}-Fe-\text{⬡} + 2(C_2H_5)_2NH \cdot HCl$$

三、实验器材及试剂

1. 器材 电磁加热搅拌器，减压蒸馏装置，氮气钢瓶，冷凝管，三口烧瓶，干燥管，分馏柱，圆底烧瓶，烧杯，蒸发皿，漏斗，橡皮管（带玻璃尖嘴）。

2. 试剂 环戊二烯，四氢呋喃[①]，二乙胺，铁粉，无水三氯化铁，氢氧化钾，甘油，氮气。

四、实验步骤

（一）无水氯化亚铁的制备

按照图 4-28-1 连接好装置，100ml 三口烧瓶中间口依次连接回流冷凝管，液封装置，液封内装有 5ml 甘油，从三口烧瓶一个侧口通入氮气，另一个侧口用空心塞盖好。仪器安装好后，放入搅拌磁子，通入氮气缓缓加热，系统干燥后，冷却，至室温后加入 20ml 干燥的四氢呋喃，一边搅拌一边加入 5.4g 无水三氯化铁和 0.9g 铁粉，在氮气保护下（液封中有气泡冒出）搅拌加热回流 2h。

（二）环戊二烯的解聚

环戊二烯久存会聚合为二聚体，使用前应重新蒸馏解聚为单体。在 250ml 圆底烧瓶中加入 70ml 环戊二烯，烧瓶上装一个分馏柱，柱外包石棉绳，在柱顶上装蒸馏头（带有温度计）和冷凝管，装置如图 4-28-2 所示，加热蒸馏，收集 44℃ 的馏分。

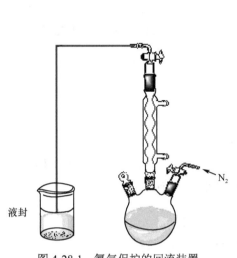

图 4-28-1 氮气保护的回流装置

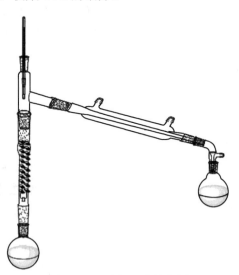

图 4-28-2 分馏—蒸馏装置

---

①四氢呋喃除水处理：取约 150ml 四氢呋喃于 250ml 圆底烧瓶中，分批加入少量氢氧化钾，浸泡一天，然后加入金属钠片浸泡 4h，经过滤后，蒸馏收集沸点为 66℃ 的馏出液约 100ml，馏出液密封待用。

(三)二茂铁的合成

在步骤(一)回流结束冷却到室温后，在氮气保护下拆下回流冷凝管，装上蒸馏装置(蒸馏头、冷凝管、真空接引管、以 100ml 圆底烧瓶接收)，关闭氮气，减压蒸去四氢呋喃。在氮气保护下拆下蒸馏装置，再次装上回流装置。在磁力搅拌下加入 9ml 新蒸的环戊二烯和 20ml 二乙胺，室温反应 2h，然后换上蒸馏装置，减压蒸去过量的二乙胺，将固体物质取出，放入蒸发皿中，在通风橱中缓慢加热进行升华提纯，收集富集在漏斗内壁的产物，称量，计算产率。

五、注意事项

(1)本实验要求各种试剂和玻璃仪器必须进行无水处理。
(2)实验在氮气环境下进行，仪器密闭性要好。

六、思考题

(1)合成二茂铁为什么要在无水无氧条件下进行？
(2)试分析影响二茂铁产率的因素。

(魏光成)

第五部分 药 物 合 成

药物合成是在掌握基本实验技能的基础上进行的复杂有机合成。本部分选取了 15 个实验，实验原理涉及安息香缩合反应、乙内酰脲环合反应、Knoevenagel 反应、Perkin 合成法、氧化、酯化、还原、酰化、氯化反应、羟醛缩合反应、Hanstzch 反应等。通过本部分实验，使学生熟悉所选化合物的合成原理，掌握合成的操作技能和目标产物的纯化方法，为深入进行药物研究打下良好的基础。

实验二十九 苯妥英钠的制备

一、目的要求

(1) 掌握安息香缩合反应的基本原理和操作方法。
(2) 熟悉乙内酰脲环合原理和操作。
(3) 了解苯妥英钠合成的基本路线。

二、实验原理

苯妥英钠，又名大伦丁钠，化学名为 5，5-二苯基-2，4-咪唑烷二酮钠盐。属于乙内酰脲类抗癫痫药物、抗心律失常药。苯妥英钠抗惊厥作用强，虽毒性较大，并有致畸形的副作用，但依旧是控制癫痫大发作和部分性发作的首选药物。

苯妥英钠为白色粉末，无臭，味苦，微有吸湿性。在空气中逐渐吸收 CO_2，转化成苯妥英。化学结构式：

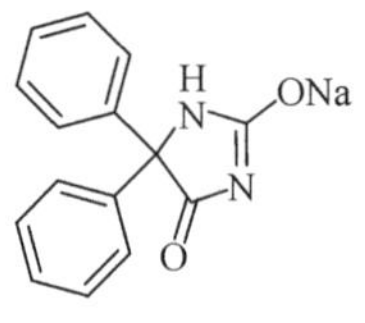

合成路线如下：

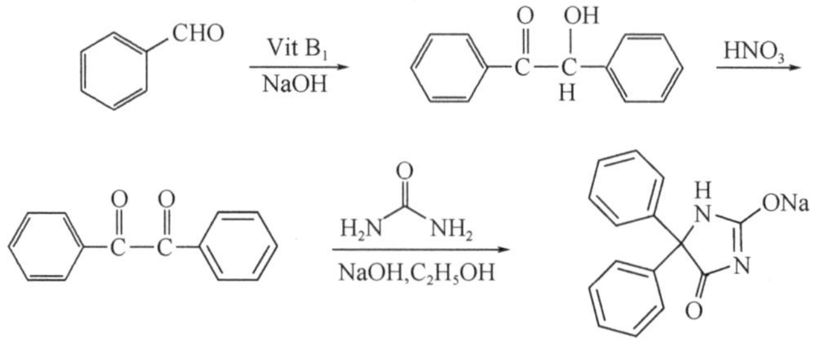

$$\xrightarrow[\text{pH 4~5}]{\text{HCl}} \qquad \xrightarrow[\text{pH 11~12}]{\text{NaOH}}$$

苯妥英钠的合成通常以苯甲醛为原料，经安息香缩合反应，生成二苯乙醇酮，随后经硝酸氧化生成二苯乙二酮，再在碱性醇液中与脲缩合、重排制得产物。

三、实验器材及试剂

1. 器材 集热式恒温磁力搅拌器，100ml 圆底烧瓶，球形冷凝管，三口烧瓶，抽滤瓶，布氏漏斗，循环水真空泵。

2. 试剂 蒸馏水，苯甲醛，维生素 B_1 盐酸盐，尿素，95%乙醇，硝酸，$2mol \cdot L^{-1}$ 盐酸溶液，$2mol \cdot L^{-1}$ 氢氧化钠溶液，活性炭，冰块。

四、实验步骤

(一)安息香缩合[①]

在 250ml 圆底烧瓶中加入维生素 B_1 盐酸盐 3.6g、12ml 蒸馏水和 30ml 95%的乙醇，塞住瓶口，轻轻摇动，待维生素 B_1 盐酸盐溶解后，放在冰水浴中冷却。10min 后，将 10ml $2mol \cdot L^{-1}$ 氢氧化钠溶液加入到圆底烧瓶中，充分摇动后立即加入苯甲醛 20ml，并混合均匀，磁力搅拌下，控制温度 60~75℃回流 30~35min，再加热到 80~90℃回流 30~35min。溶液颜色变为橘红色时，将混合物倒入 100ml 蒸馏水中，冷却，结晶，抽滤得浅黄色晶体，冷水洗涤，抽干得粗品，计算产率，供下步使用。

(二)二苯基乙二酮的制备

取 8.5g 粗制的安息香于 100ml 的圆底烧瓶中，加入 10ml 浓硝酸，安装回流冷凝管以及气体吸收装置，磁力搅拌下控制反应温度 100~110℃。回流反应 1.5h，直至生成的二氧化氮气体逸去完全。通风条件下，趁热倾出反应物至盛有 200ml 冷水的烧杯中，不断搅拌，直至油状物结晶成为黄色固体，抽滤，用水充分洗去硝酸(可用 pH 试纸测量判断)，干燥得二苯基乙二酮，计算产率，测熔点(纯二苯基乙二酮的熔点 95~96℃)。

(三)苯妥英的制备

将二苯基乙二酮粗品 8g，尿素 3g 置于 100ml 或 250ml 圆底烧瓶中，加入 $2mol \cdot L^{-1}$ 氢氧化钠溶液 25ml，95%乙醇 40ml，磁力搅拌下回流反应 1h 后倾入 300ml 冷水中，静置，待沉淀完全，抽滤，弃去黄色的二苯乙炔二脲沉淀，滤液用 $2mol \cdot L^{-1}$ 盐酸溶液酸化至沉淀完全析出，抽滤得白色苯妥英。如果产品颜色较深，应重新溶于碱液后，加入 0.5g 活性炭

[①]通常将该反应生成的二苯乙醇酮称为安息香，并把该类反应称为安息香缩合反应。对于该反应，经典的催化剂是氰化钾或氰化钠，但因为氰化物是剧毒物，使用不当会有危险性。学生实验中，改用维生素 B_1 作为该反应的催化剂，避免氰化物的剧毒问题，并且原料易得、无毒、反应条件温和，产率较高。

煮沸脱色 10min 左右，趁热抽滤，滤液冷却后，再酸化得白色针状结晶，计算产率，测熔点(纯苯妥英熔点 295～298℃)。

(四)苯妥英钠的制备

真空干燥后称量苯妥英的质量，将苯妥英混悬于 4 倍水中，水浴上温热至 40℃，搅拌下滴加 2mol · L⁻¹ 氢氧化钠溶液至全溶(如果颜色较深，可加活性炭少许，加热脱色 5min，趁热抽滤)，静置冷却析出结晶(如滤液析不出结晶，可加氯化钠至饱和)，抽滤，少量冰水洗涤，干燥得苯妥英钠，称重，计算产率。

五、注意事项

(1)苯甲醛极易被氧化，长期放置会有苯甲酸析出，本实验苯甲醛中不能含苯甲酸，因此实验前需重新蒸馏。

(2)二苯乙炔二脲的结构式如下：

(3)硝酸氧化时有大量 NO₂ 逸出，必须安装尾气吸收装置，用导管导入氢氧化钠溶液中吸收。

六、思考题

(1)安息香缩合反应的反应液，为什么自始至终要保持碱性环境？

(2)形成乙内酰脲时，产生的副产物是什么？

(3)为什么苯妥英能溶于 NaOH 溶液中？

(4)苯妥英钠的制备过程中，如果没有结晶析出，可采用什么方法促进结晶？

(丛 蔚)

实验三十 香豆素-3-羧酸的制备

一、目的要求

(1)掌握 Knoevenagel 反应的基本原理和操作方法。

(2)熟悉回流和重结晶的实验操作。

(3)了解 Perkin 合成法的基本原理。

二、实验原理

香豆素的基本结构为 1,2-苯并 α-吡喃酮，白色斜方晶体或结晶粉末。香豆素类成分广泛分布于天然植物中，特别是在伞形科、芸香科、瑞香科、菊科、豆科、五加科、茄科和兰科等科中存在，少数也存在于微生物和动物中。早在 1820 年，人们已从香豆的种子中发现香豆素，目前已从自然界中分离得到约 1200 余种香豆素类成分。香豆素类成分不仅具有抗病毒、抗肿瘤、抗凝血等多方面的药理活性，同时也是香料的重要来源。如薰衣草和桂皮的精油中含有的香豆素，有香茅草的香气，常用作定香剂，用于配制香水、花露水香精等。香豆素的衍生物除用作香料外，还可用作农药、食物防腐剂、杀鼠剂、感光材料等，在医药、精细化工等方面具有广泛的用途。

天然来源的香豆素虽种类多，但大部分在植物中的含量较小，大量应用需要通过人工合成。1868 年，Perkin 用邻羟基苯甲醛(水杨醛)与乙酸酐为原料，在弱碱(醋酸钠)的作用下合成邻羟基肉桂酸，该方法称为 Perkin 合成法。

Perkin 法是将水杨醛与乙酸酐在碱性条件下缩合，经酸化后生成邻羟基肉桂酸，其中顺式的邻羟基肉桂酸在酸性条件下闭环形成香豆素。由于该反应为固液两相反应，而且苯甲醛等原料在反应过程中容易发生聚合，因此产率较低。

Perkin 法的原理是利用一定条件下形成的碳负离子进攻苯甲醛中醛羰基的碳正离子，缩合后再经酸化形成邻羟基肉桂酸。本实验经改进后，用水杨醛和丙二酸酯在有机碱的催化下合成香豆素的衍生物，这种方法称为 Knoevenagel 反应。丙二酸酯的亚甲基更易形成碳负离子，因此该反应所需温度低，条件温和。反应过程为水杨醛与丙二酸酯在六氢吡啶催化下，缩合生成香豆素-3-甲酸乙酯，碱性条件下，后者的侧链酯键和内酯键均被水解，随后在酸性条件下再次关环，内酯化生成香豆素-3-羧酸。

三、实验器材及试剂

1. 器材 圆底烧瓶,干燥管,锥形瓶,冷凝管,恒温磁力搅拌器,布氏漏斗,抽滤瓶,搅拌磁子。

2. 试剂 水杨醛,丙二酸二乙酯,六氢吡啶,无水乙醇,冰醋酸,氢氧化钠,浓盐酸,无水氯化钙。

四、实验步骤

(一)香豆素-3-甲酸乙酯的合成

在干燥的 100ml 圆底烧瓶中,加入 4.2ml 水杨醛、6.8ml 丙二酸二乙酯、25ml 无水乙醇、0.5ml 六氢吡啶和 2 滴冰醋酸,加入磁子后,回流反应 2h,冷凝管上口接一填充氯化钙的干燥管。反应完毕,稍微冷却后,加入 30ml 水,置于冰水浴中冷却。待结晶完全后,抽滤,晶体用 2~3ml 冰冷过的 50%乙醇洗涤 2~3 次。香豆素-3-甲酸乙酯粗品为白色晶体,熔点 92~93℃。若纯度不够,可用 25%乙醇重结晶。

(二)香豆素-3-羧酸的合成

在 100ml 圆底烧瓶中加入 4g 香豆素-3-甲酸乙酯、3g 氢氧化钠、20ml 95%乙醇和 10ml水,加入磁子,装上回流冷凝管,水浴加热至酯溶解后,再继续回流 15min。稍冷后,在搅拌下将反应混合物加到盛有 10ml 浓盐酸和 50ml 水的烧杯中,立即有大量白色结晶析出。于冰水浴中冷却,待结晶完全后减压抽滤,用少量冰水洗涤晶体,压干。

(三)香豆素-3-羧酸的纯化

用乙醇或 95%乙醇重结晶,料液比为 $1:15(W:V)$。加热回流至香豆素-3-羧酸完全溶解(若有少量不溶物可抽滤),冷却析晶,抽滤即得。

纯品香豆素-3-羧酸熔点 189~192℃。

五、注意事项

(1)如果香豆素-3-甲酸乙酯加热回流很长时间不溶时,可以补加一些氢氧化钠。

(2)水杨醛或者丙二酸酯过量,都可使平衡向右移动,提高香豆素-3-甲酸乙酯的产率。本实验使用过量水杨醛,因为其极性大,后处理简单。

(3)将丙二酸二乙酯滴加入圆底烧瓶,可以使其完全包裹在水杨醛与六氢吡啶的混合液内,反应更充分。

(4)随着六氢吡啶量的增加,产率有所提高,但用量过多时,其会与已生成的香豆素-3-甲酸乙酯生成酰胺,导致产率降低,故其与丙二酸酯的物质的量最适宜比为 1:1。

(5)反应温度以能让乙醇匀速缓和回流为好,大概在 80℃左右,温度过高有可能发生副反应。

(6)用冰 50%乙醇洗涤可以减少酯在乙醇中的溶解。

六、思考题

(1)试写出利用 Konavenagel 反应制备香豆素-3-羧酸的反应机理。反应中加入冰醋酸的目的是什么？

(2)如何利用香豆素-3-羧酸制备香豆素？

（丛　蔚）

实验三十一　贝诺酯的制备

一、目的要求

(1)通过实验了解拼合原理在药物化学中的应用。

(2)了解 Schotten-Baumann 反应以及酯化反应在药物化学结构修饰中的应用。

(3)通过乙酰水杨酰氯的制备，掌握无水操作技能。

二、实验原理

贝诺酯(又名扑炎痛，苯乐来)为一新型的解热镇痛抗炎药，是根据拼合原理由扑热息痛和阿司匹林形成的酯，可用于治疗感冒、发热、头痛、类风湿性关节炎及骨关节炎等。

拼合原理是指将两种药物的结构拼合在一个分子内，或将两者的药效基团兼容在一个分子内，新形成的分子可兼容两者的性质，强化各自的药理作用，减小各自的毒副作用，或使两者取长补短，发挥各自的药理活性，从而更好地协同地完成治疗过程。阿司匹林结构中含有羧基，有比较严重的胃肠道副作用，严重时可致胃肠道出血。利用扑热息痛的酚羟基在碱性条件下与之形成酯，既保留两者原有作用，又兼有协同作用，减小了副作用。

贝诺酯化学名称为 2-(乙酰氧基)苯甲酸-4-(乙酰氨基)苯酯，分子式为 $C_{17}H_{15}NO_5$，相对分子质量为 313.30。本品为白色结晶性粉末，无味，熔点 175～176℃，在水中不溶，热乙醇中可以溶解。

本实验第一步为阿司匹林与氯化亚砜在少量吡啶存在下进行羧羟基的氯置换反应，生成乙酰水杨酰氯。第二步为对乙酰氨基酚在氢氧化钠作用下生成钠盐，之后与第一步中生成的乙酰水杨酰氯进行酯化反应，即可得到目标产物贝诺酯。

三、实验器材及试剂

1. 器材　温度计，搅拌子，回流冷凝管，100ml 三口瓶，电磁加热搅拌器，抽滤瓶，布氏漏斗，旋转蒸发仪，玻璃棒，100ml 烧杯，滴液漏斗，氯化钙干燥管，熔点测定仪。

2. 试剂　阿司匹林，氯化亚砜，氯化钙，扑热息痛，氢氧化钠，无水丙酮，95%乙醇，蒸馏水，吡啶。

四、实验步骤

(一)乙酰水杨酰氯的制备

在装有搅拌子、温度计、回流冷凝管(上端连接氯化钙干燥管和尾气吸收装置)的 100ml 三口瓶中，先加入 6.8g 阿司匹林，再加入 3.8ml 氯化亚砜，开启搅拌，往反应体系中滴加吡啶一滴，置于油浴上缓缓加热，约 50min 将温度升高到 75℃，继续搅拌至无气体逸出(约需要 2~3h)，反应结束后，用旋转蒸发仪减压蒸除反应中过量的氯化亚砜，冷却得到乙酰水杨酰氯，加入无水丙酮 4.5ml，混均密封备用。

(二)贝诺酯的制备

在装有温度计、恒压滴液漏斗和搅拌子的 100ml 三口烧瓶中加入扑热息痛 6.5g，水 40ml，控制温度在 10~15℃，边搅拌边缓缓加入氢氧化钠溶液 13ml(2.5g 加水至 13ml)，之后降温至 8~10℃，缓缓加入(一)中制得的乙酰水杨酰氯无水丙酮液(约在 20min 滴加完毕)，调 pH=9~10 后，搅拌下于 20~25℃反应 1.5~2h，反应完毕，抽滤，用水洗至中性，干燥箱烘干，得粗品。粗品用 1:8 的 95%乙醇重结晶，即得贝诺酯。熔点 175~176℃，收率 44%。

(三)结构确证

取经干燥的贝诺酯适量，进行红外光谱、紫外光谱、核磁共振氢谱、碳谱的测定，并对图谱进行解析以确证本品的结构。

五、注意事项

(1)酰氯比较活泼，微量水分能使其分解，因此酰化反应所用仪器必须是干燥的。

(2)过量的氯化亚砜必须蒸馏干净，否则，残留的氯化亚砜将影响酯化反应的 pH、产品的色泽、熔点和收率。

(3)吡啶仅起催化作用，不得过量，否则，产品颜色变深。

(4)酰氯制备完毕，加入无水丙酮，混匀密闭，及时投料，不得放置过久，因乙酰水杨酰氯很不稳定，遇水、遇光甚至在空气中极易分解变质。

六、思考题

(1)什么是拼合原理？简述其在药物化学当中的应用。
(2)什么是酯化反应？了解其在药物化学结构修饰中的应用。

(丛　蔚)

实验三十二　磺胺醋酰钠的制备

一、目的要求

(1)通过本实验，掌握磺胺类药物的一般理化性质。
(2)熟悉利用理化性质的特点来实现分离提纯的目的。
(3)通过本实验操作，了解乙酰化反应的原理。

二、实验原理

磺胺醋酰钠为短效磺胺类药物，具有广谱抑菌作用。因与对氨基苯甲酸竞争细菌的二氢叶酸合成酶，使细菌叶酸代谢受阻，无法获得所需嘌呤和核酸，致细菌生长繁殖受抑制。本品对大多数革兰氏阳性和阴性菌有抑制作用，尤其对溶血性链球菌、肺炎双球菌、痢疾杆菌敏感，对葡萄球菌、脑膜炎球菌及沙眼衣原体也有较好抑菌作用。对真菌也有一定的抑制作用。用于结膜炎、角膜炎、泪囊炎、沙眼及其他敏感菌引起的眼部感染，也用于沙眼和衣原体感染的辅助治疗，霉菌性角膜炎的辅助治疗，以及眼外伤、结膜、角膜及内眼手术的前、后预防感染。

本品水溶液呈中性，刺激性小，滴眼后穿透力强，药物可渗入眼部晶体及眼内组织而达较高浓度，30%溶液滴眼，经 5min 后角膜的药物浓度可达 0.1%，角膜上皮缺损时，眼内吸收增加，房水药物浓度高达 $0.95mg \cdot ml^{-1}$。对磺胺类药物过敏者禁用；细菌对本品易产生耐药性，尤其当剂量不足、用药不规则时；对氨基苯甲酸与二氢叶酸合成酶的亲和力大于磺胺醋酰钠，因而使用时应有足够的剂量与疗程；因脓液与坏死组织含大量对氨基苯甲酸，可减弱磺胺醋酰钠的作用，局部感染用药时应先清创排脓；普鲁卡因等可代谢产生对氨基苯甲酸的药物可减弱磺胺醋酰钠的作用，不宜同时使用。

本品为白色结晶性粉末，无臭，味微苦。本品在水中易溶，在乙醇中略溶。熔点181～184℃。合成路线：

$$H_2N-\!\!\!\!\bigcirc\!\!\!\!-SO_2NH_2 + (CH_3CO)_2O \xrightarrow{NaOH} \xrightarrow{H^+}$$

$$H_2N-\!\!\!\!\bigcirc\!\!\!\!-SO_2NHCOCH_3 \xrightarrow{NaOH} H_2N-\!\!\!\!\bigcirc\!\!\!\!-SO_2NCOCH_3 \atop Na$$

三、实验器材及试剂

1. 器材　三口瓶，电磁加热搅拌器，温度计，球形冷凝管，布氏漏斗，抽滤瓶，250ml 烧杯，100ml 烧杯，玻璃棒。

2. 试剂　磺胺，乙酸酐，5.6mol·L^{-1}、19.3mol·L^{-1}、5mol·L^{-1}、10mol·L^{-1} 氢氧化钠溶液，10mol·L^{-1}、2.7mol·L^{-1} 盐酸溶液，活性炭，蒸馏水。

四、实验步骤

(一)磺胺醋酰的制备

在装有搅拌子、温度计和球形冷凝管的 100ml 三口瓶中，加入磺胺 17.2g，5.6mol·L^{-1} 氢氧化钠溶液 22ml，开动搅拌，于油浴上加热至 50～55℃。待磺胺溶解后，滴加乙酸酐 3.6ml 和 19.3mol·L^{-1} 氢氧化钠溶液 2.5ml。随后每隔 5min，交替加入 19.3mol·L^{-1} 氢氧化钠溶液 2ml 和乙酸酐 2ml，重复 5 次(共计 19.3mol·L^{-1} 氢氧化钠溶液 10ml 和乙酸酐 10ml)。加料期间反应条件维持内温 50～55℃及 pH=12～13；加料完毕后继续保持该温度反应 30min。

反应完毕后，停止搅拌，将反应液倾入 250ml 烧杯中，加水 20ml 稀释。用 10mol·L^{-1} 盐酸溶液调节 pH=7，于冰水浴中放置 30min，并不时搅拌以析出固体。抽滤，用适量冰水洗涤滤饼。洗液与滤液合并后用 10mol·L^{-1} 盐酸溶液调节 pH=4～5，冰水浴冷却 15min，抽滤，得白色粉末。

将上述白色粉末用 3 倍量 2.7mol·L^{-1} 盐酸溶液溶解并搅拌，尽量使单乙酰物成盐酸盐溶解，抽滤除不溶物。

滤液加入少量活性炭(质量分数 5%～10%)，室温脱色 10min。抽滤，滤液用 10mol·L^{-1} 氢氧化钠调节 pH=5，析出磺胺醋酰，抽滤，压干。测熔点(熔点 181～184℃)。若产品熔点不合格，可用热水(1∶15)精制。

(二)磺胺醋酰钠的制备

将上步得到的磺胺醋酰称重后置于 50ml 烧杯中，于 90℃热水浴上滴加计算量的 5mol·L^{-1} 氢氧化钠至溶液 pH=7～8。此时固体应恰好溶解，若有较多不溶物，则加入极少量水促进溶解。趁热抽滤，滤液转移至小烧杯。冰盐浴中冷却至 0℃以下，析出结晶，抽滤，压干，称重并计算收率。

五、注意事项

(1)在此实验过程中需用到多种浓度的氢氧化钠溶液，切勿用错导致实验失败。

(2)滴加乙酐和氢氧化钠溶液是交替进行，每滴完一种溶液，让其反应 5min 后，再滴加另一种溶液。滴加速度以逐滴滴下为宜，以使反应液始终保持 pH=12～13，否则收率将会降低。

(3)用 10mol·L⁻¹ 盐酸调节 pH=7 时析出的固体不是产物,产物存在于溶液中。pH=4～5 时析出的固体才是产物。

(4)反应后处理过程中溶液 pH 的调节是实验能否成功的关键步骤。

(5)最后一步中 5mol·L⁻¹ 氢氧化钠溶液的用量须严格按计算量滴加。

六、思考题

(1)磺胺类药物有哪些化学性质?

(2)酰化液处理的过程中,pH=7 时析出的固体是什么? pH=4～5 时析出的固体是什么? 2.7mol·L⁻¹ 盐酸中的不溶物是什么?

(3)反应中溶液碱性过强导致磺胺较多,磺胺醋酰次之,双乙酰产物较少;而碱性过弱导致双乙酰产物较多,磺胺醋酰次之,磺胺较少。为什么?

(丛　蔚)

实验三十三　美沙拉秦的制备

一、目的要求

(1)通过实验掌握硝化、还原反应原理。

(2)熟悉硝化、还原反应的基本操作技能。

(3)了解水杨酸类抗炎药的构效关系。

二、实验原理

美沙拉秦是抗结肠炎药,为抗慢性结肠炎药柳氮磺吡啶(SASP)的活性代谢物。疗效与 SASP 相同,适用于因副作用和变态反应而不能使用 SASP 的患者,广泛用于治疗溃疡性结肠炎。又为抗结核药。化学名为 5-氨基-2-羟基-苯甲酸,化学结构式为:

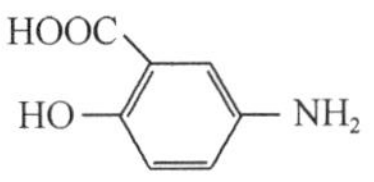

美沙拉秦对肠壁的炎症表现出显著的抑制作用,机理上主要是通过抑制引起炎症的前列腺素的合成以及炎性介质白三烯的形成,从而对肠黏膜炎症表现出显著的抑制作用。不仅如此,对发生炎症肠壁的结缔组织效果更加明显。临床上主要用于溃疡性结肠炎、溃疡性直肠炎和克隆氏病。不良反应方面,可能出现轻度的胃部不适。使用时应注意以下几点:对水杨酸类药物以及本品的赋形剂过敏者忌用;肝肾功能不全患者慎用;妊娠及哺乳期妇女慎用;而两岁以下儿童不宜使用。另外,与氰钴胺片同用,将影响氰钴胺片的吸收。并且,服药时要整粒囫囵吞服,绝不可嚼碎或压碎。

本品为灰白色结晶或结晶状粉末,微溶于冷水、乙醇,熔点 278～280℃。由水杨酸先硝化再用铁粉还原制得。

三、实验器材及试剂

1. 器材 250ml 三口瓶，滴液漏斗，冷凝管，集热式恒温磁力搅拌器，抽滤装置，温度计，干燥箱。

2. 试剂 水杨酸，浓硝酸，浓盐酸，浓硫酸，铁粉，10mol·L^{-1} 氢氧化钠溶液，4.1mol·L^{-1} 硫酸溶液，8.8mol·L^{-1} 氨水，连二亚硫酸钠(保险粉 Na$_2$S$_2$O$_4$)，活性炭，蒸馏水，pH试纸(1～14)。

四、实验步骤

(一)5-硝基-2-羟基苯甲酸的制备(硝化反应)

在装有冷凝管(附有空气导管、安全瓶及碱性吸收池)、磁子、温度计和恒压滴液漏斗的 250ml 三口瓶中，加入水杨酸21g，水45ml，搅拌下升温至70℃，缓缓滴加浓硝酸18ml，保持反应温度在70～80℃，滴毕，磁力搅拌下继续保温反应1h。倒入150ml冰水中，静置1h。抽滤，滤饼用水洗涤，得粗品，将粗品加入220ml水中加热至沸。待全部溶解，趁热过滤，滤液冰水浴冷却，抽滤，得淡黄色结晶。熔点227～230℃。

(二)美沙拉秦的合成(还原反应)

在装有电动搅拌器、冷凝管及温度计的三口瓶中，加入水60ml，升温至60℃以上，加入浓盐酸4.2ml，活化铁粉4g，加热回流后，交替加入活化铁粉6g和5-硝基-2-羟基苯甲酸10g，加毕，继续保温搅拌1h。反应毕，冷却至80℃后，用10mol·L^{-1}氢氧化钠溶液调至pH碱性，过滤，水洗，合并滤液和洗液，向其中加入保险粉1.3g，搅拌，过滤，滤液用4.1mol·L^{-1}硫酸溶液调至 pH=2～3，析出固体，过滤，干燥，得粗品。向粗品中加水100ml，浓硫酸4.5ml和活性炭少许，加热回流数分钟，趁热过滤，冷却，滤液用8.8mol·L^{-1}氨水调至 pH=2～3，析出固体，抽滤，水洗，干燥，得精品，熔点280℃。

五、注意事项

(1)硝化反应为放热反应，在滴加硝酸时，滴加速度要尽量慢，同时集热式恒温磁力搅拌器的温度控制要合适，以保持反应温度在70～80℃为宜。

(2)硝化反应注意：①反应温度影响：若温度适当，反应速率会升高，因为反应物与产物在酸中溶解度大，溶液黏度降低，扩散良好，有利于硝化反应的进行。而温度太高时，易发生氧化、断键，多硝基化等副反应，其他副反应发生的概率也升高。②搅拌影响：反应热、硫酸稀释热迅速生成，而混酸的热容量比较小，局部过热会导致温度升高。故应控制温度，提高搅拌速度。

（3）铁粉活化的方法：将铁粉 10g，水 50ml，置 150ml 蒸发皿中，加浓盐酸 0.4ml，煮沸。用水以倾泻法洗至中性，置水中待用。

六、思考题

（1）简述硝化反应的机理。

（2）试述还原反应中铁粉活化的目的。

（3）水杨酸硝化生成 5-硝基水杨酸，为什么只在 5-C 上硝化而苯环其他 C 上的 H 不被取代？

（丛　蔚）

实验三十四　苯佐卡因的制备

一、目的要求

（1）掌握苯佐卡因合成的基本原理和步骤。

（2）熟悉氧化、酯化、还原、酰化反应的原理和操作方法。

（3）掌握利用化合物的酸碱性进行纯化的方法。

（4）了解苯佐卡因的结构鉴定方法。

二、实验原理

苯佐卡因（Benzocaine），即对氨基苯甲酸乙酯或 4-氨基苯甲酸乙酯，白色针状晶体，无臭，味苦，医药中用作局部麻醉剂。最早的局部麻醉药是从南美洲生长的古柯植物中提取的古柯碱亦称可卡因，但可卡因具有成瘾性和毒性大等缺点。在对古柯碱的构效关系进行系统研究后，目前已合成和筛选了数百种局部麻醉剂。

具有局麻活性的药物均有如下共同的结构特征：

(1)分子的一端是芳环，另一端则是仲胺或叔胺，两个结构单元之间相隔 1~4 个原子联结的中间链。

(2)苯环部分通常为芳香酸酯，它与麻醉剂在人体内的解毒有密切的关系。

(3)结构中的氨基还有助于使此类化合物形成溶于水的盐酸盐以制成注射液。

苯佐卡因分子式 $C_9H_{11}NO_2$，相对分子量 165.19，熔点 91~92℃，沸点 183~184℃，微溶于水，溶于乙醇、氯仿、乙醚。除作为局麻药，还可用作奥索仿、奥索卡因、普鲁卡因等的合成原料，也用于塑料和涂料生产。由于水溶性差，主要用于创伤面、溃疡面、黏膜和痔疮的麻醉止痛。

苯佐卡因的合成主要以对硝基苯甲酸或甲基苯胺为原料，经氧化、酯化和还原后而得，也是目前国内生产苯佐卡因的主要方法。本实验以对硝基甲苯为原料，对硝基甲苯首先被氧化成对硝基苯甲酸，以浓硫酸为催化剂与乙醇发生酯化反应，再将硝基还原成氨基而得，该方法经济合理。

三、实验器材及试剂

1. 器材 三口烧瓶，圆底烧瓶，干燥管，锥形瓶，冷凝管，温度计，烧杯，红外光谱仪，机械搅拌器，布氏漏斗，抽滤瓶。

2. 试剂 蒸馏水，溴化钾，苯，对硝基甲苯，重铬酸钾，浓硫酸，$1.25 mol \cdot L^{-1}$ 氢氧化钠溶液，活性炭，对硝基苯甲酸，无水乙醇，5%碳酸钠溶液，对硝基苯甲酸乙酯，铁粉，乙酸，10%硫化钠溶液。

四、实验步骤

(一)对硝基苯甲酸的合成(氧化反应)

在三口瓶中加入 10g 对硝基甲苯，34g 重铬酸钾和 65ml 水，边搅拌边小心滴加 40ml 浓硫酸。滴加过程中，控制反应体系温度不超过 60℃，必要时用水浴冷却。当加入一半量硫酸后，注意控制温度，勿使反应过分剧烈。硫酸加毕后，升温至微沸，回流反应 1h，此时反应体系呈深绿色。冷却至 50℃，将反应液倒入烧杯中，加入 80ml 冷水，不断搅拌，充分沉淀后抽滤，用 40ml 冷水分两次洗涤滤饼。

粗品对硝基苯甲酸为黄黑色，常粘结成硬块，可将其充分研碎，置于 40ml 5%的硫酸中，加热 10min 以溶解铬酸，冷却后抽滤，压干，留取沉淀。再将沉淀溶于 $1.25 mol \cdot L^{-1}$ 氢氧化钠溶液中，加热至 40℃，充分搅拌后冷却，抽滤。滤液中加入约 0.5g 的活性炭，温热至约 50℃，充分搅拌 5~10min 后减压抽滤。滤液冷却，将滤液滴加到 150ml 10%的硫酸中，滴加过程中不断搅拌，滴加完后将溶液冷却，析出晶体。过滤，用冷水洗涤晶体数次，干燥后计算收率，测定熔点。必要时用水、乙醇、苯或冰醋酸重结晶。

(二)对硝基苯甲酸乙酯的制备(酯化反应)

将 20ml 无水乙醇置于 100ml 干燥的圆底烧瓶中，慢慢加入 5.3ml 浓硫酸，再加入 8g 对硝基苯甲酸，于 85℃水浴中搅拌、回流反应 1.5h，至对硝基苯甲酸固体完全溶解，瓶底有透明的油状物(若固体没有完全溶解，表明酯化还未进行完全，可根据未溶的固体量补加硫酸和乙醇再继续回流反应)。反应完毕，稍冷却后剧烈振摇使反应体系混合均匀，然后倒入 80ml 冷水中，搅拌，抽滤得粗品。粗品加入到 30~50ml 5%的碳酸钠溶液中，以溶去未反应的对硝基苯甲酸，抽滤，滤饼用水洗涤至中性，减压干燥，得对硝基苯甲酸乙酯，计算收率，测定熔点(本品熔点较低，注意干燥温度)。

(三)苯佐卡因的合成(还原反应)

将铁粉 7.2g、水 24ml 和乙酸 1.0g 加入装有搅拌子和温度计的 100ml 三口烧瓶中，于 80℃反应 15min，然后缓慢加入对硝基苯甲酸乙酯，维持 80℃剧烈搅拌 3h。反应完毕后，冷却至 40℃时，过滤，滤饼用水洗涤至中性。将沉淀转移至 100ml 烧杯中，加乙醇于 70℃ 水浴上加热提取三次(50ml 一次，20ml 二次)，每次搅拌 5min，提取后减压抽滤，合并三次的滤液。加 10%硫化钠溶液一滴，检查有无铁离子，若有，再加硫化钠溶液至不再有黑色沉淀产生为止，过滤除去沉淀。滤液中加活性炭 0.3g，煮沸 15min 脱色，趁热过滤。滤液浓缩至 20ml，冷却，析出晶体，过滤，用少量 50%乙醇洗涤，得白色结晶。必要时用 70% 乙醇进行重结晶($W:V$=1:5)，本品熔点 91~92℃。用 TLC 检测纯度，计算收率。

(四)苯佐卡因的红外光谱测试

取干燥的苯佐卡因结晶 10mg，与干燥的溴化钾混合研磨，压片，在红外光谱仪上测试 400~4000cm^{-1} 范围内的吸收光谱，分析苯佐卡因中官能团的特征吸收。

五、注意事项

(1)对硝基苯甲酸的合成实验中，硫酸不能反加到滤液中，否则生成的沉淀包含杂质，影响产物的纯度。

(2)酯化反应完毕后，必须剧烈振摇，使油层乳化，这样冷却后析出的结晶颗粒细，用碳酸钠处理时易除去酸，不易结块。

(3)对硝基苯甲酸乙酯加入时反应放热，加料速度不能过快，否则导致冲料。

(4)还原反应时，由于铁粉重，必须剧烈搅拌，才能使之不致沉积在烧瓶底部，使反应完全。

六、思考题

(1)用重铬酸盐氧化时，除生成对硝基苯甲酸外，可能还有哪些副产物存在，如何分离及充分利用？

(2)对硝基苯甲酸乙酯的纯化实验中为何要将粗品溶于 5%Na₂CO₃ 溶液？

(3)试述酯化反应的基本原理，指出做好酯化反应的关键在哪里？

（丛 蔚）

实验三十五　氟哌酸的制备

一、目的要求

(1)通过本实验熟悉新药研发的基本过程。

(2)通过实际操作，了解各步反应的工艺、特点、机制，熟悉基本的操作要求、反应终点的控制。

(3)掌握各步反应中间体的质量控制方法。

二、实验原理

氟哌酸的化学名为 1-乙基-6-氟-1，4-二氢-4-氧-7-(1-哌嗪基)-3-喹啉羧酸，结构式如下：

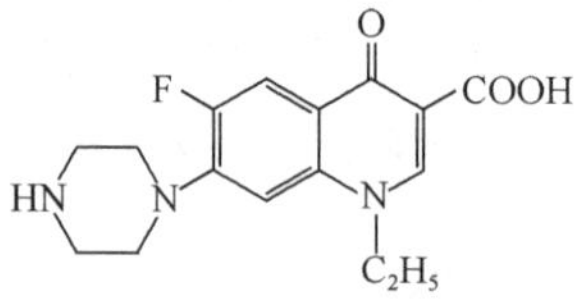

氟哌酸，又名诺氟沙星，微黄色针状晶体或结晶性粉末，熔点 216～220℃，几乎无臭，味微苦，微溶于水，具有两性化合物的特征，易溶于酸及碱。

氟哌酸作为一种安全有效，可供口服的广谱抗菌药物，临床上主要用于敏感菌所致的下列感染：①泌尿生殖道感染，包括尿路感染、急慢性肾盂肾炎、膀胱炎、前列腺炎、淋病等。其中栓剂及药膜主要用于敏感菌所致的细菌性阴道炎；小儿药粉主要用于由多重耐药且仅对本药敏感的细菌引起的儿童上、下泌尿道感染。②消化系统感染，包括伤寒及其他沙门菌属所导致的胃肠道感染及胆囊炎等。③呼吸道感染，比如急、慢性支气管炎急性发作、肺炎等。④用于皮肤科、五官科、产科及外科的感染性疾病。其中做成滴眼液或眼膏，可用于敏感菌所致的外眼感染(如角膜炎、结膜炎)、沙眼、新生儿急性滤泡性结膜炎等；另外，注射剂结膜下注射或口服制剂主要用于治疗眼内感染。做成软膏，可用于脓疱疮、足癣感染、湿疹感染、毛囊炎、疖肿等的治疗，还可控制烧伤肉芽创面感染，为下一步植皮创造条件。⑤作为腹腔手术的预防用药。

氟哌酸的制备方法很多，国际上，按不同原料、路线划分可有十几种，其中，我国工业生产以下列路线为主：

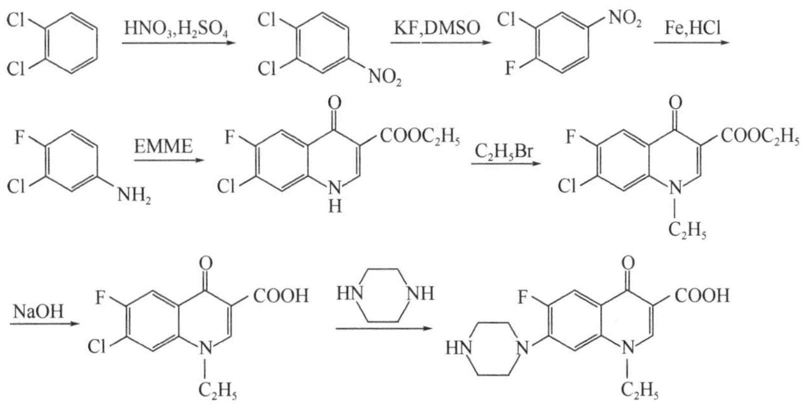

三、实验器材及试剂

1. 器材 集热式恒温磁力搅拌器，冷凝管，抽滤瓶，150ml 三口瓶，250ml 四口瓶，布氏漏斗，旋转蒸发仪，分液漏斗，玻璃棒，250ml 烧杯，干燥管，锥形瓶，温度计，水蒸气蒸馏装置，温度计，滴液漏斗，熔点测定仪，氯化钙干燥管。

2. 试剂 硝酸，浓硫酸，邻二氯苯，3，4-二氯硝基苯，无水二甲亚砜，无水氟化钾，铁粉，氯化钠，浓盐酸，原甲酸三乙酯，乙酐，无水碳酸钾，二甲基甲酰胺（DMF），溴乙烷，活性炭，氢氧化钠，冰醋酸，无水哌嗪，吡啶，氯化锌，硼酸，甲苯，丙酮，石蜡油，蒸馏水，无水乙醇，氯化钙，6.8%氢氧化钠溶液，pH 试纸。

四、实验步骤

(一) 3，4-二氯硝基苯的制备

在装有回流冷凝管、温度计、恒压滴液漏斗的四口瓶中，磁力搅拌下加入硝酸 58g，水浴下滴加浓硫酸 88g，控制滴加速度，使温度保持在 50℃以下。滴加完毕，更换滴液漏斗，磁力搅拌下于 40～50℃内滴加邻二氯苯 39g，控制在 50min 内滴完，然后升温至 60℃，反应 2h，冷却，静置分层，分出上层油状液体倾入 5 倍量水中，搅拌，固化，放置 30min，抽滤，水洗至 pH=6～7，真空干燥，称重，计算收率。

(二) 4-氟-3-氯硝基苯的合成

在装有回流冷凝管、温度计、氯化钙干燥管的三口瓶中，加入 3,4-二氯硝基苯 46g、无水氟化钾 29g、无水二甲亚砜 88g，升温到 194～198℃，快速搅拌 1～1.5h，然后冷却至 50℃左右，一次加入 90ml 水，充分搅拌，倒入分液漏斗中，静置分层，分出下层油状物，进行水蒸气蒸馏，将固体产物抽滤，水洗至中性，真空干燥，得 4-氟-3-氯硝基苯的淡黄色固体。

(三) 4-氟-3-氯苯胺的制备

在装有搅拌器、回流冷凝管、温度计的三口瓶中投入铁粉 56g、氯化钠 4.7g、水 175ml、

浓盐酸 2.2ml, 搅拌, 100℃活化 10min, 降温至 85℃, 在快速搅拌下, 先加入 4-氟-3-氯硝基苯 16g, 温度自然升至 95℃, 10min 后再加入 4-氟-3-氯硝基苯 16g, 于 95℃反应 2h, 然后将反应液进行水蒸气蒸馏, 馏出液中加入适量冰, 使产品固化完全, 抽滤, 于 30℃下干燥, 得 4-氟-3-氯苯胺, 熔点 44~47℃。

(四)乙氧基次甲基丙二酸二乙酯(EMME)的制备

在装有搅拌器、温度计、恒压滴液漏斗、蒸馏装置的四口瓶中, 加入原甲酸三乙酯 85g, 氯化锌 0.11g, 搅拌升温至 120℃, 蒸出乙醇, 降温至 70℃, 于 70~80℃内滴加第二批原甲酸三乙酯 22g 及乙酐 6.5g, 35min 内滴完, 然后升温到 152~156℃, 保温反应 2h。冷却至室温, 将反应液倾入圆底烧瓶中, 水泵减压回收原甲酸三乙酯。冷却到室温, 油泵进行减压蒸馏, 收集 120~140℃/666.6Pa 的馏分, 得乙氧基次甲基丙二酸二乙酯。

(五)7-氯-6-氟-1, 4-二氢-4-氧喹啉-3-羧酸乙酯(环合物)的制备

在装有搅拌器、回流冷凝管、温度计的三口瓶中分别投入 4-氟-3-氯苯胺 18g、EMME 32g, 快速搅拌下加热到 120℃, 于 120~130℃反应 2h。放冷至室温, 将回流装置改成蒸馏装置, 加入石蜡油 105ml, 加热到 260~270℃反应 30min, 回收反应中生成的乙醇, 冷却到 60℃以下, 抽滤, 滤饼分别用甲苯、丙酮洗至灰白色, 干燥, 测熔点。熔点 297~298℃, 计算收率。

(六)1-乙基-7-氯-6-氟-1, 4-二氢-4-氧喹啉-3-羧酸乙酯(乙基物)制备

在装有搅拌器、回流冷凝管、温度计、恒压滴液漏斗的 250ml 四口瓶中, 加入环合物 30g、无水碳酸钾 37g、DMF150g, 搅拌加热, 于 70~80℃下, 在 40~60min 内滴加溴乙烷 30g。滴加完毕, 升温至 100~110℃反应 6h~8h, 反应完毕, 减压回收 70%~80% 的 DMF, 降温至 50℃左右, 加入 240ml 水, 析出固体, 抽滤, 水洗, 干燥。粗品用乙醇重结晶, 加入 4 倍量的乙醇, 加热至溶解。稍冷, 加入活性炭脱色 10min, 趁热过滤, 滤液冷却至 10℃析出晶体, 抽滤, 洗涤, 干燥, 得精品, 测熔点, 熔点 144~145℃。

(七)1-乙基-7-氯-6-氟-1, 4-二氢-4-氧喹啉-3-羧酸(水解物)的制备

在装有搅拌器、冷凝管、温度计的三口瓶中, 加入 24g 乙基物以及 6.8%的氢氧化钠溶液 81ml, 加热至 95~100℃反应约 10min 至溶液澄清。反应毕, 冷却至 50℃, 加入水 130ml 稀释, 浓盐酸调 pH=6, 冷却至 20℃, 抽滤, 水洗, 干燥, 测熔点(若熔点低于 270℃, 需进行重结晶), 计算收率。重结晶, 粗品加入 5 倍量上步回收的 DMF, 加热溶解, 加入活性炭脱色, 抽滤, 滤液冷却析晶, 抽滤, 洗涤, 干燥, 得精品。

(八)氟哌酸的制备

在装有搅拌器、回流冷凝管、温度计的三口瓶中, 投入水解物 1g、无水哌嗪 15.6g、吡啶 78g, 回流反应 6h, 冷却到 10℃, 析出固体, 抽滤, 干燥得粗品, 称重, 测熔点, 熔点 215~218℃。用 120ml 水将粗品溶解, 用冰醋酸调 pH=7, 抽滤, 得精品, 干燥, 称重,

测熔点，熔点216～220℃，计算收率和总收率。

五、注意事项

（一）3,4-二氯硝基苯的制备

（1）本反应是用浓硝酸与浓硫酸进行混酸硝化，浓硫酸可以防止副反应的进行，并增加被硝化物的溶解度；硝酸生成 NO_2^+ 亲电试剂。

（2）本硝化反应需达到 40℃才能反应，低于此温度，滴加混酸会使混酸大量聚集，导致反应温度急剧升高，硝基苯可进一步硝化，生成多种副产物，因此应调节滴加速度控制反应温度在 40～50℃。

（3）3,4-二氯硝基苯的熔点只有 39～41℃，需低温干燥。

（二）4-氟-3-氯硝基苯的合成

（1）该步反应是绝对无水反应，所有仪器及药品必须绝对无水，微量水会导致收率大幅下降。

（2）为保证反应液的无水状态，可在刚回流时蒸出少量二甲亚砜，将反应液中的微量水分带出。

（3）进行水蒸气蒸馏时，少量冷凝水就已足够，大量冷凝水会导致 4-氟-3-氯硝基苯固化，堵塞冷凝管。

（三）4-氟-3-氯苯胺的制备

（1）由于铁粉表面上有氧化铁膜，使用前需要先活化，铁粉粗细一般以 60 目为宜。

（2）铁粉密度较大，必须快速搅匀，否则会在烧瓶下部结块，影响收率，因此该反应需剧烈搅拌。

（3）水蒸气蒸馏应控制冷凝水的流速，防止 4-氟-3-氯苯胺固化，堵塞冷凝管。

（4）4-氟-3-氯苯胺的熔点较低，只有 40～43℃，因此需低温干燥。

（四）乙氧基次甲基丙二酸二乙酯（EMME）的制备

（1）本反应是一个缩合反应，用 Lewis 酸 $ZnCl_2$ 作为催化剂。

（2）减压蒸馏所需真空度要达 666.6Pa 以上，才可进行蒸馏操作，否则真空度小，蒸馏温度高，收率会下降。

（3）减压回收原甲酸三乙酯时亦可进行常压蒸馏，收集 140～150℃的沸点馏分。

（五）7-氯-6-氟-1，4-二氢-4-氧喹啉-3-羧酸乙酯（环合物）的制备

（1）本反应为无水反应，所有仪器应干燥，严格按无水反应操作进行，否则会导致 EMME 分解。

（2）环合反应温度控制在 260～270℃，为避免温度超过 270℃，可在将要达到 270℃时减慢加热。反应开始后，反应液变黏稠，为避免局部过热，应快速搅拌。

（3）该环合反应是 Could-Jacobs 反应，考虑苯环上的取代基的定位效应及空间效应，3-位氯的对位远比邻位活泼，但也不能忽略邻位的取代。反应条件控制不当，便会按下式反应形成反环物。

为减少反环物的生成，应注意以下几点：①低温有利于反环物的生成，所以反应温度应快速升到 260℃并保持在 260～270℃。②加大溶剂用量可以降低反环物的生成，适宜的溶剂与反应物用量比为 3∶1。③用二甲苯或二苯砜为溶剂可减少反环物的生成，但价格昂贵。

(六)1-乙基-7-氯-6-氟-1，4-二氢-4-氧喹啉-3-羧酸乙酯(乙基物)制备

(1)反应中所用 DMF 要预先进行干燥，少量水分对收率有很大影响，所用无水碳酸钾需干燥。

(2)溴乙烷沸点低，易挥发，为避免损失，可将滴液漏斗的滴管加长，插到液面以下，同时注意反应装置的密闭性。

(3)反应液加水的目的是将温度降至 50℃左右，温度太高酯键易水解，过低产物会结块，不易处理。

(4)环合物在溶液中存在酮式与烯醇式的平衡，反应中会有少量乙基化合物生成，随主产物一起进入后续反应，生成 6-氟-1，4-二氢-4-氧代-7-(1-哌嗪基)喹啉，成为氟哌酸中的主要杂质。不同的乙基化试剂，O-乙基化物生成量不同，采用溴乙烷时较低。

(5)洗涤滤饼时要将颗粒碾细，并用大量水冲洗，否则会有少量 K_2CO_3 残留。

(七)1-乙基-7-氯-6-氟-1，4-二氢-4-氧喹啉-3-羧酸(水解物)的制备

调 pH 之前粗略计算盐酸的用量，接近终点时，稀释盐酸，以防酸加入过量。

(八)氟哌酸的制备

(1)本反应为氮烃化反应，注意温度与时间对反应的影响。

(2)反应物的 6-位氟亦可与 7-位氯竞争性地参与反应，会有氯哌酸副产物生成。

六、思考题

1. 3，4-二氯硝基苯的制备

(1)请举出几种常用硝化试剂并说明其各自特点。

(2)请解释配制混酸可否将浓硝酸加到浓硫酸中？为什么？

(3)如何检查反应是否完全？

2. 4-氟-3-氯硝基苯的合成

(1)此步反应收率提高的关键是什么？

(2)如果反应时间延长会有什么样的结果？

(3)如何回收水溶液中的二甲亚砜？

3. 4-氟-3-氯苯胺的制备

(1)此反应所采用的催化剂是硅铁粉，如用纯铁粉效果怎样？

(2)试举出几种其他还原硝基化合物成胺的还原剂，并解释其各自特点。

(3)如何检测此反应的终点？此反应为何需分步投料？

4. 乙氧基次甲基丙二酸二乙酯(EMME)的制备

(1)试述减压蒸馏的注意事项，不按操作规程做的后果是什么？

(2)本反应所用的 Lewis 酸除 $ZnCl_2$ 外，还有哪些可以替代？

5. 7-氯-6-氟-1，4-二氢-4-氧喹啉-3-羧酸乙酯(环合物)的制备

(1)请写出 Could-Jacobs 反应历程，并讨论何种反应条件有利于提高反应收率。

(2)此反应为高温反应，试列举几种高温浴装置，并写出安全注意事项。

6. 1-乙基-7-氯-6-氟-1，4-二氢-4-氧喹啉-3-羧酸乙酯(乙基物)的制备

(1)请列举其他的乙基化试剂并简述其优缺点。

(2)该反应的副产物是什么？简述减少副产物的方法。

(3)采用何种方法可使溴乙烷得到充分合理的利用？

(4)如减压回收 DMF 后不降温，加水稀释，对反应有何影响？

7. 1-乙基-7-氯-6-氟-1，4-二氢-4-氧喹啉-3-羧酸(水解物)的制备

(1)本反应的副产物有哪几种，带入下一步反应会有什么后果？

(2)用浓盐酸调 pH 接近 6 时，溶液会有何变化？原因是什么？

8. 氟哌酸的制备

(1)本反应中吡啶有哪些作用？请指出本反应的优、缺点。

(2)用水重结晶主要分离什么杂质？设计出几种其他的精制方法，并与本法比较。

(3)通过本实验编制一份工艺操作规程及工艺流程，并对本工艺路线作一评价。

(赵　峰)

实验三十六　巴比妥的制备

一、目的要求

(1)通过巴比妥的合成掌握巴比妥类药物的合成通法。

(2)掌握无水操作的实验方法。

二、实验原理

　　巴比妥类药物是一类作用于中枢神经系统的镇静药物，是环丙二酰脲(巴比妥酸)衍生物，该类药物通过阻断中枢神经系统上行激活系统，增强 GABA 介导的 Cl⁻内流，延长通道开放时间，引起超极化，降低大脑皮质细胞的兴奋性，达到镇静催眠和抗惊厥作用。构

效关系表明该类药物的活性强度随 R_1、R_2 取代基以及 N 原子上 R_3 不同而表现出不同强度和不同作用时间，从轻度镇静到深度麻醉，还可用作抗焦虑、抗痉挛和安眠药。巴比妥类药物通常为结晶或晶性粉末，具有弱酸性、易水解的特性，并能与重金属离子形成络合物而显色，根据这一性质可用于其鉴别和含量测定。

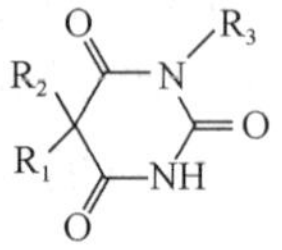

自 1903 年合成巴比妥，1912 年合成苯巴比妥并用于临床，至今已有近 2500 种巴比妥类化合物被合成和进行药理作用研究，目前约 50 种巴比妥类药物在市面上销售。

本实验合成的巴比妥又称鲁米那，为长效镇静催眠药，可抑制病人的紧张、烦躁、焦虑、失眠等精神过度兴奋状态，维持平静和安宁状态，主要用于失眠、焦虑、狂躁症的治疗。

巴比妥为白色结晶或结晶性粉末，分子式 $C_{12}H_{12}N_2O_3$，分子量 232.24，无臭，味微苦，熔点 189～192℃；难溶于水，易溶于沸水及乙醇，溶于乙醚、氯仿及丙酮；结构较为稳定，能抵抗一般性酸、氧化剂和还原剂，遇碱加热则开环并产生氨气。其化学名为 5，5-二乙基巴比妥酸，合成方法是以丙二酸二乙酯为原料，在乙醇钠的催化下，与溴乙烷缩合，在丙二酸二乙酯的 α-碳上引入两个乙基，最后与脲素关环缩合而得巴比妥钠，经酸化得到巴比妥。

合成路线如下：

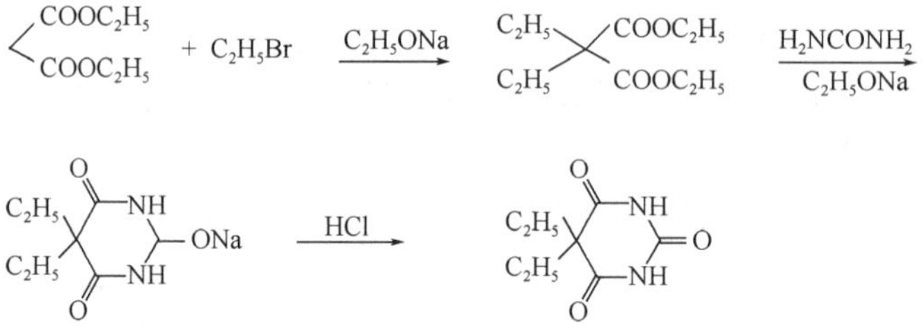

三、实验器材及试剂

1. 器材 温度计，搅拌子或搅拌器，锥形瓶，冷凝管，250ml 圆底烧瓶，250ml 三口瓶，电磁加热搅拌器，抽滤瓶，布氏漏斗，旋转蒸发仪，玻璃棒，氯化钙干燥管，滴液漏斗，熔点仪，油浴锅，分液漏斗，pH 试纸。

2. 试剂 无水乙醇，金属钠，沸石，丙二酸二乙酯，邻苯二甲酸二乙酯，溴乙烷，乙醚，稀盐酸，无水硫酸铜，无水硫酸钠，尿素，活性炭，蒸馏水。

四、实验步骤

(一)绝对乙醇的制备

在装有球形冷凝器、氯化钙干燥管的 250ml 圆底烧瓶中加入无水乙醇 180ml，金属钠 2g，加入磁子，搅拌回流反应 30min。加入 6ml 邻苯二甲酸二乙酯，再回流 10min。反应完毕后，将回流装置改为蒸馏装置，蒸除前馏分。蒸馏至几乎无液滴流出为止，测量体积，计算回收率，密封贮存。

检验乙醇是否有水分的方法：取一支干燥试管，加入制得的绝对乙醇 1ml，之后加入少量无水硫酸铜粉末。如乙醇中含水分，则无水硫酸铜变为蓝色硫酸铜。

(二)二乙基丙二酸二乙酯的制备

在装有搅拌子、恒压滴液漏斗、球形冷凝器和氯化钙干燥管的 250ml 三口瓶中，加入制备的绝对乙醇 75ml，分 3 次加入金属钠 6g。待反应不再剧烈时，开始搅拌，油浴加热反应(油浴温度不超过 90℃)，金属钠消失后，经滴液漏斗加入丙二酸二乙酯 18ml，10～15min 内滴加完，然后回流 15min。控制油浴温度降到 50℃以下时，慢慢滴加溴乙烷 20ml，约 15min 加完，然后继续加热回流反应 2.5h。将回流装置改为蒸馏装置，蒸除乙醇(但不要蒸干)，放冷，产品用 40～45ml 水溶解，转到分液漏斗中，分取酯层，水层以乙醚提取 3 次(每次用乙醚 20ml)，合并酯与醚提取液，再用 20ml 水洗涤一次，醚液转移至 125ml 锥形瓶内，加无水硫酸钠 5g，放置。

(三)二乙基丙二酸二乙酯的蒸馏

将上一步制得的二乙基丙二酸二乙酯乙醚液过滤，滤液蒸去乙醚。瓶内剩余液用装有空气冷凝管的蒸馏装置于砂浴上蒸馏，收集 218～222℃馏分(用预先称重的 50ml 锥形瓶接收)，称重，计算收率，密封贮存。

(四)巴比妥的制备

在装有搅拌、球型冷凝器和氯化钙干燥管、温度计的 250ml 三口瓶中加入绝对乙醇 50ml，分 3 次加入金属钠 2.6g，待反应缓慢时，开始搅拌。金属钠消失后，加入二乙基丙二酸二乙酯 10g，尿素 4.4g，加完后，加热使内温升至 80～82℃。停止搅拌，保温反应 80min(反应正常时，停止搅拌 5～10min 后，料液中有小气泡逸出，并逐渐呈微沸状态，有时较剧烈)。反应毕，将回流装置改为蒸馏装置。在搅拌下慢慢蒸去乙醇，至常压不易蒸出时，再减压蒸馏至液体全被蒸除。残渣用 80ml 水溶解，倒入盛有 18ml 稀盐酸(盐酸：水=1∶1)的 250ml 烧杯中，调至 pH=3～4 之间，析出晶体，抽滤，得粗品。

(五)精制

粗品称重，置于 150ml 锥形瓶中，用水(水∶粗品=16∶1)加热使溶解，加入少量活性炭，脱色 15min 后趁热抽滤，滤液冷却至室温，析出白色结晶，抽滤，水洗，烘干，测熔点，计算收率。

五、注意事项

(1)本实验中所用仪器均需彻底干燥。

(2)取用金属钠时需用镊子，先用滤纸吸去黏附的油后，用小刀切去表面的氧化层，再切成小条。切下来的钠屑应放回原瓶中，切勿与滤纸一起投入废物缸内，并严禁金属钠与水接触，以免引起燃烧爆炸事故。

(3)内温降到 50℃，再慢慢滴加溴乙烷，以避免溴乙烷的挥发及生成乙醚的副反应。

六、思考题

(1)制备无水试剂时应注意什么问题？为什么在加热回流和蒸馏时冷凝管的顶端和接收器支管上要装置氯化钙干燥管？

(2)对于液体产物，通常如何精制？本实验用水洗涤提取液的目的是什么？

(3)你所知道的巴比妥类药物的合成通法可以用于哪些巴比妥类药物的合成？

（赵　峰）

实验三十七　地巴唑的制备

一、目的要求

(1)熟悉合成杂环化合物的方法。

(2)掌握脱水反应的原理及其操作技术。

二、实验原理

地巴唑属于血管扩张药，对血管平滑肌有直接松弛作用，有舒张血管、降低血压及解除平滑肌痉挛和兴奋脊髓作用。可用于轻度的高血压和脑血管痉挛、心绞痛、胃肠道痉挛、妊娠毒血症、外周性面神经麻痹及脊髓灰质炎后遗症等。大剂量服用时可引起面部潮红、多汗、头晕、轻度头痛、恶心及血压下降。地巴唑化学名为 α-苄基苯并咪唑盐酸盐，化学结构式为：

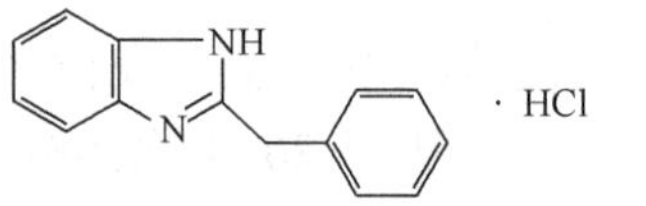

地巴唑分子式 $C_{14}H_{12}N_2 \cdot HCl$，分子量 244.08，为白色结晶性粉末，无臭，味苦咸，水溶液遇石蕊试纸显中性反应。熔点 182～186℃，易溶于热水或乙醇，微溶于冷水，几乎不溶于氯仿和苯。

作为全合成药物，先后出现几十种合成方法，其中大部分是以邻苯二胺为起始原料。本实验首先将邻苯二胺与盐酸成盐，得到的邻苯二胺单盐酸盐再与苯乙酸环合，即得本品。

合成路线如下：

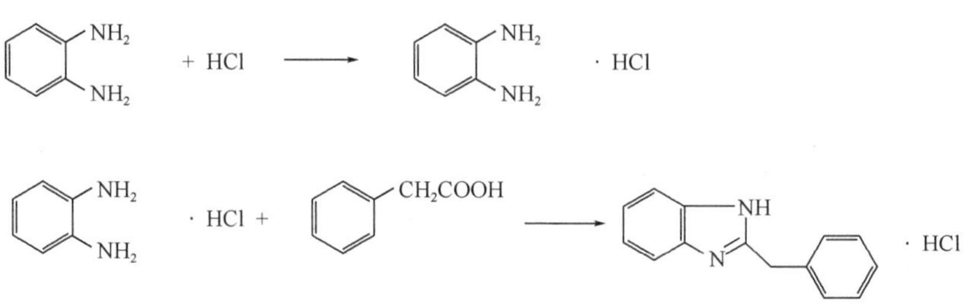

三、实验器材及试剂

1. 器材 温度计，搅拌子或搅拌器，锥形瓶，回流冷凝管，100ml 三口瓶，电磁加热搅拌器，抽滤瓶，布氏漏斗，旋转蒸发仪，玻璃棒，干燥管，100ml 烧杯，滴液漏斗，表面皿，熔点测定仪。

2. 试剂 浓盐酸，邻苯二胺，活性炭，乙醇，苯乙酸，2.5mol·L^{-1}氢氧化钠溶液，蒸馏水，pH 试纸。

四、实验步骤

(一)成盐

将 14ml 浓盐酸稀释至 22ml，取一半量加入 100ml 烧杯中，盖上表面皿，加热至近沸。加入邻苯二胺(重量比为邻苯二胺：盐酸=1：1.25)，用玻璃棒不断搅拌，保持温度在 80～90℃之间。待固体完全溶解后，加入剩余的一半盐酸和活性炭 1.3g，维持温度 10min 并不断搅拌。反应完毕后，趁热抽滤，滤液冷却析晶，再抽滤，结晶用少量乙醇洗三次，抽干，干燥，得白色或粉红色针状结晶，即为邻苯二胺单盐酸盐。测熔点，计算收率。

(二)环合

在装有搅拌子、温度计和蒸馏装置的 100ml 三口瓶中，加入苯乙酸适量(重量比为邻苯二胺：盐酸：苯乙酸=1：1.25：1.3)，砂浴加热，使内温达 99～100℃。待苯乙酸熔化后，在搅拌下加入上步所得邻苯二胺单盐酸盐。升温至 150℃开始脱水，随后缓慢升温，于 160～240℃反应 3h(大部分时间控制在 200℃左右)。反应毕，将反应液冷却到 150℃以下，趁热慢慢向反应液中加入 4 倍量的沸水(按邻苯二胺单盐酸盐计算)，搅拌溶解，加活性炭脱色，趁热抽滤，将滤液立即转移到烧杯中，搅拌，冷却析晶(防止结成大块)，抽滤，用少量水洗晶体三次，得地巴唑盐基粗品。

(三)地巴唑盐基的精制

取约为地巴唑盐基湿粗品 5.5 倍量的水于烧杯中，加热煮沸后投入地巴唑盐基粗品，加热溶解，用 2.5mol·L^{-1}氢氧化钠溶液调 pH=9，冷却析晶，抽滤，用少量蒸馏水洗至中性，抽干，即得地巴唑盐基精品。

(四)成盐和精制

取约 1.5 倍量蒸馏水将地巴唑盐基湿品调成糊状，加热，冷却析晶，抽滤，结晶用盐酸调 pH=4～5，使之完全溶解。加活性炭脱色，趁热抽滤，滤液冷却析晶，用蒸馏水洗三次，得地巴唑盐粗品。取约二倍量蒸馏水将地巴唑盐粗品加热溶解，加活性炭脱色，趁热抽滤，滤液冷却析晶。抽滤，用蒸馏水洗三次，抽干，干燥，测熔点，计算收率。

五、注意事项

(1)用盐酸溶解邻苯二胺时，温度过高所生成的邻苯二胺单盐酸盐颜色变深。由于单盐在水中溶解度较大，故所用仪器应尽量干燥。邻苯二胺单盐酸盐易被氧化成浅红色，干燥时应先在空气中吹去大部分溶剂，然后再置于红外灯下干燥。

（2）在环合反应过程中，气味较大，可将出气口导至水槽，温度上升速度视蒸出水的速度而定。开始由 160℃ 逐渐升至 200℃，较长时间维持在 200℃ 左右，最后半小时升至 240℃，但不得超过 240℃，否则邻苯二胺被破坏，产生黑色树脂状物，收率明显下降。

（3）在精制地巴唑盐基时，结晶用少量蒸馏水洗至中性的目的是洗去未反应的苯乙酸。

六、思考题

（1）在邻苯二胺单盐酸盐制备过程中，取 1/2 量盐酸加热接近沸腾，此时温度为何不宜过高？

（2）环合反应温度过高有何不利？原因是什么？

（赵　峰）

实验三十八　盐酸普鲁卡因的制备

一、目的要求

（1）通过局麻药盐酸普鲁卡因的合成，学习酯化、还原等反应的基本原理。

（2）了解利用水和二甲苯共沸的原理进行酯化脱水的操作过程。

（3）掌握盐酸普鲁卡因成盐的条件和用盐析法分离水溶性大的盐类的操作方法及其精制手段。

（4）熟悉表征化合物结构常用的方法，并采用红外光谱、紫外光谱、核磁共振氢谱、核磁共振碳谱对本品的结构进行确证。

二、实验原理

盐酸普鲁卡因是临床上最常用的局部麻醉药之一。作用较强，毒副作用较低，除用药过量引起中枢神经系统及心血管系统反应外，偶见过敏反应，用药前应做皮肤过敏试验。其代谢产物对氨基苯甲酸（PABA）能减弱磺胺类药的抗菌效力。盐酸普鲁卡因作用于外周神经产生传导阻滞作用，依靠浓度梯度以弥散方式穿透神经细胞膜，在内侧阻断钠离子通道，使神经细胞兴奋阈值升高，丧失兴奋性和传导性，信息传递被阻断，因而具有良好的局部麻醉作用。临床上主要用于浸润麻醉、脊麻及阻滞麻醉。合成路线如下：

$$O_2N-\!\!\!\bigcirc\!\!\!-COOH \xrightarrow[145℃,6h]{HOCH_2CH_2N(C_2H_5)_2,\ 二甲苯} O_2N-\!\!\!\bigcirc\!\!\!-COOCH_2CH_2N(C_2H_5)_2,$$

$$\xrightarrow[45℃,2h]{Fe,\ H_2O,\ HCl} H_2N-\!\!\!\bigcirc\!\!\!-COOCH_2CH_2N(C_2H_5)_2\cdot HCl \xrightarrow[10℃]{NaOH}$$

$$H_2N-\underset{}{\bigcirc}-COOCH_2CH_2N(C_2H_5)_2 \xrightarrow[\text{pH5.5}]{\text{HCl}} \left[H_2N-\underset{}{\bigcirc}-COOCH_2CH_2\overset{+}{N}H(C_2H_5)_2\right] Cl^-$$

其化学名为4-氨基苯甲酸-2-(二乙胺基)乙酯盐酸盐,白色细微针状结晶或结晶性粉末,无臭,味微苦,随后有麻痹感,熔点154~157℃。易溶于水(1∶1),略溶于乙醇(1∶30),微溶于氯仿,几乎不溶于乙醚。其结构中含有酯基,化学稳定性较差,酸、碱和体内酯酶均能将其水解。随温度升高或 pH 增加,其水解速度也相应加快。芳伯胺基易氧化变色,制备注射剂时应调 pH=3.5~5.0,控制灭菌温度和时间,以100℃流通蒸气灭菌30min 为宜,安瓿通入惰性气体,加抗氧化剂,除金属离子或加入金属离子掩蔽剂,避光、密闭、放置阴凉处。上述几点在生产、贮藏过程中需特别注意。

三、实验器材及试剂

1. 器材 温度计,分水器,回流冷凝管,250ml 三口瓶,250ml 圆底烧瓶,电磁加热搅拌器,抽滤瓶,布氏漏斗,旋转蒸发仪,玻璃棒,搅拌子,机械搅拌器,搅拌桨,烧杯,红外光谱仪。

2. 试剂 对硝基苯甲酸,β-二乙胺基乙醇,二甲苯,$0.8mol \cdot L^{-1}$、$2.7mol \cdot L^{-1}$ 盐酸溶液,$5mol \cdot L^{-1}$ 氢氧化钠溶液,铁粉,硫化钠,精制食盐,连二亚硫酸钠(保险粉),$2.7mol \cdot L^{-1}$ 盐酸溶液,沸石,活性炭,pH 试纸。

四、实验步骤

(一)硝基卡因的制备

在装有温度计、分水器及回流冷凝管的250ml 三口瓶中加入对硝基苯甲酸15g、二甲苯95ml 和沸石。在搅拌下,加入 β-二乙胺基乙醇11g(12.5ml),加热维持内温144~146℃,回流带水6h。反应结束后,反应液放置冷却,析出固体。将上清液倾入另一个250ml 圆底烧瓶中,用旋转蒸发仪减压蒸除二甲苯。残余物以 $0.8mol \cdot L^{-1}$ 的盐酸溶液溶解(约需105ml),随后倒入反应所用的三口瓶中,与三口瓶中的固体合并,抽滤,滤去未反应的对硝基苯甲酸。滤液用 $5mol \cdot L^{-1}$ 的氢氧化钠液调至 pH=4.0~4.2,得硝基卡因溶液,供下步还原用。

(二)普鲁卡因的制备

在装有机械搅拌器(搅拌桨)、温度计的250ml 三口瓶中,加入上步所得硝基卡因液,于25℃充分搅拌并分次加入活化铁粉35g(活化方法:取铁粉35g 于烧杯中,加水 75ml、浓盐酸1ml,加热至微沸,以倾泻法用水洗至中性,置水中保存待用),加毕,反应温度自动上升(控制温度70℃以下),保持温度40~45℃,反应2h。抽滤,滤渣以少量水洗两次,洗液与滤液合并,以 $2.7mol \cdot L^{-1}$ 盐酸调至 pH=5,滴加饱和硫化钠溶液至 pH=7.8~8.0,以沉淀反应液中的铁盐。抽滤,滤液用少量 $2.7mol \cdot L^{-1}$ 盐酸调至 pH=6,加少量活性炭加热至50~60℃脱色 10min,抽滤,少量水洗一次,滤液用冰水冷却至 10℃以下。继续用 $5mol \cdot L^{-1}$ 的氢氧化钠溶液调节 pH=9.5~10.5,最终使普鲁卡因完全析出为止,抽滤,水洗 2 次,压紧抽干,供下步成盐用。

（三）盐酸普鲁卡因的制备

1. 成盐　将上步所得普鲁卡因置于干燥的小烧杯中，外用冰浴冷却，缓慢滴加浓盐酸至 pH=5.5。升温至 50℃，加精制食盐至饱和。随后加热到 60℃，加适量保险粉，继续升温至 65～70℃。趁热抽滤，滤液冷却至 10℃以下，析晶，抽滤，得盐酸普鲁卡因粗品。

2. 精制　取上步粗品置于洁净的小烧杯中，滴加蒸馏水并缓慢加热，最终使内温保持 70℃时恰好溶解，随后加保险粉适量，并于 70℃保温 10min，趁热抽滤。滤液静置自然冷却至有结晶析出，继续冰浴冷却使结晶完全。抽滤，用少量冷乙醇(0℃左右)洗涤，置于红外灯下干燥得盐酸普鲁卡因纯品，熔点 153～157℃。

3. 结构确证　取经干燥的纯品适量，测定红外光谱、紫外光谱、核磁共振氢谱、核磁共振碳谱，并解析图谱以确证本品的结构。

五、注意事项

(1)酯化所用的药品、仪器应预先干燥。因为酯化反应是可逆反应，故需利用水与二甲苯共沸的原理，将生成的水不断除去，以打破平衡，使酯化反应接近完全。

(2)残留量的二甲苯会影响硝基卡因的产品质量，故二甲苯必须除尽。

(3)铁粉活化的目的是除去其表面的氧化物以提高反应活性。

(4)用活化铁粉还原硝基的反应系放热反应，因此铁粉应分次加入，以免反应过于剧烈。注意反应过程中反应液的颜色变化为：绿—棕—黑。若反应液不转棕黑色，可能系反应尚未完全，可补加适量铁粉，继续反应一段时间。

(5)为了防止酸性过强，芳氨基成盐，成盐操作应严格控制 pH=5.5。

(6)因盐酸普鲁卡因水溶性较大，盐酸普鲁卡因精制步骤所用的仪器必须干燥，用水量亦需严格控制，否则影响产率。

(7)保险粉为强还原剂，可防止芳氨基被氧化，并可除去有色杂质以保证产品的色泽洁白，若用量过多，则使终产物含硫量不合格。

六、思考题

(1)在盐酸普鲁卡因的制备中，以对硝基苯甲酸为原料，为什么先进行酯化反应，然后再进行还原反应？能否先还原后酯化，即用对氨基苯甲酸为原料进行酯化？请解释原因。

(2)酯化反应中，采用二甲苯作溶剂的原因是什么？

(3)酯化反应完毕后，冷却除去的固体主要是什么成分？试解释该固体必须除去的原因。

(4)在铁粉还原过程中，为什么会发生颜色变化？试解释其反应机制。

(5)还原反应结束后，加入硫化钠的目的是什么？

(6)在盐酸普鲁卡因成盐和精制时，加入保险粉的目的是什么？试解释其原理。

（赵　峰）

实验三十九 琥珀酸喘通的制备

一、目的要求

(1) 了解琥珀酸喘通的一般理化性质。
(2) 熟悉拼合原理在药物结构修饰中的应用。

二、实验原理

止喘药喘通为 β_2 受体激动剂，但选择性低于沙丁胺醇，平喘作用较异丙肾上腺素强。口服后 15～30min 起效，约 1h 达最大作用，持续 4～6h。气雾吸入 5min 左右即可见哮喘症状缓解。本品有明显的支气管扩张作用，而对心脏的兴奋作用较弱，仅及异丙肾上腺素的 1/10～1/3。喘通可止喘并改善肺功能，对游离组胺、乙酰胆碱等神经化学介质引起的支气管痉挛、哮喘样支气管炎和慢性支气管炎合并肺气肿等症有良好的缓解作用。但能使一些患者出现心悸、手颤等症状。盐酸喘通体内代谢快，12h 即从尿中排除 80%～90%。为了克服以上副作用并使药效缓和而持久，依据文献中关于琥珀酸有平喘作用的报道，采用拼合原理将盐酸喘通制成琥珀酸喘通。

琥珀酸喘通化学名为 1-(2-氯苯基)-2-异丙胺基乙醇丁二酸盐。为无色透明的菱形结晶。无臭，味微苦。极易溶于水，易溶于乙醇，难溶于乙醚、丙酮。熔点 171.5～173℃。

合成路线如下：

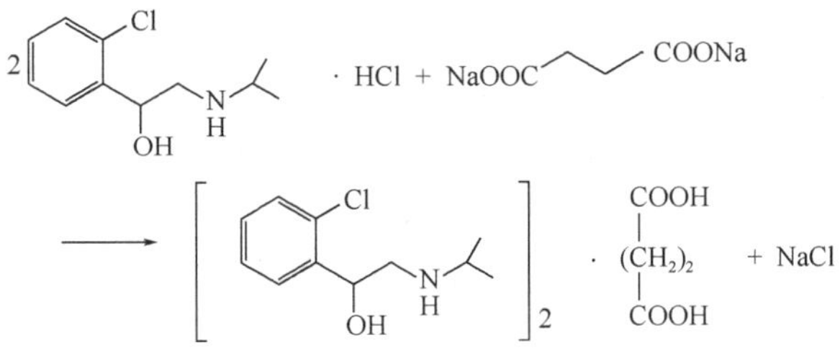

三、实验器材及试剂

1. 器材 水泵，抽滤瓶，布氏漏斗，熔点测定仪，50ml 量筒，100ml 量筒。
2. 试剂 盐酸喘通，琥珀酸钠，蒸馏水。

四、实验步骤

称取盐酸喘通 4.5g，溶于 5～7ml 水中，置水浴中温热，制成饱和溶液。另称取琥珀酸钠 4.9g 溶于 5ml 水中，制成饱和溶液。随后在不断搅拌下，将盐酸喘通溶液加入琥珀酸钠溶液中，慢慢析出琥珀酸喘通盐结晶，抽滤，结晶用 10ml 水分两次快速洗涤，干燥，计算收率并测定熔点。

五、注意事项

盐酸喘通、琥珀酸喘通均极易溶于水，故反应中要严格控制用水量。

六、思考题

最后一步琥珀酸喘通的晶体为何要用水洗涤？洗涤操作为何需快速？

（赵　峰）

实验四十　桂皮酰哌啶的制备

一、目的要求

(1) 掌握氯化、酰化反应的基本原理。
(2) 熟悉无水操作及产品精制的方法。
(3) 了解桂皮酰哌啶的合成路线。

二、实验原理

胡椒碱(piperine)具有良好的抗癫痫病作用，但胡椒碱的结构比较复杂，不易合成，如果由胡椒提取则成本太高，无法实现大量生产。利用药物化学中的同系原理对胡椒碱进行结构改造，发现 3-(3，4-亚甲基二氧苯基)-丙烯酰哌啶也具有类似胡椒碱的药理作用，其结构简单，便于合成，已用于临床，临床上称为抗癫灵。

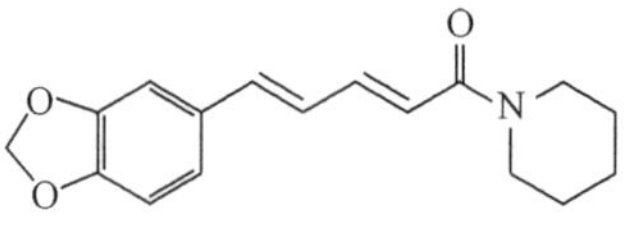

胡椒碱 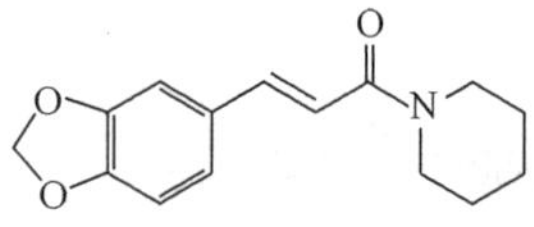　　　　　　　　　　　　抗癫灵

在抗癫灵的基础上，经进一步结构简化及药理活性研究，发现其结构简化物桂皮酰哌啶抗惊厥活性与抗癫灵相当，并具有广谱的抗惊厥作用。桂皮酰哌啶为白色或类白色晶体，无臭，无味。在乙醇中溶解，几乎不溶于水，熔点 121～122℃，其化学结构为：

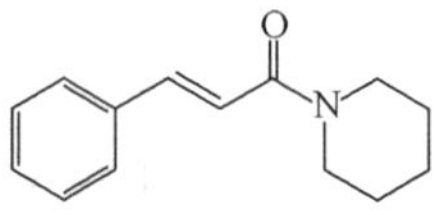

桂皮酰哌啶

桂皮酰哌啶的工业合成主要以肉桂酸为原料，经两步法或一步法完成。两步反应中，

首先将肉桂酸制备成酰氯，然后与醇胺反应得终产物。一步反应是应用肉桂酸、一氯乙酸、三乙胺和哌啶直接合成桂皮酰哌啶，后处理方法简单，且产率和产品纯度均有提高。

鉴于肉桂酸是一种重要的精细化工中间体，在医药、香精香料、食品添加剂和有机合成等方面的广泛应用，而其工业生产方法为经典的 Perkin 合成法，因此本实验以苯甲醛为起始原料，首先利用 Perkin 反应合成桂皮酸，用两步法先经二氯亚砜将桂皮酸制备成酰氯化物，最后与哌啶缩合得到产物桂皮酰哌啶。

三、实验器材及试剂

1. 器材 圆底烧瓶，空气冷凝管，氯化钙干燥管，长颈圆底烧瓶，冷凝管，克氏蒸馏瓶，温度计，油浴锅，恒温磁力搅拌器。

2. 试剂 苯甲醛，乙酐，无水醋酸钾，Na_2CO_3，无水苯，$SOCl_2$，哌啶，$2.7 mol \cdot L^{-1}$ 盐酸溶液，无水 Na_2SO_4，乙醇，蒸馏水，活性炭。

四、实验步骤

(一)桂皮酸的制备

在 250ml 圆底烧瓶中加入 20g 苯甲醛、20ml 乙酐和新熔焙过的 12g 醋酸钾。在油浴上加热回流搅拌使溶解，维持油浴温度 160℃(内温约 150℃)1.5h，然后升温至 170℃加热 2.5h(内温 160~170℃)，冷凝装置需安装氯化钙干燥管。

反应完成后，将产物转移至装有 125ml 热水的烧杯中，用少量水冲洗烧瓶，合并至烧杯中。向产物的水溶液中加入适量 Na_2CO_3，调至 pH=8，然后转移至 500ml 圆底烧瓶中，利用水蒸气蒸馏法除尽未反应的苯甲醛。再向体系中加入活性炭 1g，煮沸 15min，趁热抽滤。滤液冷却后，慢慢滴加浓盐酸酸化，边加边搅拌，使桂皮酸结晶析出完全，抽滤，水洗涤，干燥得粗品。用25%乙醇重结晶，得桂皮酸晶体，熔点 131.5~132℃。

(二)桂皮酰氯、桂皮酰胺的制备

将干燥的桂皮酸 7.4g 加入 250ml 圆底烧瓶中，依次加入 60ml 苯和 $SOCl_2$ 4ml，安装回流冷凝器、氯化钙干燥管和气体吸收装置，油浴加热回流至无氯化氢产生，2.5~3h，反应过程中注意控制温度 90~100℃。反应完成后改换成蒸馏装置，减压蒸馏除苯，得到桂皮酰氯的结晶(熔点 36℃或浆状物)。

将桂皮酰氯用 100ml 无水苯温热溶解，分次加入哌啶 10ml 充分振摇，密塞后于室温放置 2h，胺解反应完成后，将析出的哌啶盐酸盐沉淀抽滤除去。苯溶液用水洗两次(每次 100ml),分出水层,苯层再用 2.7mol·L^{-1} 盐酸溶液约 100ml 洗至酸性,分离除去酸水。苯层再用饱和 Na$_2$CO$_3$ 洗 2 次(每次 100ml)至微碱性,再用 H$_2$O 洗至中性(每次 100ml),分出苯层,加入无水 Na$_2$SO$_4$ 干燥 1h(无水 Na$_2$SO$_4$ 用前应先干燥,再使用)。减压蒸馏除去苯,产品用无水乙醇重结晶,得桂皮酰哌啶,熔点 121~122℃。

五、注意事项

(1)苯甲醛容易被空气氧化生成苯甲酸,工业品或开口放置过的化学纯品均应重蒸。
(2)桂皮酸的制备过程中无水条件的控制是反应的关键,无水醋酸钾必须新鲜熔融制得。方法:将含水醋酸钾在瓷蒸发器中加热,首先在自身的结晶水中溶解,水分蒸发后再结晶成固体,强热使固体再熔化,并不断搅拌片刻,趁热倒在乳钵中,固化后研碎置于干燥器中待用。
(3)乙酐中如含有水则分解成乙酸,影响反应,所以乙酸含量较低时应重蒸。SOCl$_2$ 需在通风柜中量取,因其易吸水分解,用后应立即盖紧瓶塞。

六、思考题

(1)桂皮酸合成为什么必须在无水条件下进行?
(2)醋酸钾为何必须新鲜熔融,如想提高收率可采取什么措施?
(3)从羧酸制备酰氯有哪些方法?选用 SOCl$_2$ 的优点是什么?
(4)成酰氯反应后蒸出的苯中有哪些杂质?应如何将其处理回收?
(5)为什么桂皮酸合成反应中将反应物倒入事先沸腾的热水中?

(赵　峰)

实验四十一　阿魏酸哌嗪盐和阿魏酸川芎嗪盐的制备

一、目的要求

(1)了解中药有效成分的结构修饰原理及其在新药开发中的应用。
(2)掌握阿魏酸哌嗪、阿魏酸川芎嗪的制备原理及操作方法。
(3)熟悉药物拼合原理及其应用。

二、实验原理

我国中药资源丰富,从传统中药筛选出活性成分作为先导化合物,利用现代药物化学研究原理对先导化合物进行药物设计、合成,从中筛选出疗效更好、副作用少、生物利用度高的药物具有重要的理论意义和临床应用价值。川芎嗪是川芎中主要活性成分,化学名为 2,3,5,6-四甲基吡嗪,简称四甲基吡嗪,现已实现人工合成。川芎嗪具有扩张血管、抑制血小板聚集、防止血栓形成、改善脑缺血等多种作用。阿魏酸是当归、川芎等传统活血化瘀中草药的主要有效成分之一，现已实现人工合成。阿魏酸具有抑制血小板聚集、抑制 5-羟色胺释放、阻止静脉旁路血栓形成、抗动脉粥样硬化、抗氧化、增强免疫功能等作用。阿魏酸分子结构中含有羧基和酚羟基，具有较强的酸性。阿魏酸较难溶于冷水，可溶于热水、乙醇、乙酸乙酯，易溶于乙醚。为增加阿魏酸的水溶性，以便于注射给药，结合药物拼合原理，科研人员利用阿魏酸的酸性，将其与无机碱(如 NaOH)或有机碱(如哌嗪、川芎嗪)成盐，得到了阿魏酸钠、阿魏酸哌嗪、阿魏酸川芎嗪等多种高效低毒的盐类修饰物。其中阿魏酸钠在临床上主要用于动脉粥样硬化、冠心病、脑血管病、肾小球疾病、肺动脉高压、糖尿病性血管病变、脉管炎等血管性病症的辅助治疗；亦可用于偏头痛、血管性头痛的治疗。阿魏酸哌嗪适用于各类伴有镜下血尿和高凝状态的肾小球疾病的治疗，以及冠心病、脑梗死、脉管炎等疾病的辅助治疗。阿魏酸川芎嗪具有抗血小板聚集、扩张微血管、解除血管痉挛、改善微循环、活血化瘀作用，并对已聚集的血小板有解聚作用。它们的化学结构式为：

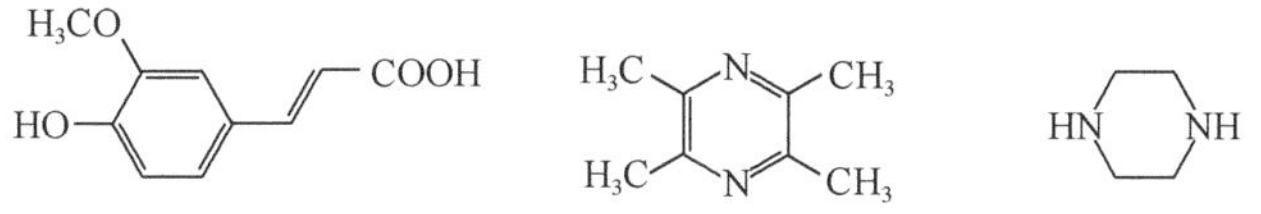

阿魏酸　　　　　　　　　川芎嗪　　　　　　　　哌嗪

合成路线如下：

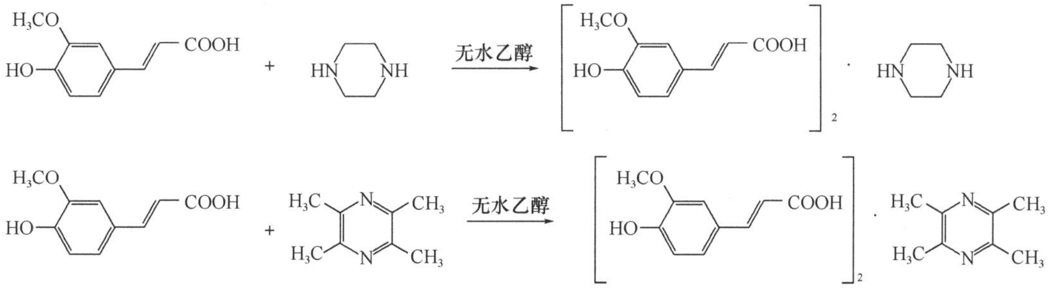

三、实验器材及试剂

1. 器材 磁力搅拌器，100ml 圆底烧瓶，250ml 烧杯，布氏漏斗，抽滤瓶，熔点测定仪。

2. 试剂 六水合哌嗪，盐酸川芎嗪，无水乙醇，阿魏酸，蒸馏水。

四、实验步骤

(一)阿魏酸哌嗪盐的合成与精制

在圆底烧瓶中加入阿魏酸 3.9g、无水乙醇 30ml，加热溶解。在烧杯中加入六水合哌嗪 1.94g，加乙醇 10ml，加热溶解备用。在搅拌下将哌嗪乙醇溶液趁热加到阿魏酸乙醇溶液中，水浴温度控制在 60℃左右，搅拌反应 1h。反应完毕后冷却，减压抽滤，滤饼用无水乙醇洗涤。干燥得阿魏酸哌嗪盐白色针状晶体，干燥，称重，计算收率。熔点 157～160℃。

(二)阿魏酸川芎嗪盐的合成与精制

在圆底烧瓶中加入阿魏酸 3.9g、无水乙醇 30ml，加热溶解。在烧杯中加入川芎嗪 1.36g，加乙醇 7ml，加热溶解备用。在搅拌下将川芎嗪乙醇溶液趁热加到阿魏酸乙醇溶液中，水浴温度控制在 60℃左右，搅拌反应 1h，反应完毕后冷却，减压抽滤，滤饼用无水乙醇洗涤。必要时可用 25%乙醇重结晶，干燥得阿魏酸川芎嗪盐白色针状晶体，干燥，称重，计算收率。熔点 168~170℃。

五、注意事项

阿魏酸哌嗪盐和阿魏酸川芎嗪盐的合成中，注意控制反应温度在 60℃左右。

六、思考题

(1)阿魏酸哌嗪盐和阿魏酸川芎嗪盐的设计原理是什么？
(2)有哪些方法可用于增加难溶性药物的吸收？

(赵　峰)

实验四十二　查耳酮的制备

一、目的要求

(1)了解羟醛缩合反应的机理、特点及反应条件。
(2)掌握查耳酮的制备原理及操作方法。

二、实验原理

查耳酮，二苯基丙烯酮，英文名 Chalcone，为淡黄色斜方或棱形结晶。查耳酮是合成黄酮类化合物的重要中间体，广泛存在于自然界中。查耳酮不仅对于植物抵抗疾病、寄生虫等起到重要的作用，在人体内也有重要的药理作用。查耳酮分子结构显示出较大的柔性，能与不同的受体结合，表现出广泛的生物活性。研究发现，查耳酮具有抗蛲虫、抗过敏、抗肿瘤活性。结构上，查耳酮具有 α，β-不饱和酮结构，与两端的苯环形成一个大的共轭体系。当受到强光照射时，电子向某个方向偏移，产生超极化效应，此时的共轭体系中的 π 电子趋于离域，从而表现出较大的非线性光学效应。因此，在非线性光学材料方面，查耳酮及其衍生物具有广泛的应用前景。

查耳酮的合成方法很多，比较经典的合成方法是使用强碱如醇钠或者强酸在无水乙醇中催化苯乙酮和苯甲醛的羟醛缩合，合成路线为：

本实验中，由苯甲醛与苯乙酮在碱的催化下发生羟醛缩合反应即得查耳酮。

三、实验器材及试剂

1. 器材　磁力搅拌器，温度计，回流冷凝管，滴液漏斗，抽滤瓶，布氏漏斗，熔点测定仪，100ml 三口烧瓶，250ml 烧杯。

2. 试剂　查耳酮，乙酸乙酯，苯甲醛，苯乙酮，95%乙醇，$2.7mol \cdot L^{-1}$ 氢氧化钠溶液，蒸馏水。

四、实验步骤

在配有磁力搅拌、温度计、回流冷凝器及滴液漏斗的 100ml 的三口烧瓶中，加入 $2.7mol \cdot L^{-1}$ 氢氧化钠溶液 20ml、95%的乙醇 15ml 及苯乙酮 5.2g，水浴控温到 20℃，搅拌下滴加苯甲醛 4.6g，滴加过程中维持反应温度 20～25℃。加毕，于该温度下继续搅拌反应 0.5h，然后加入少量的查耳酮做晶种，继续搅拌 1.5h，析出沉淀，抽滤、水洗，直至洗水呈中性，抽干得粗产品，以少量乙酸乙酯为溶剂重结晶，得浅黄色针状结晶，测熔点（参考熔点：55～56℃）。

五、注意事项

(1) 滴加苯甲醛时，应维持反应温度 20～25℃。
(2) 结晶时不容易析出结晶，需要加入晶种来引发结晶过程。

六、思考题

(1) 本实验中可能的副反应有哪些？如何避免？
(2) 为什么该产品析晶比较困难？

（赵　峰）

实验四十三　硝苯地平的制备

一、目的要求

(1) 熟悉二氢吡啶类化合物的合成。
(2) 了解 Hanstzch 反应在二氢吡啶类心血管药物生产中的应用。
(3) 掌握硝苯地平的合成工艺。

二、实验原理

硝苯地平的化学名称为，2，6-二甲基-3，5-二甲氧羰基-4-(2-硝基苯基)-1，4-二氢吡啶。分子量 346.34，一般为黄色针状结晶或结晶性粉末，熔点 171～175℃，无臭无味。几乎不溶于水，易溶于丙酮、氯仿，略溶于乙醇。硝苯地平又称硝苯吡啶、心痛定，是目前临床常用的钙通道阻滞剂。在临床上，硝苯地平主要用于冠心病、高血压的治疗，近年来广泛用于治疗肾绞痛、胆绞痛、支气管哮喘、痛经等。

　　硝苯地平由原料乙酰乙酸甲酯、邻硝基苯甲醛、氨水经过 Hanstzch 缩合反应得到，反应式如下：

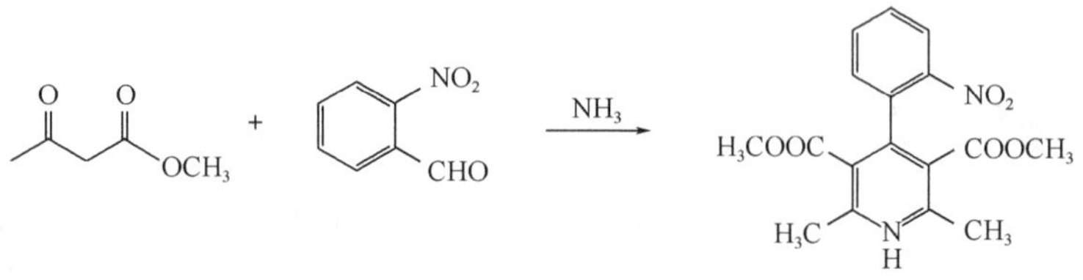

三、实验器材及试剂

　　1. 器材　100ml 圆底烧瓶，冷凝管，蒸馏头，尾接管，集热式磁力搅拌器，100℃温度计，抽滤装置一套，50ml 量筒，10ml 量筒。

　　2. 试剂　邻硝基苯甲醛，乙酰乙酸甲酯，甲醇氨饱和溶液，95%乙醇。

四、实验步骤

(一) 环合

　　在装有球形冷凝管的 100ml 圆底烧瓶中，依次加入邻硝基苯甲醛 5g、乙酰乙酸甲酯 9ml、甲醇氨饱和溶液 30ml，磁力搅拌下油浴加热回流反应 5h，然后改为蒸馏装置，蒸出甲醇直至有结晶固体析出为止，抽滤，滤饼用 95%的乙醇 20ml 洗涤，压干，得黄色结晶性粉末，干燥，称重，计算收率。

(二) 精制

　　粗品以 95%乙醇重结晶，干燥，测熔点，称重，计算收率。

五、注意事项

　　甲醇氨饱和溶液应新鲜配制。

六、思考题

　　(1) 甲醇氨饱和溶液为什么要现用现制？

　　(2) Hanstzch 反应合成二氢吡啶类化合物的反应机理是什么？

(赵　峰)

第六部分　天然药物化学成分的提取、分离及鉴定

本部分实验包括生物碱类、脂肪酸类、萜类、蒽醌类、黄酮类及香豆素类等常见天然产物的提取分离及结构鉴定。通过本部分实验，使学生掌握回流提取法、索氏提取法、升华法、酸碱法、萃取法、重结晶法、柱色谱法等提取分离方法；熟悉天然药物的获得过程；学会根据物质的理化性质，选择合适的提取、分离和鉴别方法。

实验四十四　外消旋苦杏仁酸的拆分

一、实验目的

(1) 掌握萃取及重结晶操作技术。
(2) 了解酸性外消旋体的拆分原理和实验方法。

二、实验原理

苦杏仁酸可作医药中间体，用于合成环扁桃酸酯、扁桃酸乌洛托品及阿托品类解痛剂。用化学方法合成的苦杏仁酸是外消旋体，外消旋体由于在非手性条件下物理和化学性质相同，普通的分离方法如蒸馏、重结晶等在这种情况下是无能为力的。化学法是最重要、最常用的拆分法，它是将一对对映体转变为非对映异构体，即在一对对映体分子中引入相同的手性基团，从而生成一对非对映异构体，再根据一对非对映异构体在物理性质上存在的差异而将二者拆分，分开后再把所引入的手性因素除去，即可得到纯的左旋或右旋体。这种方法一般需要被拆分的分子中有一个易发生反应的基团，如羧基、碱基等，然后让它们与一个纯的(+)或(-)光活性化合物反应，形成盐，这样就形成了一对非对映体，而后通过拆分获得非对映异构体。苦杏仁酸的结构式为：

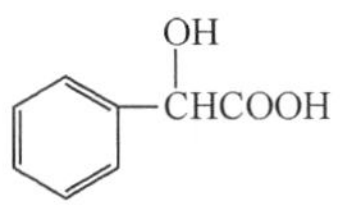

$$\text{C}_6\text{H}_5\underset{\underset{OH}{|}}{\text{CH}}\text{COOH}$$

由于(±)-苦杏仁酸是酸性外消旋体，故可以用碱性旋光体做拆分剂，一般常用(-)-麻黄碱。拆分时，(±)-苦杏仁酸与(-)-麻黄碱反应形成两种非对映异构的盐，进而可以利用其物理性质(如溶解度)的差异对其进行分离。

三、实验器材及试剂

1 器材　烧杯，分液漏斗，布氏漏斗，滤纸，抽滤瓶，玻璃棒，圆底烧瓶，冷凝管，

电热套，量筒，锥形瓶，表面皿。

2. 试剂 氢氧化钠，乙醚，无水硫酸镁，盐酸麻黄碱，无水乙醇，盐酸，苦杏仁酸，冰块。

四、实验步骤

外消旋苦杏仁酸的拆分步骤如下：

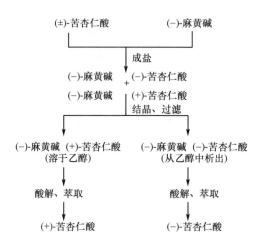

（一）（-)-麻黄碱的制备

在 25ml 锥形瓶中将 3.7g 盐酸麻黄碱溶于 10ml 水中，加入 0.8g 氢氧化钠，充分搅拌后，用乙醚对其萃取两次（每次 10ml），合并醚层并用无水硫酸镁干燥，过滤除去干燥剂，将蒸去乙醚后的剩余物溶于 30ml 无水乙醇中，备用。

（二）（±)-苦杏仁酸的拆分

在 100ml 圆底烧瓶中将 3g(±)-苦杏仁酸溶解于 4ml 无水乙醇中。缓慢加入上述麻黄碱乙醇溶液，装上回流冷凝管，在 85～90℃ 水浴中回流 1h。回流结束后，冷却混合物至室温，再用冰水浴冷却使晶体析出。析出晶体为(-)-麻黄碱和(-)苦杏仁酸，(-)-麻黄碱和(+)-苦杏仁酸仍留在乙醇中。过滤即可将其分离（滤液保留）。

（三）（-)苦杏仁酸的制备

将上述晶体放入 50ml 烧杯中，加入 20ml 水，然后滴加浓盐酸使溶液呈明显酸性。用 15ml 乙醚分三次萃取，合并醚层，并用无水硫酸镁干燥，过滤，蒸馏除去乙醚，将残留物转移到表面皿中，干燥后得(-)苦杏仁酸。熔点 131～133℃。

（四）（+)苦杏仁酸的制备

将先前保留的滤液蒸干，用 10ml 水溶解残余物。滴加浓盐酸使溶液呈明显酸性，此时固体全部溶解（若有油状黏稠物出现，可用滤纸滤掉）。用 30ml 乙醚分三次萃取，合并醚层，并用无水硫酸镁干燥，过滤，蒸馏除去乙醚。将残留物转移到表面皿中，干燥后得(+)苦杏仁酸，熔点 131~134℃。

五、注意事项

(1)取样及反应都应在通风橱中进行。
(2)此反应是两相反应，剧烈搅拌反应混合物，有利于加速反应。

六、思考题

(1)为什么要用无水硫酸镁干燥？
(2)为什么用乙醚反复萃取？

（王　雷）

实验四十五　茶叶中咖啡碱的提取及分离

一、目的要求

(1)熟悉从天然产物中提取有机物的方法和步骤。
(2)理解升华的原理，掌握升华操作。

二、实验原理

生物碱是存在于生物体(主要为植物体)中的一类含氮的碱性有机化合物，大多数有复杂的环状结构，有显著的生物活性，是中草药的有效成分之一。如黄连中的小檗碱(黄连素)、麻黄中的麻黄碱、萝芙木中的利血平、喜树中的喜树碱、长春花中的长春新碱等。植物中的生物碱常以盐(能溶解于水或醇)的状态或以游离碱(能溶于有机溶剂)的状态存在。各种生物碱的结构不同，性质各异，提取分离方法也不尽相同，常用的有冷浸、热浸、渗漉、超声波、微波、索氏提取、热回流提取等。

茶叶中含有多种生物碱。咖啡碱又名咖啡因，化学名称是 1，3，7-三甲基-2，6-二氧嘌呤，是茶叶中主要的生物碱，含 1%~5%，此外还含有少量茶碱、可可碱、茶多酚、丹宁酸、蛋白质、色素和纤维素等成分。咖啡碱具有刺激心脏、兴奋大脑神经和利尿作用，可作为中枢神经兴奋药，它也是复方阿司匹林等药物的组分之一。

茶叶中的生物碱均为黄嘌呤的衍生物，它们的结构式如下：

黄嘌呤　　　　　　咖啡碱　　　　　　茶碱　　　　　　可可豆碱

咖啡碱是弱碱性化合物，为白色针状结晶，味苦，熔点为 238℃，易升华，易溶于氯仿、乙醇、热水等。含量较多的杂质丹宁酸为酸性物质，易溶于水和乙醇。因此可在溶液中加入氧化钙，使之与丹宁酸或丹宁酸的水解产物生成盐而沉淀析出。提取茶叶中的咖啡因，可将茶叶与水一起充分煮沸后，再将茶汁浓缩，即得粗咖啡因。粗咖啡因中还含有其他一些生物碱，可利用升华法进一步提纯。

升华是指物质从固态不经过液态直接变为蒸气的现象，是纯化固体有机物的一种方法。能用升华法纯化的物质必须满足：①在其熔点以下具有相当高的蒸气压(>2.67kPa)；②杂质的蒸气压与被纯化的固体有机物的蒸气压之间有显著的差异。用升华法常可得到纯度较高的产物，但操作时间长，损失也较大，在实验室里只用于较少量(1~2g)物质的纯化。

含结晶水的咖啡碱在 100℃时失去结晶水，开始升华，178℃以上升华加快，但温度不能高于咖啡碱熔点 238℃。而茶碱和可可豆碱于 290~295℃升华，据此可纯化咖啡碱。

三、实验器材及试剂

1. 器材　台秤，250ml 烧杯，100ml 量筒，玻璃漏斗，蒸发皿，酒精灯，牙签，试管，小刀，棉花，玻璃棒，圆形滤纸，石棉网，铁架台。

2. 试剂　绿茶，生石灰，95%乙醇溶液，碘化铋钾试剂，蒸馏水。

四、实验步骤

取 8g 绿茶于 250ml 烧杯中，加 100ml 蒸馏水，加热煮沸，沸腾 30min(期间补加少量蒸馏水，以补充蒸发的水分)，趁热过滤除去茶叶渣。将滤液移入蒸发皿中，加热浓缩至 20~30ml，溶液变得黏稠时，加 4g 生石灰(如果浓缩后剩余溶液量较多时，可多加生石灰)，在不断搅拌下将水分蒸干，直至固体物松散干燥。冷却后擦去蒸发皿边上的粉末，以免污染升华产物。

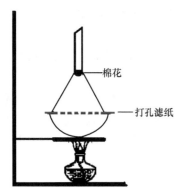

在蒸发皿上盖一张扎有许多小孔的圆形滤纸，然后将大小合适的玻璃漏斗倒盖在滤纸之上，在漏斗颈部塞少量棉花，以减少蒸气外逸，如图 5-45-1 所示。将蒸发皿小火缓缓加热，控制温度使其略低于咖啡碱的熔点(238℃)。

图 5-45-1　升华装置

升华后的咖啡碱蒸气通过滤纸孔进入上部空间，遇到漏斗内壁凝为晶体，必要时在漏斗外壁覆以湿润的滤纸或湿布以降低系统温度。当发现有棕色烟雾出现时，升华完毕，停止加热。冷却后，揭开漏斗和滤纸。必要时将残渣拌匀后用较大的火焰再升华一次。

棉花

打孔滤纸

用小刀将滤纸和漏斗内壁的晶体刮下来，将少许晶体溶于 2ml 95%乙醇溶液中。取此溶液 1ml，加碘化铋钾试剂 1～6 滴，生成淡黄色或红棕色沉淀，表明有生物碱存在。

五、注意事项

(1)茶叶滤液要趁热过滤。

(2)焙炒时，水分要除尽，但不能炒焦。

(3)升华操作的好坏是本实验成败的关键，在整个升华过程中，必须用小火加热，温度太高会使产品碳化变黑。

六、思考题

(1)在此实验中，加入生石灰的作用是什么？

(2)哪些物质可以用升华法提纯？进行升华操作应注意哪些问题？

（张怀斌）

实验四十六　花生油的提取

一、目的要求

(1)学习从固体物质中提取有机化合物的方法。

(2)掌握索氏提取器的原理与使用方法。

二、实验原理

　　花生油(peanut oil)主要是由约 20%饱和脂肪酸和约 80%的不饱和脂肪酸所组成，其中主要是油酸、亚油酸和棕榈酸，碘价 80～110，属于干性油，其油色淡黄透明，色泽清亮，气味芬芳，滋味可口，是一种优质的烹调用油。据文献报道，花生油可使人体内胆固醇分解为胆汁酸并排出体外，从而降低血浆中胆固醇的含量。另外，花生油中还含有甾醇、麦胚酚、磷脂、维生素 E、胆碱、白藜芦醇等对人体有益的物质，可防止皮肤皲裂老化，防止血栓形成，还可改善大脑的记忆力，延缓脑功能的衰退。

　　根据国家标准 GB 1534-2003《花生油》的规定，花生油按制作工艺可分为浸出花生油和压榨花生油。本实验主要通过索氏提取器，采用加热浸取法来对花生油进行提取。

　　索氏提取器是一种用于固-液萃取的高效装置(图 5-46-1)，由

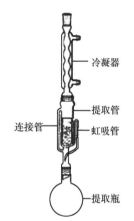

图 5-46-1　索氏提取器装置

提取瓶、提取管、冷凝器三部分组成，提取管两侧分别有虹吸管和连接管。提取前，将待测样品研细，用滤纸套包好置于提取管中，萃取剂注入提取瓶内。加热提取瓶，萃取剂气化，由连接管上升进入冷凝器，冷凝下来的萃取剂滴入提取管中，浸提样品中的待提取物。当提取管中液面超过虹吸管上端后，溶有待提取物的萃取剂经虹吸管流入提取瓶，从而得到提取物。此过程反复进行，溶剂便被一遍又一遍地重复使用，样品每次都接触到新鲜溶剂，最后将所要提取的物质集中到提取瓶中，达到连续高效地提取分离固体化合物的目的。

三、实验器材及试剂

1. 器材 索氏提取器，圆底烧瓶，蒸馏头，温度计套管，0～150℃温度计，冷凝管，橡皮管，尾接管，锥形瓶，电热套，铁架台，量筒，沸石，台秤，小刀，纱布。

2. 试剂 花生仁，氯仿。

四、实验步骤

(一) 加料

(1) 取一干燥洁净的圆底烧瓶，加入 2～3 粒沸石，称重待用。

(2) 称取 5～6g 花生仁，小刀切碎，用纱布包好装入提取管内筒。

(3) 在已称重的圆底烧瓶中加入 150ml 氯仿，按图 5-46-1 安装仪器。

(二) 提取

(1) 通冷却水后，用电热套加热，连续提取 1.5h。

(2) 将索氏提取器的提取管卸掉，调整成常压蒸馏装置，慢慢蒸去氯仿，回收溶剂。

(3) 把盛有花生油的圆底烧瓶取下，称重，两次质量之差即为花生油质量，计算出油率 (花生油质量/花生质量×100%)。

五、注意事项

(1) 花生仁切得尽可能小，但不能研磨，否则花生仁中的油会损失。

(2) 蒸馏后的氯仿需回收重复使用。

六、思考题

(1) 固-液萃取的原理是什么？

(2) 索氏提取器的优点有哪些？

(董秀丽)

实验四十七　辣椒红素的提取、分离及鉴定

一、实验目的

(1)学习从红辣椒中提取辣椒红素的原理和方法。

(2)巩固萃取、浓缩、薄层色谱、柱色谱等基本操作。

二、实验原理

辣椒果实中主要含有色素、生物碱、油脂、微量元素以及植物蛋白等。辣椒色素主要有辣椒红素、辣椒玉红素、β-胡萝卜素等，其中以辣椒红素为主。辣椒红素以游离和脂肪酸酯形式存在于辣椒中，为优质天然色素。纯的辣椒红素为胭脂红色针状晶体，熔点181~182℃，易溶于植物油、丙酮、乙醚、石油醚、二氯甲烷、氯仿、正己烷等有机溶剂，难溶于水和乙醇，对酸对碱稳定，具有较好的着色力和分散性，与浓无机酸作用显蓝色。辣椒生物碱是辣椒的辛辣成分，主要包括辣椒碱、二氢辣椒碱、降二氢辣椒碱、高辣椒碱、高二氢辣椒碱等。辣椒碱又称辣椒素，在辣椒生物碱中含量最高，纯净的辣椒素为单斜棱柱体或矩形白色晶体，易溶于乙醇、乙醚、氯仿，微溶于正己烷和二硫化碳，不溶于水。

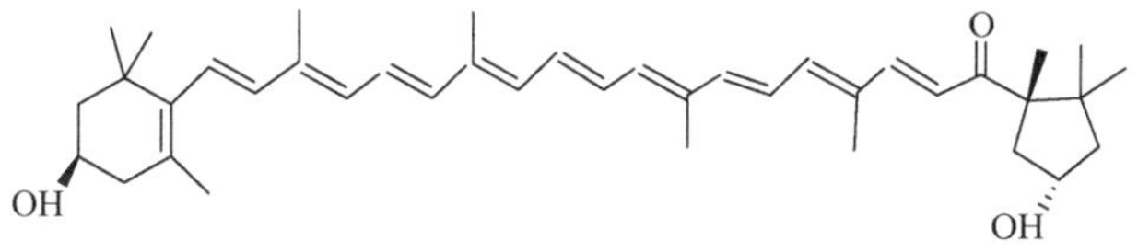

辣椒红素

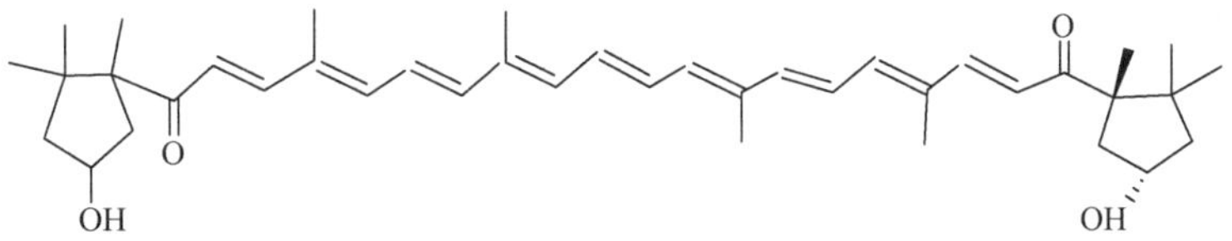

辣椒玉红素

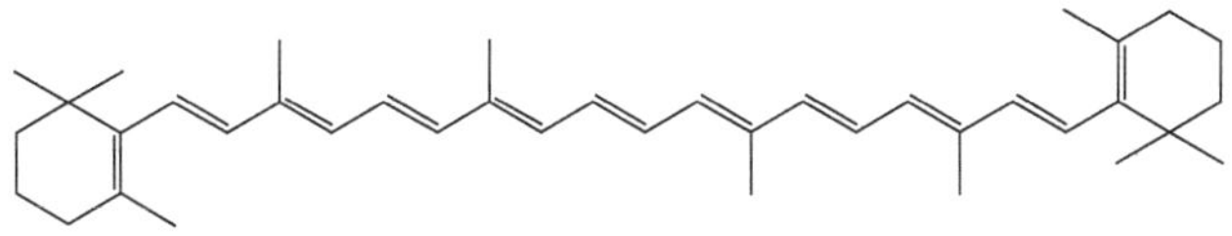

β-胡萝卜素

提取辣椒红素的方法大致分为三种：油溶法、有机溶剂法和超临界流体萃取法。在实验室中，常用二氯甲烷做溶剂从红辣椒中提取辣椒红素。用二氯甲烷提取的物质除上述几种色素外还有辣椒素等生物碱，可利用辣椒红素易溶于正己烷而辣椒碱较难溶于正己烷的性质将它们分离。辣椒红素、辣椒玉红素和β胡萝卜素的混合物，可通过柱色谱或薄层色谱分离。柱色谱时，以硅胶为吸附剂、以二氯甲烷为洗脱剂可比较容易地将三种色素分开。在薄层色谱中，R_f值较大的红色斑点为辣椒红素，R_f值较小的红色斑点为辣椒红玉素，R_f值最大的黄色斑点是β胡萝卜素。

三、实验器材及试剂

1. 器材 粉碎机，250ml 圆底烧瓶，50ml 锥形瓶，量筒，烧杯，抽滤装置，旋转蒸发仪，色谱柱，层析缸，硅胶 G 板，紫外分光光度计，台秤。

2. 试剂 干红辣椒，二氯甲烷，正己烷，丙酮，石油醚，无水硫酸钠，辣椒红素标准品，浓硫酸，硅胶(60~200 目)，沸石。

四、实验步骤

1. 预处理 称取 5g 干红辣椒，去蒂去籽，粉碎。

2. 色素提取 在圆底烧瓶中，加入 3g 红辣椒粉和 25ml 二氯甲烷，再放 2 粒沸石，回流 30min。冷却至室温后减压抽滤，除去固体物，得鲜红色滤液。将滤液旋转蒸发至干，回收溶剂，即得粗产品。粗产品中加入适量二氯甲烷溶解，制成待分离的色素原液。

3. 柱色谱分离 取 12g 硅胶(60～200 目)放入小烧杯中，加入适量二氯甲烷，搅拌均匀后，装入色谱柱，沉降后，再装入 0.5~1cm 厚的无水硫酸钠，保持柱中二氯甲烷液面高于硫酸钠上表面。打开色谱柱活塞，慢慢放出二氯甲烷，当液面降至硫酸钠上表面时关闭活塞，用滴管加入 0.5~1ml 色素原液，打开活塞，当液面降至与柱面相平时，慢慢加入二氯甲烷洗脱，依次收集不同色带分离液，旋转蒸发浓缩至约 5ml。

4. 鉴定

(1)薄层色谱法鉴定：用微量毛细管将辣椒红素分离液点样于硅胶 G 板上，在二氯甲烷或石油醚-丙酮(1.5∶8.5)中展开，自然显色或喷涂浓硫酸显色，计算辣椒红素的 R_f，与辣椒红素标准品的薄层色谱板比较。

(2)分光光度法鉴定：取分离所得辣椒红素浓缩液 5 滴于 10ml 比色管中，用正己烷稀释至刻度，以正己烷为空白样，在紫外分光光度计上扫描吸收光谱，并与标准样品对照。

五、注意事项

（1）回流速度不可过快，以防浸泡提取不充分。

（2）回收溶剂的温度不宜过高，以防溶剂暴沸。

（3）若在同一块板上点几个样品，样品点间距离应为 5mm 以上，斑点直径一般不超过 2mm，点样动作要轻，不可刺破薄层板。不可用同一支点样管吸取不同的样液。

六、思考题

（1）色谱柱中有气泡会对分离带来什么影响？如何除去气泡？

（2）色谱过程中有时会出现拖尾现象，一般是由什么原因造成的？对色谱结果有何影响？如何回避拖尾现象？

（3）辣椒红素保存时是否需要避光？

（马丽英）

实验四十八　穿心莲内酯的提取、纯化及鉴定

一、目的要求

（1）掌握渗漉法提取内酯类成分的原理和方法。

（2）掌握 α，β-不饱和内酯类成分的显色反应和实验方法。

（3）熟悉利用活性炭去除植物提取液中叶绿素和其他杂质的方法。

（4）了解利用重结晶法精制天然产物中主要成分的原理与操作。

二、实验原理

穿心莲 *Andrographis paniculata*（Burm. f.）Nees 是爵床科穿心莲属植物，又名春莲秋柳、一见喜、榄核莲、苦胆草等，一年生草本植物，我国福建、广东、海南、广西、云南常见栽培，江苏、陕西亦有引种。其地上部分入药，茎叶极苦，具有清热解毒、凉血、消肿作用。用于感冒发热，咽喉肿痛，口舌生疮，泄泻痢疾，热淋涩痛，痈肿疮痛，毒蛇咬伤等症状。

穿心莲主要含有二萜内酯类成分，称为穿心莲内酯，该类成分表现出抗菌消炎、抗病毒、抗肿瘤、免疫调节等广泛的药理活性，可用于降血压、治疗心肌缺血和动脉粥样硬化，并应用于呼吸道感染、喘息性肺炎以及胃炎和辅助流产药物，是非常重要的一类天然来源药物。

穿心莲中含有的二萜内酯类成分主要有以下几种,它们的性质见表6-48-1。

表6-48-1 穿心莲中二萜内酯的性质

化合物	名称	性质
A	穿心莲内酯(穿心莲甲素)	无色方棱形结晶,熔点:230~231℃,易溶于丙酮、甲醇、乙醇,微溶于氯仿、乙醚,难溶于水、石油醚、苯,味极苦
B	脱氧穿心莲内酯(穿心莲乙素)	无色片状结晶,熔点:175~176℃,易溶于甲醇、乙醇、丙酮、氯仿,可溶于乙醚,微溶于水,味稍苦
C	新穿心莲内酯(穿心莲丙素)	无色柱状结晶,熔点:168~169℃,易溶于甲醇、乙醇、丙酮,较难溶于苯、乙醚、氯仿,微溶于水,无苦味
D	脱水穿心莲内酯(穿心莲丁素)	无色针状结晶(30%或50%乙醇),熔点:204℃,易溶于乙醇、丙酮,可溶于氯仿,微溶于苯,几乎不溶于水

穿心莲内酯类成分水溶性均较差,易溶于乙醇。由于乙醇的极性偏大,在用其进行植物全草的提取时,提取液含有大量的叶绿素等色素,颜色较深。但乙醇毒性较小,且易回收,因此在大量提取时仍作为首选的提取溶剂。本实验以乙醇作为提取溶剂,使用常温连续提取法即渗漉法提取二萜内酯,利用活性炭除去叶绿素等脂溶性色素,再利用穿心莲二萜内酯易结晶的性质,用重结晶的方法从浓缩的提取液中使二萜内酯结晶析出,实现内酯的纯化。

三、实验器材及试剂

1. 器材 旋转蒸发仪,分析天平,圆底烧瓶,量筒,烧杯,锥形瓶,分液漏斗,漏斗,布氏漏斗,抽滤瓶,油浴锅,冷凝管,滤纸,预制硅胶 GF_{254} 薄层板,玻璃棒,渗漉桶。

2. 试剂 穿心莲,95%乙醇,氯仿,吡啶,10%氢氧化钠溶液,0.5%亚硝酰铁氰化钠溶液,Kedde 试剂[①]甲醇,乙酸,碘,乙酸乙酯,活性炭。

四、实验步骤

(一)穿心莲内酯的提取和纯化

1. 穿心莲内酯的提取 取穿心莲粗粉 100g,装入渗漉桶中,加适量 95%乙醇浸泡30min,再加95%乙醇至没过药粉3~4cm,浸泡3h。渗漉过程中控制流速约 $2ml \cdot min^{-1}$,并不

---

① 2%的3,5-二硝基苯甲酸甲醇液和1mol/L 氢氧化钾甲醇溶液,用前等量混合。

断加入新的 95%乙醇，至提取液约 1L，收集合并渗漉液，用旋转蒸发仪浓缩至约 500ml。

2. 穿心莲内酯的纯化　向浓缩后的提取液中加入适量活性炭，加热回流 30min，脱色至提取液呈浅黄色或浅绿色，趁热过滤。滤液浓缩至 50ml，放冷，析出晶体，即为穿心莲内酯粗品。滤液回收乙醇至干后，留取少量，用 2～3ml 甲醇溶解，用于 TLC 鉴别用。

粗品穿心莲内酯用 40 倍量乙酸乙酯回流溶解 20min，趁热抽滤，沉淀再用 40 倍量乙酸乙酯回流溶解 20min，趁热抽滤后，合并两次的滤液，冰水浴静置冷却析晶，若不析出晶体可于冰箱中冷藏析晶。

(二)穿心莲内酯的鉴别

1. 显色反应

(1)Legal 反应：取试样少许，用吡啶溶解，加 0.5%亚硝酰铁氰化钠溶液 2ml、10%氢氧化钠溶液 1 滴，摇匀。观察颜色变化。

(2)Kedde 反应：取试样少许，用乙醇溶解，加 Kedde 试剂 2 滴，观察显色情况。

2. 薄层色谱分析

吸附剂：预制硅胶 GF_{254} 薄层板，110℃，活化 1h。

展开剂：氯仿-甲醇-乙酸(10∶0.7∶0.1)。

对照品：穿心莲内酯，脱氧穿心莲内酯。

显色：碘蒸气熏。

五、注意事项

(1)渗漉流速不宜过快，慢速更利于内酯类成分溶于乙醇中，提高提取效率。

(2)薄层板活化时间不宜过长，否则固定相对试样吸附力过强，造成脱尾。以试样分离效果好、斑点形状规则作为指标。

六、思考题

(1)在中草药成分离过程中，除去叶绿素一般有哪几种方法？

(2)根据穿心莲中内酯成分结构差异，还可以采取什么方法进行分离？

(3)试说明显色反应的机理。

(李洪娟)

实验四十九　大黄中蒽醌类化合物的提取、分离及鉴别

一、目的要求

(1)掌握蒽醌苷元的提取方法。

(2)掌握蒽醌类化合物的酸性规律以及 pH 梯度萃取法的原理和操作技术。

（3）通过硅胶柱色谱法分离大黄酚和大黄素甲醚的实验，掌握硅胶柱色谱的原理和操作方法。

（4）熟悉蒽醌类化合物的特征显色反应及鉴别方法。

二、实验原理

蒽醌类化合物是最常见的一类醌类化合物，在中药中存在广泛，如大黄、虎杖、何首乌、大血藤、鸡骨草、芦荟、番泻叶等常用中药中均含有大量蒽醌类成分。现代研究发现，蒽醌类具有显著而广泛的药理活性，包括泻下、抗菌、利尿、止血、抗癌、抗病毒、抗衰老、保肝利胆等，是许多药物的主要有效成分。

大黄是一味常用中药，为蓼科植物掌叶大黄 *Rheum palmatum* L.，大黄 *Rheum officinale* Baill 及唐古特大黄 *Rheum tanguticum Maxin. ExBalf* 的干燥根茎，以泻下、健胃著称于世。本品在《神农本草经》等诸多中医药文献中均有记载，其性味苦、寒，具有凉血止血、泻火解毒、活血化瘀、利湿退黄、泻下通便等多种功效。

大黄的主要有效成分为蒽醌类化合物及其衍生物，除此之外还含有多糖类及鞣制类等多种类型成分。大黄中蒽醌及其衍生物含量为 3%～5%，包括游离型和结合型，其中游离蒽醌主要有大黄素、大黄酸、大黄酚、大黄素甲醚、芦荟大黄素等，它们的性质见表6-49-1。

表6-49-1　大黄中五种蒽醌类成分的性质

名称	晶形	熔点	溶解性
大黄酸	黄色针晶	321～322℃	溶于吡啶、碳酸氢钠溶液，微溶于乙醇、苯、氯仿等，不溶于水
大黄素	橙色针晶	256～257℃	易溶于乙醇，可溶于稀氨水、碳酸钠水溶液，几乎不溶于水
芦荟大黄素	橙黄色针晶	223～224℃	可溶于乙醚、苯、热乙醇、稀氨水、碳酸钠和氢氧化钠水溶液
大黄酚	金色片状结晶	196～197℃	溶于丙酮、乙酸、氯仿、甲醇、乙醇、氢氧化钠水溶液
大黄素甲醚	砖红色针晶	207℃	与大黄酚相似

由于大黄中羟基蒽醌化合物多以苷的形式存在，故提取时先用稀硫酸溶液把蒽醌苷水解成游离的苷元，再利用蒽醌苷元能溶于氯仿的性质，选用氯仿做溶剂进行提取。

羟基蒽醌苷元所含羟基的位置和数目不同，酸性强弱也不同。具有羧基或多个 β 位酚羟基的蒽醌可溶于 5%碳酸氢钠溶液;具有一个 β 位酚羟基的蒽醌可溶于 5%碳酸钠溶液,只具有 α 位酚羟基的蒽醌,酸性弱,只溶于氢氧化钠溶液。因此,可以使用 pH 梯度萃取法分离上述羟基蒽醌苷元。

大黄酸有—COOH,酸性最强,可用 5%碳酸氢钠溶液萃取;大黄素有一个 β—OH,酸性次之,可用 5%碳酸钠溶液萃取;芦荟大黄素有苄醇—OH,酸性第三,可用 0.25%氢氧化钠溶液萃取;大黄素甲醚和大黄酚均具有 1,8-二酚羟基,酸性接近,可利用他们极性的差别,使用硅胶柱色谱进行分离。

三、实验器材及试剂

1. 器材 分析天平,1000ml 圆底烧瓶,250ml 量筒,500ml 烧杯,50ml 烧杯,50ml 锥形瓶,500ml 分液漏斗,漏斗,布氏漏斗,500ml 抽滤瓶,色谱柱,试管,油浴锅,冷凝管,广泛 pH 试纸,滤纸,预制硅胶 GF_{254} 薄层板,层析缸,铁架台,铁圈,玻璃棒。

2. 试剂 大黄,20%硫酸溶液,5%碳酸氢钠溶液,盐酸,5%氢氧化钠溶液,5%碳酸钠溶液,0.25%氢氧化钠溶液,硅胶,氯仿,石油醚,乙酸乙酯,乙醇,甲醇,醋酸镁,冰醋酸,蒸馏水。

四、实验步骤

(一)总羟基蒽醌苷元的提取

在 1000ml 圆底烧瓶中,加入大黄粗粉 100g,再加入 20%硫酸溶液 100ml 和氯仿 500ml,加热回流提取 2h,稍冷却后过滤,弃去残渣,得提取液。将提取液倒入分液漏斗中,分出酸水层后得到氯仿提取液,减压回收氯仿至 200ml 左右,倒入分液漏斗中,加水洗至氯仿液 pH=6 左右。

(二)大黄酸的分离与精制

(一)中的氯仿液用 5%碳酸氢钠溶液萃取 2 次(每次 100ml),合并两次碳酸氢钠液,边用玻璃棒搅拌边滴加盐酸中和至 pH=3 左右,析出棕黄色沉淀。待沉淀析出完全后,抽滤,水洗沉淀数次,置于 60℃干燥箱中烘干后,加入少量冰醋酸进行重结晶,得黄色针晶,即为大黄酸,抽滤干燥后称重。

(三)大黄素的分离与精制

5%碳酸氢钠溶液萃取后的氯仿液,再加入 5%碳酸钠溶液萃取 2 次(每次 100ml)。合并两次萃取液,边用玻璃棒搅拌边加盐酸中和至 pH=3 左右,析出棕黄色沉淀,待沉淀析出完全后,抽滤,水洗沉淀数次,置于 60℃干燥箱中烘干,用少量无水乙醇重结晶,析出橙色针晶为大黄素,抽滤干燥后称重。

(四)芦荟大黄素的分离与精制

5%碳酸钠溶液萃取过的氯仿液，再用 0.25%氢氧化钠溶液萃取 2 次(每次 100ml)，合并两次萃取液，加搅拌边滴加盐酸中和至 pH=3 左右，析出橙色沉淀，待沉淀析出完全后，抽滤，水洗沉淀数次，60℃烘干后，用少量冰醋酸重结晶，得黄色针晶，抽滤干燥后称重。

(五)大黄素甲醚和大黄酚的分离

0.25%氢氧化钠溶液提取过的氯仿液，再用 5%氢氧化钠溶液萃取两次(每次 100ml)，合并氢氧化钠液，加入盐酸中和至不再析出沉淀(约 pH=3 左右)，放置抽滤，水洗沉淀数次，60℃烘干后，称重，得大黄素甲醚和大黄酚的混合物。

(六)大黄酚和大黄素甲醚的硅胶柱色谱分离

1. 装柱 取 200～300 目硅胶 25g，干法装柱，轻轻敲打层析柱，使硅胶填充均匀。

2. 上样 大黄素甲醚和大黄酚的混合物先用乙醇加热溶解后，加入少量硅胶，水浴上拌干，加到已装好的硅胶柱顶端，样品加完后，上面盖上一层硅胶。

3. 洗脱 用石油醚-乙酸乙酯(98∶2)100ml 洗脱，收集第一条色带，再用石油醚-乙酸乙酯(95∶5)100ml 洗脱，收集第二条色带。

(七)样品的呈色反应及薄层色谱

1. 碱性条件下的呈色反应 分别取各蒽醌产物少量，置于试管中，加 2%氢氧化钠溶液数滴，观察并记录颜色变化。

2. 醋酸镁反应 分别取各蒽醌产物少量，置于试管中，各加 1ml 乙醇溶解，再滴加 0.5%醋酸镁的乙醇溶液数滴，观察并记录颜色变化。

3. 薄层色谱

样品：各产物的乙醇溶液。

对照品：五种蒽醌对照品的乙醇溶液。

层析材料：GF_{254} 预制硅胶板。

展开剂：氯仿-乙酸乙酯(4∶1)，滴加 2 滴冰醋酸。

显色：可见光下观察色斑，紫外灯下观察荧光斑点。

五、注意事项

(1)大黄中蒽醌常以结合状态存在，所以需加入酸使其转变为游离状态再进行提取。

(2)所得的氯仿提取液应加蒸馏水回洗，洗掉残留酸液，否则会影响后面的萃取过程。

(3)氯仿提取液放置中如有沉淀析出，可过滤，该沉淀多为大黄素，余液进行下一步分离试验。

(4)进行萃取时，不用猛力振摇，以免产生乳化层，影响分层。如产生乳化层，可通过盐析破坏乳化层。

六、思考题

(1) 大黄中 5 种蒽醌类成分的酸性和极性大小应如何排列？为什么？说明为什么它们可以被不同强度的碱性水溶液萃取出来？

(2) 蒽醌类化合物的醋酸镁显色反应与羟基所在的位置有何关系？

(3) pH 梯度萃取法的原理是什么？除了蒽醌类，还有哪些化合物可用此方法分离？

(4) 两相萃取时，如何防止乳化？如产生乳化层，如何处理？

(5) 大黄中蒽醌化合物的提取方法还有哪些？

(李洪娟)

实验五十　槐花米中芦丁的提取、分离及鉴定

一、目的要求

(1) 掌握碱提酸沉法提取芦丁的原理、操作方法及注意事项。

(2) 掌握芦丁酸水解的原理及具体操作方法。

(3) 掌握黄酮类化合物的一般性质及黄酮苷、苷元和糖部分的鉴别反应。

(4) 熟悉重结晶法纯化芦丁和槲皮素的原理及操作方法。

(5) 熟悉利用重结晶法纯化化合物时，溶剂选择的原则。

(6) 了解黄酮及其苷类化合物结构研究的一般程序与方法。

二、实验原理

黄酮类化合物是一类广泛存在于自然界中的重要天然有机化合物，其基本母核为 2-苯基色原酮。目前发现的黄酮类物质已超过 1 万多种，主要结构类型有黄酮、二氢黄酮、黄酮醇、二氢黄酮醇、异黄酮及查耳酮等。黄酮类化合物具有多种药理活性，如抗氧化、保护心血管系统、抗肿瘤、保肝、降血脂、抗病毒及雌激素样作用等等，是多种中药的有效成分。

芦丁又名维生素 P、紫槲皮苷、芸香叶苷等，广泛存在于天然植物中。芦丁具有调节毛细血管渗透性之作用，临床主要用作高血压的辅助治疗药物，也可用于防治因缺乏芦丁所致的其他出血症，多作口服，也可注射使用。另外，研究发现芦丁还具有抗氧化、保护胃黏膜、抗骨质疏松、抗衰老、增强免疫、降糖、抗肿瘤、抗病毒、抑菌等多种药理活性。现已发现含芦丁的植物已超过 70 多种，如槐花米、荞麦、烟叶、蒲公英等。

槐花米又名槐米，是豆科槐属植物槐树 *Sophora japonica* L 的干燥花蕾，性凉、味苦，具有凉血止血的功能，芦丁是槐花米中止血的主要成分，2015 版《中国药典》规定，槐花中含无水芦丁不得少于 6.0%，槐米不得少于 15%，因此槐花米常作为提取芦丁的原料。

芦丁为槲皮素 3 位的羟基与芸香糖(1 分子葡萄糖和 1 分子鼠李糖)脱水而成的苷,槲皮素为其苷元。芦丁和槲皮素的结构如下:

芦丁 R = glu-rha   槲皮素 R = H

芦丁为淡黄色粉末或针状晶体,常含 3 分子结晶水,熔点为 174～178℃,无水物 188～190℃。

芦丁的溶解度:冷水中约为 1:10000,热水中约为 1:200;冷乙醇中约为 1:650,热乙醇中约为 1:60。微溶于乙酸乙酯、丙酮,不溶于苯、氯仿、乙醚及石油醚等溶剂。

槲皮素为芦丁的苷元,可由芦丁酸水解制得,黄色结晶,含 2 分子结晶水,熔点 313～314℃。

槲皮素的溶解度:热乙醇中约为 1:60,冷乙醇中约为 1:650,可溶于甲醇、冰醋酸、乙酸乙酯、丙酮、吡啶,不溶于石油醚、乙醚、氯仿和水。

芦丁的提取方法很多,比较常用的为碱提取酸沉淀法。芦丁分子中含有多个酚羟基,因而显弱酸性,在碱水中成盐而易溶于水中,故可用碱水为溶剂煮沸提取。提取完毕后,往碱水提取液中加酸并调节到一定 pH,芦丁又成为游离状态而不溶于水,从水中沉淀析出。

由于芦丁在冷水和热水中溶解度差别较大(约差 50 倍),因此可用水为溶剂通过重结晶法对芦丁进行精制。芦丁为黄酮苷类化合物,可通过酸水解将芦丁的苷键水解得到苷元(槲皮素)和糖(葡萄糖和鼠李糖),并通过薄层色谱和纸色谱对水解反应进行检验。最后通过颜色反应和紫外光谱对制得的芦丁和槲皮素进行结构鉴定。

三、实验器材及试剂

1. 器材 分析天平,500ml 烧杯,50ml 烧杯,250ml 圆底烧瓶,50ml 圆底烧瓶,250ml 量筒,500ml 锥形瓶,表面皿,漏斗,布氏漏斗,500ml 抽滤瓶,试管,油浴锅,冷凝管,铁架台,铁圈,胶头滴管,玻璃棒,广泛 pH 试纸,滤纸,预制硅胶板 GF$_{254}$,层析缸,显色喷雾瓶,紫外-分光光度计。

2. 试剂 槐花米,硼砂,石灰乳,1%硫酸溶液,浓盐酸,镁粉,氯仿,甲醇,正丁醇,甲酸,氢氧化钡,乙酸,1%槲皮素乙醇溶液,95%乙醇,10%α-萘酚乙醇溶液,浓硫酸,2%二氯氧锆甲醇溶液,2%柠檬酸甲醇溶液,苯胺,邻苯二甲酸,三氯化铝,蒸馏水等。

四、实验步骤

(一)芦丁的提取

称取槐花米粗粉 20g,置于 500ml 烧杯中,加入 200ml 水,加入 1g 硼砂,边搅拌边加入石灰乳,调节 pH=8～9。加热至沸腾,保持微沸 30min,提取过程中保持 pH=8～9,并及时补充失去水分，提取完毕后趁热抽滤。弃去滤渣，滤液冷却至 60℃ 左右，边加浓盐酸边搅拌，调至 pH=4～5 左右，静置 4h，析出黄色固体，抽滤，用蒸馏水洗涤两次，所得固体即为芦丁粗品。

(二) 芦丁的精制

芦丁粗品，干燥，称重后按 1∶200 的比例加蒸馏水进行重结晶。将芦丁粗品悬浮于蒸馏水中，加热煮沸 15min，趁热抽滤，弃去不溶物，滤液充分静置后析出大量黄色晶体，抽滤，干燥后即得精制芦丁。

(三) 芦丁的酸水解及槲皮素的精制

精密称取精制芦丁 1.5g，加 1% 硫酸 100ml，加热 40min（开始加热后先变为澄清溶液，后逐渐析出黄色针状结晶），放冷后抽滤，滤液保留作糖分的鉴定。沉淀用水洗除硫酸后，干燥称重，即得苷元槲皮素粗品。槲皮素粗品加入 95% 乙醇 15ml 回流溶解，趁热抽滤，放冷，加水至 50% 左右浓度，得黄色针晶，即为精制槲皮素。

(四) 芦丁和槲皮素的定性反应

分别取芦丁和槲皮素 3mg 左右，各加 6ml 乙醇使其溶解，分别分成三份作下述试验：

盐酸-镁粉反应：取上述溶液 2ml 置于试管中，加 2 滴浓盐酸，再加少许镁粉，注意观察颜色变化情况。

$ZrOCl_2$-柠檬酸反应：取上述溶液 2ml，分别置于两支试管中，各加 2% 二氯氧锆甲醇溶液 3～4 滴，观察颜色，其中一支试管继续加入 2% 柠檬酸甲醇溶液 3～4 滴，观察并记录颜色变化。

Molish 反应：取上述溶液 2ml 置于试管中，加入等体积的 10%α-萘酚乙醇溶液，摇匀，沿管壁滴加浓硫酸数滴，注意观察两液面产生的颜色变化并记录。

(五) 芦丁和槲皮素的薄层层析

样品：自制芦丁和槲皮素的甲醇溶液。

对照品：芦丁和槲皮素对照品的甲醇溶液。

色谱材料：预制硅胶板 GF_{254}。

展开剂：$CHCl_3$-MeOH-HCOOH（15∶5∶1）。

显色：在紫外灯下观察；喷三氯化铝试剂后再观察。

(六) 糖的纸层析

样品：取(三)中水解滤液 20ml，边搅拌边加入氢氧化钡细粉中和至中性，滤去硫酸钡沉淀后，滤液浓缩到 3ml 左右，作为糖的供试液。

对照品：葡萄糖和鼠李糖标准品水溶液。

层析材料：新华层析滤纸。

展开剂：正丁醇-乙酸-水（BAW）（4∶1∶5）上层溶液。

展开方式：上行展开。

显色：苯胺-邻苯二甲酸试液，喷后 105℃ 烘 10min，显棕红色斑点。

（七）芦丁的紫外光谱测定

精密称取芦丁 2mg，用无水甲醇溶解定容至 100ml。取样品溶液置于石英比色皿中，在 200～600nm 波段内进行全波长扫描，观察并记录芦丁的紫外光谱。

五、注意事项

(1)芦丁的邻二酚羟基易被氧化，加入硼砂的目的是与芦丁结合，保护芦丁的结构不被破坏。

(2)加入石灰乳既能作为碱溶解提取芦丁，还可以除去槐花米中大量的黏液质和酸性树脂等杂质，但 pH 不能过高，应该控制在 8～9 左右，否则会破坏芦丁的母核。

(3)加酸沉淀时酸性不宜太强，应控制 pH=3～4 之间，否则芦丁会生成盐溶于水中。

(4)在加热提取的过程中应随时补充失去的水分。

(5)在进行显色反应时，试管口一定不能对着有人的位置，滴加浓硫酸时应沿着管壁缓慢加入。

(6)粗品芦丁重结晶后，由于含有黏液质，进行抽滤时，不要过分振摇样品成混悬液，以免造成抽滤困难。

六、思考题

(1)芦丁还可以用哪些方法提取？

(2)苷类水解有几种催化方法？酸水解常用什么酸？

(3)如何确定芦丁的糖基接在槲皮素的 3 位？

(4)讨论苷类化合物结构的鉴定程序。

(5)黄酮类化合物的显色反应有哪些？

(6)芦丁酸水解时为什么会出现浑浊-澄清-浑浊的过程？

(7)比较芦丁和槲皮素的 R_f 值大小，说明原因。

(8)如何确定芦丁水解是否完全？

（李洪娟）

实验五十一 汉防己生物碱的提取、分离及鉴定

一、目的要求

(1)掌握总生物碱的提取方法。

(2)掌握脂溶性生物碱和水溶性生物碱的分离方法。

(3)掌握酚性叔胺碱及非酚性叔胺碱、水溶性碱与水溶性杂质的分离原理与操作。

(4)学习用吸附柱色谱分离生物碱，并掌握一般柱色谱的操作方法。

(5)掌握生物碱的常用鉴定方法。

二、实验原理

生物碱是自然界中一类重要的含氮天然有机化合物，主要存在于植物中，自然界中发现的生物碱已超过一万多种。现代药理研究发现，生物碱具有特殊的生理活性，如抗肿瘤、抗菌、镇痛、降压、平喘等。防己、麻黄、乌头、苦参、长春花、秋水仙等多种重要的中药中均富含生物碱类成分。

汉防己为防己科千金藤属物汉防己 *Stephania tetrandra* S. Mcore 的根，又名粉防己，是祛风解热镇痛药物，主治风湿关节疼痛。其有效成分为生物碱，总生物碱含量为 1.5%~2.3%，主要为汉防己甲素，含量约 1%；汉防己乙素，含量约 0.5%；轮环藤酚碱，含量为 0.2%。其中，汉防己甲素药理作用广泛，具有解热镇痛、抗炎、利尿、抗过敏性休克、防治肝纤维化等多种作用。三种主要生物碱的理化性质见表 6-51-1。

R=CH₃ 汉防己甲素
R=H 汉防己乙素

轮环藤酚碱

表6-51-1 汉防己中三种生物碱类成分的性质

名称	晶形	熔点	溶解性
汉防己甲素 （汉防己碱，粉防己碱）	无色针晶	217~218℃双熔点现象	不溶于水和石油醚，易溶于乙醇、丙酮、乙酸乙酯和氯仿等有机溶剂及稀酸水中易溶，可溶于苯
汉防己乙素 （防己诺林碱，去甲粉防己碱）	乙醇 细棒状结晶 甲醇 细棒状结晶 丙酮 六面粒状晶	245℃ 177~179℃ 134℃	与汉防己甲素相似，因有一个酚羟基，故极性稍高于汉防己甲素，在苯中的溶解度小于汉防己甲素而在乙醇中又大于汉防己甲素
轮环藤酚碱 （汉己素）	氯化物 八面体状结晶 碘化物 无色绢丝状结晶 苦味酸盐 黄色结晶	214~216℃ 185℃ 154~156℃	水溶性季铵生物碱，不溶于非极性溶剂

本实验利用生物碱及其盐能溶于乙醇的性质，利用乙醇提取总生物碱；再利用生物碱极性和溶解性的差别分离亲脂性和亲水性生物碱；汉防己乙素比甲素多一个酚羟基，极性较大，可利用吸附柱色谱进行分离；利用雷氏铵盐可与季铵型生物碱生成沉淀而分离之。

三、实验器材及试剂

1. 器材 500ml 圆底烧瓶，500ml 烧杯，50ml 烧杯，表面皿，蒸发皿，500ml 锥形瓶，100ml 锥形瓶，50ml 量筒，250ml 量筒，500ml 分液漏斗，漏斗，布氏漏斗，500ml 抽滤瓶，广泛 pH 试纸，预制硅胶板，色谱柱，油浴锅，冷凝管，铁架台，铁圈，胶头滴管，玻璃棒，层析缸，旋转蒸发仪。

2. 试剂　汉防己，95%乙醇，1%盐酸溶液，1%氢氧化钠溶液，无水硫酸钠，20%盐酸溶液，雷氏铵盐饱和水溶液，0.6%硫酸银溶液，10%氯化钡溶液，中性氧化铝，改良Dragendorff试剂[①]，苦味酸试剂[②]，碘-碘化钾试剂[③]，硅钨酸试剂[④]，氯仿，乙醇，氨水，丙酮，环己烷，蒸馏水。

四、实验步骤

（一）总生物碱的回流提取

称取100g汉防己粗粉，置于500ml的圆底烧瓶中，加入95%乙醇200ml，加热回流提取1h，滤出提取液，滤渣同法再提取1次，合并2次滤液；滤液用旋转蒸发仪浓缩至无醇味，变成糖浆状，即得到总生物碱。

（二）脂溶性和水溶性生物碱的分离

步骤（一）中的总生物碱提取物转移到烧杯中，加入1%的盐酸200ml分三次溶解（80 ml，60ml，60ml，可以加热搅拌促溶），合并三次溶解液，充分静置后，滤除不溶物。留取15ml做沉淀反应，其余的盐酸溶解液移至分液漏斗中，加80ml氯仿，滴加氨水调至pH=9～10进行萃取，分出氯仿层后，碱水层再用40ml氯仿萃取1次，合并两次氯仿萃取液（含亲脂性叔胺碱）。氨性碱水液留待分离水溶性生物碱。

氯仿萃取液置于分液漏斗中，先以1%氢氧化钠溶液洗两次后，再用水洗2次，合并氢氧化钠碱水液和水洗液，得到含有酚性生物碱的部分。氯仿萃取液加入5g无水硫酸钠脱水，回收氯仿得脂溶性粗总碱（汉防己甲素和汉防己乙素的混合物）。

（三）水溶性生物碱的分离

步骤（二）中氯仿萃取后剩余的氨性碱水液，先加入20%盐酸调节pH=3～4左右，再滴加雷氏铵盐的饱和水溶液进行沉淀，直至不再生成沉淀（生物碱的雷氏复盐）为止，抽滤并用蒸馏水洗涤沉淀至洗涤液不呈红色为止，置于干燥箱中烘干称重。

称重后的沉淀继续加入20倍的丙酮进行溶解，过滤掉不溶物质，得丙酮液。继续往丙酮液中加入0.6%硫酸银溶液（记录硫酸银溶液的体积），至不再生成沉淀为止（沉淀为雷氏银盐），放置，滤除沉淀，得滤液（滤液中为生物碱的硫酸盐）。

滤液回收大部分丙酮，放冷，仔细加入与硫酸银溶液等当量的10%氯化钡溶液，生成白色沉淀，静置后抽滤。浓缩滤液，放置析出结晶，抽滤即得轮环藤酚碱盐酸盐。

（四）柱色谱法分离汉防己甲素和汉防己乙素

装柱：取100目中性氧化铝30g，装于2.5cm×25cm的色谱柱中，干法装柱，轻轻敲动色谱柱，使氧化铝填充均匀。

上样：称取200mg总碱，加适量丙酮加热溶解，用吸管加到装有1g氧化铝的蒸发皿中，

---

① 7.3g碘化铋钾，先加冰醋酸10ml，再加蒸馏水60ml。
② 1g苦味酸溶解100ml蒸馏水中。
③ 1g碘和10g碘化钾，加入50ml水加热溶解，加入2ml乙酸，最后用水稀释至100ml。
④ 5g硅钨酸溶解于100ml蒸馏水中，再加盐酸少量调节pH=2左右。

于水浴上挥干丙酮,仔细将样品拌干,将拌好的样品均匀加入装有氧化铝层析柱的柱顶。

洗脱:以环己烷-丙酮(4:1)为洗脱剂进行洗脱,每 10ml 收集一个流份,用薄层色谱(展开剂:氯仿-丙酮=1:1;显色剂:改良 Dragendorff 试剂)分析后合并相同流份,各流份分别回收溶剂后,用丙酮重结晶,可分别制得汉防己甲素和汉防己乙素纯品。

(五)鉴定

1. 鉴别反应

取四(二)步骤中留作沉淀反应用的酸水液,盛于四支小试管中,分别加入下列显色试剂。

苦味酸试剂:取上述一支小试管,先将酸水液调至中性,再加入加苦味酸饱和水溶液一滴,观察并记录反应现象。

碘-碘化钾试剂:取上述一支小试管,加入碘-碘化钾试剂1~2滴,观察并记录反应现象。

硅钨酸试剂:取上述一支小试管,硅钨酸试剂1~2滴,观察并记录反应现象。

碘化铋钾试剂:取上述一支小试管,加碘化铋钾试剂1~2滴,观察并记录反应现象。

2. 汉防己甲素和汉防己乙素的薄层色谱鉴别

样品:自提汉防己甲素、汉防己乙素的乙醇溶液。

对照品:汉防己甲素、汉防己乙素的对照品乙醇溶液。

层析材料:预制硅胶板 GF_{254}。

展开剂:氯仿-丙酮-甲醇(4:5:1)。

展开方式:上行法。

显色:改良碘化铋钾试剂。

五、注意事项

(1)总生物碱提取液回收溶剂不宜过干,回收至稀浸膏状即可,否则加入盐酸后会结成胶状团块。

(2)进行氧化铝柱色谱分离时,最开始加洗脱剂时应沿内壁慢慢加,防止将样品冲起,可在样品上面加盖一层氧化铝。

(3)步骤(二)中用 1%氢氧化钠溶液萃取氯仿液的主要目的是除掉酚性生物碱。由于空间效应和形成了氢键,汉防己乙素结构中的羟基呈隐性酚羟基性质,其酸性比较弱,在强碱溶液中不溶解,因此不会被氢氧化钠溶液萃取出来,仍然留在氯仿溶液中。

(4)两相萃取时必须缓慢振摇分液漏斗,以防止两相界面产生乳化层,造成难以分层的现象。

(5)氯化钡溶液有剧毒,使用时应小心。

六、思考题

(1)汉防己甲素、汉防己乙素的结构有何区别?除了用柱色谱分离外,还可以使用哪些方法进行分离?

(2)为什么可用雷氏铵盐法分离纯化季铵碱?其原理是什么?写出沉淀过程中的反应方程式。

(3)分离水溶性与脂溶性生物碱的常用方法有哪些?

(4)生物碱的显色反应有哪些？各有什么现象？

(5)生物碱的碱性强弱有何规律？水溶性大小有何规律？

（李洪娟）

实验五十二 秦皮中七叶内酯的提取、分离及鉴定

一、目的要求

(1)掌握香豆素苷元和苷的分离纯化方法。

(2)掌握香豆素的鉴别反应。

(3)熟悉液液萃取法选择溶剂的原则。

二、实验原理

香豆素类化合物是一类重要的天然产物，是邻羟基桂皮酸内酯类的衍生物，广泛存在于芸香科、伞形科、菊科、豆科、瑞香科等高等植物中。香豆素具有多种药理活性，如抗炎镇痛、抗艾滋病、抗肿瘤、抗氧化、降压、抗心律失常等。

秦皮是一味常用中药，始载于《神农本草经》，历代本草均有记载。药典中收录秦皮为本樨科白蜡树属植物白蜡树、苦沥白蜡树、尖叶白蜡树或宿柱白蜡树的干燥支皮或干皮，具有清热燥湿、清肝明目、收涩、止痢等功效。秦皮中含有多种香豆素类成分及皂苷、鞣质等，其中香豆素类主要有七叶苷、七叶内酯、秦皮苷及秦皮素等。七叶内酯具有抗菌、抗炎、止咳平喘、祛痰等作用，对细菌性痢疾、急性肠炎有较好治疗效果。秦皮中四种香豆素类成分的性质见表 6-52-1，结构式如下：

七叶内酯   七叶苷   秦皮素   秦皮苷

七叶苷和七叶内酯均可在热乙醇中溶解，因此用沸乙醇对二者进行回流提取；七叶苷不溶于乙酸乙酯，而七叶内酯易溶于乙酸乙酯，因此可通过液液萃取的方法对二者进行分离。

表6-52-1 秦皮中香豆素化合物的性质

名称	晶形	熔点	溶解性
七叶内酯(秦皮乙素、七叶素)	黄色针晶	268～270℃	易溶于沸乙醇及冰醋酸，微溶于沸水、乙醇、乙酸乙酯，不溶于乙醚
七叶苷(马粟树皮苷)	白色粉末	204～206℃	溶于热水，可溶于乙醇，微溶于冷水，难溶于乙酸乙酯，不溶于乙醚、氯仿
秦皮素(秦皮亭)	片状晶体	228℃	溶于乙醇及盐酸水溶液，微溶于乙醚和沸水
秦皮苷(白蜡树苷)	黄色针晶	205℃	微溶于冷水，易溶于热水及热乙醇，乙醚中不溶

三、实验器材及试剂

1. 器材 500ml 圆底烧瓶，冷凝管，抽滤瓶，布氏漏斗，500ml 分液漏斗，1000ml 锥

形瓶，250ml 锥形瓶，50ml 锥形瓶，层析缸，滤纸，玻璃棒，pH 试纸。

2. 试剂　秦皮，乙醇，氯仿，乙酸乙酯，甲醇，异羟肟酸铁试剂[①]，乙酸，重氮化对硝基苯丙胺，盐酸，盐酸羟胺甲醇溶液，1%氢氧化钠溶液，1%三氯化铁溶液，蒸馏水。

四、实验步骤

(一)提取

取秦皮粗粉 200g，置于 500ml 圆底烧瓶中，加入 300ml 95%乙醇回流提取 2h，过滤，滤渣再用同样方法重复提取一次，合并两次乙醇提取液，减压回收乙醇至膏状，得总提取物。

(二)七叶内酯和七叶苷的分离

用 50ml 蒸馏水加热溶解总提取物，倒入分液漏斗中，先以等体积氯仿萃取二次，再用等积的乙酸乙酯萃取 3 次，合并 3 次乙酸乙酯萃取液(七叶内酯被萃取出来，而七叶苷留在水中)，减压蒸干溶剂，得残留物。

残留物加入甲醇加热溶解，加热浓缩至适量，放置 8h，即析出黄色晶体，抽滤得固体。加入甲醇反复进行重结晶，即得精制的七叶内酯。

乙酸乙酯萃取过的水层加热浓缩至适量，充分放置析晶，即有微黄色晶体析出。抽滤，用甲醇进行重结晶，即得精制的七叶苷。

(三)七叶内酯和七叶苷的鉴定

1. 显色反应　异羟肟酸铁反应：取精制的七叶苷和七叶内酯适量，分别置于两支试管中，先加入盐酸羟胺甲醇溶液 2～3 滴，再加 1%氢氧化钠溶液 2～3 滴，置于水浴上加热，冷却，再加盐酸调节 pH=3～4，最后加入 1%三氯化铁溶液 2 滴，观察并记录颜色变化。

2. 七叶内酯和七叶苷的薄层色谱

样品：自制七叶内酯和七叶苷的甲醇溶液。

对照品：七叶内酯和七叶苷对照品的甲醇溶液。

色谱材料：预制硅胶板 GF_{254}。

展开剂：乙酸乙酯-甲醇-1%乙酸水溶液(7∶3∶0.1)。

显色：在紫外灯下观察暗斑；重氮化对硝基苯胺喷雾显色。

五、注意事项

(1)萃取时，不要剧烈振摇，以免产生乳化层。

(2)重结晶时要充分放置冷却，让固体尽可能全部析出。

六、思考题

(1)香豆素结构中有何特殊官能团？与之有关的鉴别反应有哪些？

---

①溶液 1：1mol/L 羟胺盐酸盐的甲醇溶液，新鲜配制。溶液 2：1.1mol/L 氢氧化钾甲醇溶液。溶液 3：三氯化铁 1g，加入 1%盐酸 100ml 溶解。应用时溶液 1、2、3 按次序滴加，或者 1、2 两液等量混合滴加后再添加 3 液。

(2)香豆素类化合物的提取方法有哪些？提取时应注意什么问题？

(3)分离香豆素苷和苷元的方法有哪些？

(4)香豆素的核磁共振氢谱有何特点？

(5)选用液液萃取法分离时，对待分离物质的溶解性能有何要求？

（李洪娟）

实验五十三　黄连中盐酸小檗碱的提取、分离及鉴定

一、目的要求

(1)掌握从黄连中提取、精制盐酸小檗碱的方法。

(2)熟悉小檗碱的鉴别方法。

二、实验原理

小檗碱又称黄连素，是一种具有多种生理活性的异喹啉类生物碱类化合物，在高等植物中分布较为广泛。小檗碱具有显著的抗菌活性，另外还有抗肿瘤、调节血脂、抗心律失常、控制血糖等多种药理作用。小檗碱结构式如下：

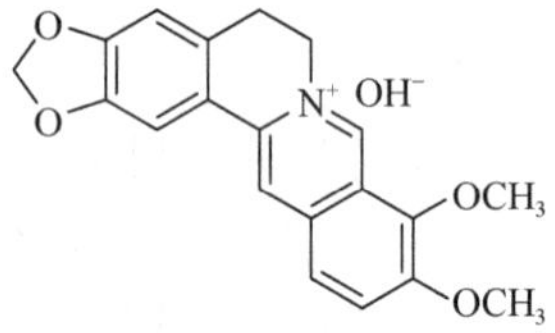

黄连是一味常用中药，具有清热燥湿、清心除烦、泻火解毒的功效。黄连的有效成分主要是生物碱，包括小檗碱、巴马丁、黄连碱，甲基黄连碱、药根碱、表木兰碱等。其中以小檗碱含量最高，含量约为 10%，且以盐酸盐的状态存在于黄连中。

小檗碱为黄色针状结晶，熔点 145℃，溶于冷水(1∶20)，微溶于冷乙醇(1∶100)，易溶于热水和热乙醇，微溶或不溶于苯、氯仿和丙酮。其硝酸盐和氢碘酸盐极难溶于水；盐酸盐微溶于冷水，较易溶于沸水；其硫酸盐和构橼酸盐在水中溶解度较大。本实验根据小檗碱的硫酸盐水溶性较大，盐酸盐水溶性较差的性质，先将药材中的小檗碱转变为硫酸盐用水提出，再使其转化为盐酸盐，结合盐析法降低其在水中的溶解度，进行纯化。最后，利用生物碱的特征显色反应进行产品的鉴别。

三、实验器材及试剂

1. 器材　电子天平，1000ml 烧杯，锥形瓶，量筒，滴定管，漏斗，减压抽滤装置，硅胶薄层板，展开缸，滤纸。

2. 试剂　黄连药材，浓盐酸，0.3%硫酸溶液，氧化钙，氯化钠，10%氢氧化钠溶液，丙酮，氯仿，甲醇，石灰乳，漂白粉，改良碘化铋钾试剂，pH 试纸。

四、实验步骤

(一)提取

取黄连粗粉 50g，置于 1000ml 烧杯中，加入 0.3%硫酸溶液 500ml，浸渍 20min，加热煎煮 30min，过滤，弃去滤渣，得提取液。

(二)分离

提取液加氧化钙调节 pH 至中性，放置 10min，抽滤。滤液加盐酸调节 pH 至 2～3，加入滤液体积 4%～5%的氯化钠，放置过夜，抽滤，弃去滤液，得沉淀，即为盐酸小檗碱粗品。

(三)精制

盐酸小檗碱粗品加入 200ml 水，加热溶解，趁热抽滤，得滤液，充分放冷后，放置过夜，析出沉淀，抽滤，水洗，即得精制的小檗碱盐酸盐。

(四)检识

1. 显色反应

丙酮加成反应：取样品适量，溶于 50ml 热水中，加入 10%氢氧化钠溶液 2ml，混合均匀后，于水浴中加热至 50℃，加入丙酮 5ml，放置，即有柠檬黄色结晶析出。

漂白粉显色反应：小檗碱酸性水溶液，加入漂白粉少许，溶液变成樱红色。

2. 薄层色谱

样品：自制盐酸小檗碱的甲醇溶液。

对照品：盐酸小檗碱对照品的甲醇溶液。

色谱材料：预制硅胶板 GF_{254}。

展开剂：氯仿-甲醇-冰醋酸(7∶1∶2)。

显色：在紫外灯下观察荧光，再喷改良碘化铋钾试剂。

五、注意事项

(1)提取黄连的硫酸水溶液浓度不要太高。如果硫酸浓度过高，小檗碱会转变成溶解度较小的重硫酸小檗碱。

(2)在纯化过程中，盐酸小檗碱冷却时易析出，故应趁热抽滤或保温过滤。

六、思考题

(1)除了用硫酸水溶液提取外，还有哪些方法可以提取小檗碱？

(2)小檗碱有哪些鉴别反应？

(李洪娟)

第七部分　综合设计性实验

药学综合设计性实验是由学生对给定的药物进行全面研究，内容包括药物合成、制剂制备、原料药或者制剂的质量分析、药理活性评价等。要求学生先通过查阅文献对药物的理化性质、生物学性质、药理作用、剂型及临床应用进行分析和总结，然后根据实验要求设计合理、详细、可行的实验方案。方案要有明确的实验依据和具体的实验步骤，并列出所用仪器型号、试剂规格及数量、溶液浓度及配制方法。实验完成后，对实验现象及数据进行分析与处理，得出实验结论，撰写实验论文。综合设计性实验旨在加深学生对药学专业知识的综合认识，培养学生运用所学知识解决药学问题的能力，进一步培养学生的思维能力、动手能力和严谨科学的工作作风。

实验五十四　未知有机化合物的鉴定

一、目的要求

(1) 鉴别淀粉、水杨酸、尿素、苯酚、苯甲酸。
(2) 鉴别乙醇、乙醛、丙酮、酒石酸、甲酸。
(3) 鉴别丁醛、三氯甲烷、异丁醇、水。
(4) 鉴别乙酰乙酸乙酯、乙酸乙酯、苯、苯乙酮。
(5) 鉴别萘、苦味酸、草酸。

二、实验器材及试剂

1. 器材　阿贝折射仪，微量法测沸点装置，熔点测定装置。

2. 试剂　$3mol \cdot L^{-1}$ H_2SO_4 溶液，$2mol \cdot L^{-1}$ HCl 溶液，$2mol \cdot L^{-1}$ 氨水，$0.1mol \cdot L^{-1}$ $KMnO_4$ 溶液，$0.5mol \cdot L^{-1}$ KOH 溶液，$0.5mol \cdot L^{-1}$ $CuSO_4$ 溶液，$0.5mol \cdot L^{-1}$ NaOH 溶液，$0.1mol \cdot L^{-1}$ $AgNO_3$，$0.1mol \cdot L^{-1}$ $FeCl_3$ 溶液，饱和 $NaHCO_3$ 溶液，浓硝酸，冰醋酸，亚硝酰铁氰化钠，溴水，饱和石灰水，2,4-二硝基苯肼，饱和草酸溶液，品红亚硫酸饱和溶液，碘水，红色石蕊试纸，pH 试纸，卢卡斯试剂。

三、设计提示

(1) 可以根据化合物的折射率、熔点和沸点等物理常数选择适当的仪器进行鉴定，也可以根据各物质的特征化学反应进行鉴定。
(2) 固体样品可先取少量做溶解性试验，然后再进行其他性质实验；液体样品可直接用滴管吸取进行试验，一般不需要稀释。

(3) 需要大量样品进行的实验如脱羧反应，应在其他实验完成后进行，以免浪费试剂。

(姜吉刚)

实验五十五　新鲜蔬菜中胡萝卜素的提取及分离

一、目的要求

胡萝卜素包括 α-，β-，γ-胡萝卜素三种异构体，广泛存在于有色的蔬菜和水果中，其中以 β-胡萝卜素含量最多，一般所说的胡萝卜素多指 β-胡萝卜素。胡萝卜素属四萜类化合物，分子中存在高度共轭的多烯结构，具有良好的抗氧化和解毒性能。尤其是 β-胡萝卜素，是合成维生素 A 的前体，是维护人体健康不可缺少的营养元素。请设计实验，从新鲜蔬菜中提取 β-胡萝卜素，并进行纯化和鉴定。

二、实验器材及试剂

1. 器材　色谱柱(20mm×700mm)，薄层板，旋转蒸发仪，毛细管，展开缸，铁架台，锥形瓶，烧杯，滴液漏斗，量筒，玻璃棒，研钵，滴管，剪刀，脱脂棉，铅笔。

2. 试剂　80～100 目色谱用硅胶，石英砂，色谱用氧化铝，石油醚，乙醇，丙酮，乙酸乙酯，无水 Na_2SO_4，$MgSO_4$，$0.1mol \cdot L^{-1}$ $AgNO_3$ 溶液，pH 试纸，β-胡萝卜素标准品，新鲜蔬菜(菠菜)。

三、设计提示

(1) β-胡萝卜素易溶于有机溶剂而难溶于水，可用有机溶剂从植物中提取，得到胡萝卜素的提取液后，再用柱色谱、薄层色谱进行分离和鉴定。

(2) 胡萝卜素因有含有许多双键，易被氧化变色，分离后需立即鉴定。

(3) β-胡萝卜素的定性定量分析也可用分光光度法进行。

(张怀斌)

实验五十六　烟酸的制备

一、目的要求

烟酸又名尼克酸、抗癞皮病因子。化学名为吡啶-3-甲酸，也称维生素 B_3 或维生素 PP，属于 B 族维生素，是人体必需的 13 种维生素之一。广泛存在于动、植物组织中，但多数含量较少。植物性食品中最富含的为酵母、花生及豆类。动物性食品中烟酸含量较高，如肝、肾、瘦肉等。烟酸除了食物来源外，亦可由色氨酸转化而来。烟酸可用于防治糙皮病，也可用作血管扩张药，并大量用作食品和饲料的添加剂。烟酸作为医药中间体，可用于烟酰胺、尼可刹米及烟酸肌醇酯的生产。请设计实验，制备烟酸，并进行分离提纯。

二、实验器材及试剂

1. 器材 球形冷凝管，三口烧瓶，尾接管，布氏漏斗，抽滤瓶，圆底烧瓶，温度计，恒温磁力搅拌器。

2. 试剂 3-甲基吡啶，高锰酸钾，浓盐酸，蒸馏水。

三、设计提示

(1)烟酸为无色针状结晶，熔点236～239℃，耐热，能升华，能溶于水(约1.7g/100ml)，易溶于沸水和沸醇，不溶于丙二醇、氯仿和碱溶液，不溶于醚及脂类溶剂。烟酸化学性质较稳定，酸、碱、氧化剂、光或加热条件下不易被破坏。

(2)化学氧化剂如高锰酸钾、浓硝酸、过氧化氢等氧化取代吡啶可得到烟酸。

(3)可根据烟酸在不同溶剂中的溶解性以及在沸水中溶解性好，冷水中溶解性差的性质进行分离提纯。

（侯桂革）

实验五十七　盐酸丁咯地尔的制备

一、目的要求

盐酸丁咯地尔是一种具有多种药理学作用的血管活性药物，主要用于外周血管病如雷诺氏病，血栓性脉管炎，间歇性跛行，脑血管供血不足等症状。请设计实验制备盐酸丁咯地尔，并对其结构进行表征。

二、实验器材及试剂

1. 器材 球形冷凝管，三口烧瓶，尾接管，布氏漏斗，抽滤瓶，圆底烧瓶，温度计，恒温磁力搅拌器。

2. 试剂 间苯三酚，硫酸二甲酯，1，3，5-三溴苯，甲醇钠，4-氯丁酰氯，无水三氯化铝，吡咯烷。

三、设计提示

(1)盐酸丁咯地尔化学名为4-(1-吡咯烷基)-1-(2，4，6-三甲氧基苯基)-1-丁酮盐酸盐，为方棱形或片状结晶（乙醇或甲醇），熔点230～231℃。易溶于甲醇、乙醇和丙酮，微溶于氯仿，难溶于水、石油醚和苯，其化学结构为：

$$\left[\begin{array}{c} \text{H}_3\text{CO} \\ \end{array} \underset{\text{OCH}_3}{\overset{\text{OCH}_3}{\underset{\text{O}}{\bigcirc}}} \underset{}{\overset{\text{O}}{\parallel}} \underset{}{\text{N}} \right] \cdot \text{HCl}$$

（2）醇和酚与碘甲烷或硫酸二甲酯反应，可制备甲基醚，卤代烃与甲醇钠反应也可制备甲基醚。

（3）傅克酰基化反应，可在芳环上引入酰基。

（侯桂革）

实验五十八 阿司匹林及其片剂的制备、质量分析和解热作用

阿司匹林又名乙酰水杨酸，是历史悠久、应用广泛的解热镇痛药，可用于感冒发热、头痛、牙痛、关节痛等症。大剂量有抗炎抗风湿作用，小剂量能抑制血小板聚集，用于预防和治疗缺血性心脏病、脑血栓等。

一、目的要求

（1）以水杨酸和乙酸酐为原料，自行设计实验，合成 10g 阿司匹林，除去水杨酸等杂质。

（2）根据阿司匹林的理化性质和片剂设计要求，确定处方中辅料的种类及用量，制备 20 片（50 mg/片）阿司匹林，并对其片剂进行质量评价。

（3）根据药典收载的阿司匹林质量标准，设计实验对制备的阿司匹林片剂进行鉴别、检查和含量测定。

（4）依据药理实验规范，设计实验方案，评价阿司匹林的解热作用。

二、实验器材及试剂

1. 器材 电子天平，电热套，布氏漏斗，抽滤瓶，锥形瓶，温度计，烧杯，试管，玻璃棒，滤纸。

鼓风干燥箱，压片机，药筛，电炉。

滴定管，容量瓶，研钵，紫外-可见分光光度计，高效液相色谱仪，C_{18} 色谱柱。

数字式肛温计，婴儿秤，兔固定台，注射器，棉球，家兔。

2. 试剂 浓硫酸，乙酸酐，碳酸氢钠，氯化钠，水杨酸，95%乙醇，$FeCl_3$ 溶液。

微晶纤维素，乳糖，甘露醇，糊精，淀粉，酒石酸，滑石粉，硬脂酸镁。

氢氧化钠，浓盐酸，酚酞指示剂，邻苯二钾酸氢钾，冰块，甲醇。

生理盐水，伤寒副伤寒二联菌苗。

三、设计提示

(1)查阅资料，获取阿司匹林的合成、纯化、制剂制备和含量测定方法，根据实验条件设计合适的实验方案。

(2)合成产物的杂质主要是没有反应掉的水杨酸、乙酸酐、硫酸以及副反应产生的酯化产物，可根据各物质酸碱性或溶解度的差异进行提纯。

(3)片剂的制备方法分为湿法制粒压片法、干法制粒压片法、粉末直接压片法和半干式颗粒压片法。阿司匹林容易水解，注意选择合适的压片方法。

(4)含量测定时，若选用酸碱滴定，请注意辅料及药物水解所引入的酸碱性物质对测定结果的影响。

(5)用伤寒副伤寒二联菌苗为致热源复制发热模型，观察阿司匹林的解热作用。

（马丽英　李珂珂　陈向明　王巧云）

实验五十九　对乙酰氨基酚及其颗粒剂的制备、质量分析和镇痛作用

对乙酰氨基酚属于乙酰苯胺类解热镇痛药，又名扑热息痛，化学名为 *N*-(4-羟基苯基)乙酰胺，主要用于治疗感冒发热、牙痛等症，是应用最广泛的药物之一。

一、目的要求

(1)以对氨基酚为原料，乙酸为酰化试剂，自行设计实验，合成 10g 对乙酰氨基酚，并通过重结晶方法进行纯化。

(2)根据对乙酰氨基酚的理化性质和颗粒剂设计要求，确定颗粒剂处方中辅料的种类及用量，制备对乙酰氨基酚颗粒剂，并对其进行质量评价。

(3)根据药典收载的对乙酰氨基酚的质量标准，设计实验对制备的对乙酰氨基酚颗粒进行鉴别、检查和含量测定。

(4)依据科研设计三原则，设计实验方案，评价对乙酰氨基酚的镇痛作用。

二、实验器材及试剂

1. 器材　温度计，回流冷凝管，100ml 三口瓶，电磁加热搅拌器，抽滤瓶，布氏漏斗，旋转蒸发仪，玻璃棒，100ml 烧杯，熔点测定仪，红外光谱仪。

药筛，分析天平，1000ml 烧杯，250ml 烧杯，干燥箱，加热平板。

水浴锅，10ml 容量瓶，250ml 容量瓶，10μl 微量进样针，溶出仪，微孔滤膜，量筒，高效液相色谱仪，C_{18} 色谱柱。

电子天平，1ml 注射器，热板仪，小鼠笼，小鼠。

2. 试剂 对氨基酚，冰醋酸，亚硫酸氢钠，活性炭。

淀粉，糊精，糖粉，PVP K30，乙醇，超纯水。

三氯化铁，浓盐酸，亚硝酸钠，β-萘酚，氢氧化钠，甲醇（色谱纯），醋酸铵，对氨基酚（对照品），对乙酰氨基酚（对照品）。

阿司匹林，3%苦味酸溶液，0.6%乙酸溶液，生理盐水。

三、设计提示

（1）以对氨基酚为原料、冰醋酸为乙酰化试剂设计合理的实验步骤制备对乙酰氨基酚粗品；根据对乙酰氨基酚在不同溶剂中的溶解度，选用合适的溶剂对粗品进行纯化，并进行结构确证。

（2）查阅文献获取对乙酰氨基酚的理化性质、生物学性质、药理作用及临床应用等与剂型设计和质量检查相关的处方前研究资料，确定给药途径、剂型和剂量。设计处方及制备工艺，对所制备的药物制剂进行质量检查。

（3）建议采用两种方法对制剂进行鉴别，采用高效液相色谱法检查制剂中对氨基酚的残留及对乙酰氨基酚的含量。

（4）复制疼痛模型的方法有多种，如热刺激法、化学刺激法、电刺激法和机械刺激法等，选用适宜的疼痛模型评价对乙酰氨基酚的镇痛作用。方案中注意对乙酰氨基酚不同浓度的设定。

（侯桂革　李珂珂　陈向明　王巧云）

实验六十　磺胺嘧啶锌的合成、质量分析及其乳膏剂的制备与抗菌性能

磺胺嘧啶锌为白色或类白色粉末，主要用于烧伤、外伤所致新鲜创面、慢性溃疡创面和脓腔治疗，有促进创口愈合和抗菌、收敛作用。

一、目的要求

（1）以磺胺嘧啶和硫酸锌为原料，自行设计实验，制备 10g 磺胺嘧啶锌，并选用合适的方法除去杂质。

（2）根据药典收载的磺胺嘧啶锌的质量标准，设计实验对合成的磺胺嘧啶锌进行鉴别、检查和含量测定。

（3）参照 MIC 和 MBC 测定方法，设计实验测定磺胺嘧啶锌的抗菌作用。

（4）根据磺胺嘧啶锌的理化性质和乳膏剂设计要求，确定乳膏剂基质中辅料的种类及用量，制备磺胺嘧啶锌乳膏剂，并对其质量进行评价。

二、实验器材及试剂

1. 器材 搅拌器，减压抽滤装置，50ml 量筒，100ml 量筒，50ml 烧杯，100ml 烧杯，200ml 烧杯，称量纸，滴管。

分析天平，水浴锅，红外光谱仪，永停滴定装置，容量瓶，酸式滴定管，微孔滤膜，滤纸，漏斗，铁架台，50ml 纳氏比色管。

试管，移液器，高压灭菌锅，细菌浊度仪。

10ml 量筒，蒸发皿，研钵，温度计，水浴锅。

2. 试剂 磺胺嘧啶，氨水，硫酸锌，氯化钡。

盐酸，亚铁氰化钾，氢氧化钠，酚酞，冰醋酸，亚硝酸钠，β-萘酚，硫酸铜，硝酸，硫氰酸铵，三氯化铁，铬酸钾，醋酸铅，溴化钾(光谱纯)。

菌株，培养液/培养基，生理盐水。

蜂蜡，植物油，硬脂醇，白凡士林，固体石蜡，液体石蜡，月桂醇硫酸钠，尼泊金乙酯，甘油，单硬脂酸甘油酯，聚山梨酯 80，司盘 80，聚氧乙烯(40)，硬脂酸酯(S-40)，丙二醇。

三、设计提示

(1) 以磺胺嘧啶和硫酸锌为原料设计合理的实验步骤制备磺胺嘧啶锌，根据反应步骤推测可能含有的杂质并采用合适的方法除去杂质，最后选用合适的试剂对纯品进行杂质检查。

(2) 磺胺嘧啶锌的鉴别要先通过性状中的外观和溶解度进行判断，然后通过化学法和红外光谱法进行鉴别，检查的项目包括酸碱度、水分、铁盐、铅盐和砷盐，含量测定采用滴定法或仪器分析方法。

(3) 磺胺嘧啶锌对多数革兰阳性菌、革兰阴性菌等均有良好抗菌作用。查阅文献选择合适的菌种及培养基，观察磺胺嘧啶锌的体外抗菌活性。

(4) 查阅文献，获得磺胺嘧啶锌的理化性质、生物学性质、药理作用及临床应用等与剂型设计和制剂质量相关的处方前研究资料。确定乳膏剂基质中各辅料(如乳化剂、抑菌剂及其他附加剂)的种类及用量，进行处方筛选与制备工艺的优化，获得优化处方和制备工艺，并对所制备的制剂进行质量评价。

(侯桂革　李珂珂　陈向明　王巧云)

实验六十一　奥沙普秦的合成、质量分析及其包合物的制备与抗炎作用

奥沙普秦(4,5-二苯基噁唑-2-丙酸)是一种长效芳基丙酸类非甾体抗炎药，由美国 Wyeth 公司开发，于 1992 年经 FDA 批准首次上市。具有抗炎、解热、镇痛作用，毒副作用小，作用时间长等优点。其作用强度与阿司匹林相似，高于吲哚美辛。适用于风湿性关节炎、类风湿性关

节炎，肩关节周围炎，强直性脊柱炎，颈肩腕症候群，痛风及外伤和手术后消炎、镇痛等。

一、目的要求

(1) 以安息香、琥珀酸酐、醋酸铵等试剂为原料，自行设计实验，合成 10g 奥沙普秦，并通过重结晶方法进行纯化。

(2) 根据药典收载的奥沙普秦的质量标准，设计实验对合成的奥沙普秦进行鉴别、检查和含量测定。

(3) 根据奥沙普秦的理化性质和包合物设计要求，确定包合物的适宜包合材料种类及用量，制备出具有实际应用价值的包合物，并对其质量进行评价。

(4) 根据科研设计三原则，设计实验观察奥沙普秦包合物的抗炎效果及量效关系。

二、实验器材及试剂

1. 器材　100ml 三口烧瓶，球形冷凝管，集热式恒温加热磁力搅拌器，温度计，抽滤瓶，布氏漏斗，量筒，烧杯，100ml 具塞锥形瓶。

紫外可见分光光度计，红外光谱仪，高效液相色谱仪，C_{18} 色谱柱，坩埚，扁形称量瓶，碱式滴定管，容量瓶，微孔滤膜，滤纸，漏斗，铁架台，50ml 纳氏比色管。

8mm 打孔器，分析天平，足容积测量器，鼠笼，小鼠/大鼠，注射器。

2. 试剂　安息香，琥珀酸酐，吡啶，乙酸铵，冰醋酸。

奥沙普秦对照品，二甲基甲酰胺，无水乙醇，乙醚，三氯甲烷，冰醋酸，氢氧化钠，乙腈，超纯水，硝酸，氨水，酚酞，醋酸铅，盐酸，醋酸钠，硫代乙酰胺，硫酸。

β-环糊精，羟丙基-β-环糊精，乙醇。

布洛芬，巴豆油，交叉莱胶，鸡蛋清，生理盐水，3%苦味酸溶液。

三、设计提示

(1) 以安息香、琥珀酸酐、醋酸铵等试剂为原料设计合理的实验步骤制备奥沙普秦，根据奥沙普秦在不同溶剂中的溶解度，选用合适的溶剂对粗品进行纯化并进行结构确证。

(2) 奥沙普秦的鉴别要先通过性状中的外观和溶解度进行判断，然后通过化学法和红外光谱法进行鉴别，检查的项目包括酸碱度、水分、铁盐、铅盐和砷盐，含量测定采用滴定法或仪器分析方法。

(3) 查阅文献获取奥沙普秦的理化性质、生物学性质、药理作用及临床应用等与剂型设计和质量评价相关的处方前研究资料。确定给药途径、剂型和剂量，设计处方及制备工艺，对所制备的药物制剂进行质量评价。

(4) 奥沙普秦对前列腺素合成酶具有强大的抑制作用，可显著减少前列腺素的合成与释放，对多种因素引起的非特异性炎症均有良好的治疗作用。急性炎症模型有小鼠耳郭肿胀模型、足趾肿胀模型等。药物剂量可参考临床用量，按照体表面积进行换算。

（侯桂革　李珂珂　陈向明　王巧云）

附　　录

附录1　常见有机化合物的物理常数

名称	相对密度	熔点	沸点	折射率	溶解度		
					水中	乙醇中	乙醚中
乙醛	0.7834_4^{18}	−121	20.8	1.3316	∞	∞	∞
甲醛	0.815^{-20}	−92	-21	1.3746	s	s	∞
丁醛	0.817	−96	74.7	1.3843	7.1^{25}	∞	∞
苯甲醛	1.0415	−26	178.1	1.5463	0.3	∞	∞
丙酮	0.7899	−95.35	56.2	1.3588	∞	∞	∞
苯乙酮	1.0281	19.7	202.3	1.5372	i	s	s
环己酮	0.9478	−16.4	155.65	1.4507	s	s	s
甲酸	1.220	8.4	100.8	1.3714	∞	∞	∞
乙酸	1.0492	16.6	117.9	1.3716	∞	∞	∞
苦味酸	1.00	122.5	300.0		i；热 s	s	s
苯甲酸	1.2659	122.4	249.6	1.5040	$0.21^{17.5}$	46.6^{15}	66^{15}
草酸	1.90	(α)189.5 (β)182	升华>100	1.4556	100^{20}, 120^{100}	s	微溶
水杨酸	1.443	159 升华	211^{20}	1.565	0.16^4, 2.6^{75}	46.6^{15}绝对	50.5^{15}
乙酸酐	1.082	−73.1	140.0	1.3901	冷 12；热分解	∞；热分解	∞
苯胺	1.0217	−6.3	184.1	1.5863	3.6^{18}	∞	∞
乙酰苯胺	1.219^{15}	114.3	304	1.5860	0.56^6	21^{20}, 46^{60}	7^{25}
尿素	1.3230	133	分解	1.4840	100^{17}；热∞	20^{20}	难溶
苯	0.8787	5.5	80.1	1.5011	0.07^{22}	绝对∞	∞
甲苯	0.8669	−95	110.6	1.4961	i	绝对∞	∞
硝基苯	1.2037	5.7	210.8	1.5562	0.19^{20}	s	∞，∞苯
萘	1.162	80.1	217.9		i	热∞	∞
氯仿	1.4832	−63.5	61.7	1.4459	0.82^{20}	∞	∞
四氯化碳	1.5940	−22.99	76.54	1.4601	难溶	s	i
苄氯	1.1002	−39	179.3	1.5391	i	∞	∞，∞ 氯仿
叔丁醇	0.7887	25.5	82.2	1.3878	∞	∞	∞
甘油	1.2613	20	290	1.4746	∞	∞	i
异戊醇	0.8092	−117.2	128.5	1.4053	2^{14}	∞	∞
乙醇	0.7893	−117.3	78.5	1.3611	∞	∞	∞
甲醇	0.7914	−93.9	65	1.3288	∞	∞	∞
异丙醇	0.7855	−89.5	82.4	1.3776	∞	∞	∞
正丁醇	0.8098	−89.5	117.2	1.3993	9^{15}	∞	∞
异丁醇	0.806	−108	108.1	1.3396	10^{15}	∞	∞
乙醚	0.7138	−116.2	34.5	1.3526	7.5^{20}	∞	∞，∞ 氯仿
正丁醚	0.7689	−95.3	142.2	1.3992	<0.05	∞	∞

续表

名称	相对密度	熔点	沸点	折射率	溶解度		
					水中	乙醇中	乙醚中
环氧乙烷	0.8824	−111	13.5	1.3597	s	s	s
苯酚	1.0576	43	181.75	1.5509^{21}	8.2^{15}；∞^{63}	∞	∞
呋喃	0.9514	−85.65	31.36	1.4214	难溶	s	s
四氢呋喃	0.8892	−108.56	67	1.4050	s	s	s
吡啶	0.9819	−42	115.5	1.5095	∞	∞	∞
乙酸乙酯	0.9003	−83.6	77.06	1.3723	8.5^{15}	∞	∞
丙二酸二乙酯	1.0551	−48.9	199.3	1.4139	2.08^{20}	∞	∞
乙酰乙酸乙酯	1.0282	<−80	180.8	1.4198	13^{17}	∞	∞，∞ 氯仿
咖啡碱	1.2000	235	升华 178		45.6	53.2	375

注：折射率：如未特别说明，一般表示为 n_D^{20}，即以钠光灯为灯源，20℃时所测得的 n 值。

相对密度：如未特别说明，一般表示为 d_4^{20}，即表示物质 20℃时相对于 4℃水的相对密度。气体的相对密度表明物质对空气的相对密度。

沸点：如不注明压力，指常压(101.3kPa，760mmHg)下的沸点。

溶解度：数字为每 100 份溶剂中溶解该化合物的份数。右上角的数字为摄氏温度。s：可溶，i：不溶，∞：混溶(可以任意比例相溶)。

附录2　常用显色剂配制方法

一、通用显色剂

1. 磷钼酸试剂　5%磷钼酸乙醇溶液。

2. 硫酸试剂　5%浓硫酸乙醇溶液。

3. 碘试剂　碘。

4. 高锰酸钾试剂　0.5g 高锰酸钾溶于 100ml 蒸馏水中。

5. 荧光素-溴　0.1g 荧光素溶于 100ml 乙醇中，5g 溴溶于 10ml 四氯化碳中。

二、生物碱检出试剂

1. 改良的碘化铋钾试剂(Dragendorff 试剂)　7.3g 碘化铋钾，先加冰醋酸 10ml，再加蒸馏水 60ml。

2. 碘化汞钾(Mayer 试剂)　氯化汞1.36g 和碘化钾5g 各溶于20ml 蒸馏水中，混合后加水稀释至100ml。

3. 碘-碘化钾(Wagner 试剂)　1g 碘和 10g 碘化钾，加入 50ml 水加热溶解，加入 2ml 乙酸，最后用水稀释至 100ml。

4. 苦味酸试剂　1g 苦味酸溶解 100ml 蒸馏水中。

5. 硅钨酸试剂　5g 硅钨酸溶解于 100ml 蒸馏水中，再加盐酸少量调节 pH=2 左右。

6. 鞣酸试剂　1g 鞣酸，先加入 1ml 乙醇溶解，再加蒸馏水至 10ml。

三、糖类检出试剂

1. *α*-萘酚-浓硫酸（Molish 试剂）

溶液 1：α-萘酚 1g，加入 10ml 乙醇溶解。

溶液 2：浓硫酸。

2. 碱性酒石酸铜(Fehling 试剂)　分溶液 1 和溶液 2，应用时等量混合。

溶液 1：酒石酸钾钠 34.6g 和氢氧化钠 10g，加入 100ml 水溶解。

溶液 2：结晶硫酸铜 6.23g，加入 100ml 水溶解。

3. 苯胺-邻苯二甲酸试剂　苯胺 0.93g，邻苯二甲酸 1.66g，加入水饱和正丁醇 100ml 溶解。

4. α-去氧糖显色试剂

（1）三氯化铁冰醋酸(Keller-Kiliani 试剂)

溶液 1：1%三氯化铁溶液 0.5ml，加冰醋酸至 100ml。

溶液 2：浓硫酸。

（2）呫吨氢醇冰醋酸（Xanthydrol 试剂）：10mg 呫吨氢醇用 100ml 冰醋酸（含 1%的盐酸）溶解。

四、香豆素类检出试剂

1. 异羟肟酸铁试剂

溶液 1：1mol/L 羟胺盐酸盐的甲醇溶液，新鲜配制。

溶液 2：1.1mol/L 氢氧化钾甲醇溶液。

溶液 3：三氯化铁 1g，加入 1%盐酸 100ml 溶解。

应用时溶液 1、2、3 按次序滴加，或者 1、2 两液等量混合滴加后再滴加 3 液。

2. 开环-闭环试剂

溶液 1：1%氢氧化钠溶液。

溶液 2：2%盐酸溶液。

3. 4-氨基安替比林-铁氰化钾试剂(Emerson 试剂)

溶液 1：2%的 4-氨基安替比林乙醇溶液。

溶液 2：8%铁氰化钾水溶液。

五、蒽醌类检出试剂

1. 氨气　薰后颜色加强。

2. 硼酸试剂　1%硼酸水溶液。

3. 乙酸镁试剂　0.5%乙酸镁甲醇溶液。

4. 氢氧化钾试剂　10%氢氧化钾甲醇溶液。

六、黄酮类检出试剂

1. 硼氢化钾(钠)试剂

溶液 1：1%～2%硼氢化钾或硼氢化钠的异丙醇溶液(现用现配)。

溶液 2：浓盐酸。

2. 三氯化锑试剂　2.5%的三氯化锑甲醇溶液。

3. 三氯化铝试剂　1%或 5%三氯化铝甲醇溶液。

4. 盐酸镁粉试剂　浓盐酸和镁粉。

5. 乙酸镁试剂　2%乙酸镁甲醇溶液。

6. 碱式乙酸铅试剂　饱和碱式乙酸铅(或饱和乙酸铅)水溶液。

7. $ZrClO_2$-枸橼酸试剂

溶液 1：2% $ZrClO_2$ 甲醇液。

溶液 2：2%枸橼酸甲醇液。

七、萜类、甾体类检出试剂

1. 乙酐-浓硫酸试剂(Liebermann-Burchard 试剂)　乙酐和浓硫酸。

2. 香草醛-浓硫酸试剂　0.5g 香草醛用 100ml 硫酸-乙醇(4∶1)溶解，或者 5%香草醛浓硫酸液。

3. 氯仿-浓硫酸试剂(Salkowski 试剂)　氯仿和浓硫酸。

4. 三氯化锑(Carr-Price)试剂　25g 三氯化锑用 75g 氯仿溶解(或者用氯仿或四氯化碳的饱和溶液)，使用之前加入 1/10 量的氯化亚砜。

5. 五氯化锑试剂　五氯化锑和氯仿(或四氯化碳)以 1∶4 的比例混合，现用现配。

6. 三氯乙酸试剂　三氯乙酸与乙酸 1∶2 的混合溶液。

7. 间二硝基苯试剂　2%间二硝基苯乙醇液，14%氢氧化钾乙醇液，使用前等量混合，现用现配。

八、氨基酸类检出试剂

1. 茚三酮试剂　0.3g 茚三酮用 100ml 正丁醇溶解，再加入乙酸 3ml；或者 0.2g 茚三酮用 100ml 乙醇或丙酮溶解。

2. 双缩脲试剂(Biuret 试剂)　1%硫酸铜溶液和 40%氢氧化钠溶液等量混合。

九、强心苷检出试剂

1. 亚硝基铁氰化钠-氢氧化钠试剂(Legal 试剂)
溶液 1：吡啶。
溶液 2：0.5%亚硝基铁氰化钠溶液。
溶液 3：10%氢氧化钠溶液。

2. 碱性苦味酸试剂(Baljet 试剂)
溶液 1：1%苦味酸水溶液。
溶液 2：10%氢氧化钠溶液。

3. 3，5-二硝基苯甲酸试剂(Kedde 试剂)　2%的 3，5-二硝基苯甲酸甲醇液和 1mol/L 氢氧化钾甲醇溶液，用前等量混合。

4. 苦味酸试剂　0.9g 苦味酸，用 25ml 甲醇溶解后，再加入 2.5ml 1%氢氧化钠溶液，最后加蒸馏水稀释至 50ml。

十、酚类和鞣质类检出试剂

1. 三氯化铁试剂　1%~5%三氯化铁的水溶液或醇溶液。

2. 铁铵明矾试剂　硫酸铁铵结晶 1g，用 100ml 蒸馏水溶解。

3. 氯化钠明胶试剂　1g 明胶，10g 氯化钠，用 100ml 蒸馏水溶解。

十一、有机酸检出试剂

1. 溴酚蓝显色剂　溴酚蓝或溴甲酚绿 0.04g，用 100ml 乙醇溶解，再用 0.4%的氢氧化钠溶液调至微碱性。

2. 吖啶试剂　5mg 吖啶，用 100ml 乙醇溶解。

3. 甲基红指示剂　0.1g 甲基红，用 100ml 乙醇溶解。

附录3　重要的手性药物拆分方法

药物的立体结构与生物活性密切相关。含手性中心的药物,其对映体之间的生物活性往往有很大的差异。研究表明药物立体异构体药效差异的主要原因是他们与受体结合的差异。近年来人们对光学异构体间的药效有了长足的认识,以单一异构体供药用已引起各方面的重视,今后的新药研制将日益朝着单一对映体药物的方向发展。对映异构体的药物一般可以通过不对称合成或拆分方法得到。然而就目前医药工业生产而言,尚未有成熟的不对称合成方法用于药物的大量生产,因此,拆分仍然是获得手性药物的重要方法。常用的手性药物的拆分方法与拆分原理包括:

一、交叉诱导结晶拆分法

在外消旋体的饱和溶液中加入其中一种纯的单一光学异构体(左旋或右旋)结晶,使溶液对这种异构体成过饱和状态,然后在一定温度下该过饱和的旋光异构体优先大量析出结晶,迅速过滤得到单一光学异构体。再往滤液中加入一定量的消旋体,则溶液中另一种异构体达到饱和,经冷却过滤后得到另一个单一光学异构体,经过如此反复操作,连续拆分便可以交叉获得左旋体和右旋体。这种方法的优点是不需用光学拆分剂,因此原料消耗少、成本低。而且该法操作较简单、所需设备少、生产周期短、母液可套用多次、拆分收率高。但该法仅适用于两种对映体独立存在的外消旋体的拆分,并且外消旋体的溶解度应比任何一种对映体的大,对大部分只含一个手性碳原子的互为对映体的光学异构药物,无法用此种方法进行拆分。

二、化学拆分法

对映异构体一般都具有相同的理化性质,用重结晶、分馏、萃取及常规色谱法不能分离。而非对映异构体的理化性质有一定差异,因此利用消旋体的化学性质,使其与某一光学活性化合物(即手性拆分剂)作用生成两种非对映异构体的盐或其他复合物,再利用它们物理性质(如溶解度)和化学性质的不同将两者分开,最后把拆分剂从中分离出去,便可得到单一对映体。拆分成功的关键是选择合适的拆分剂。适用于这类光学拆分方法的外消旋体有酸、碱、醇、酚、醛、酮、酰胺及氨基酸等。目前国内外大部分光学活性药物,均用此法生产。

三、生物拆分法

酶的活性中心是一个不对称结构,这种结构有利于识别消旋体。在一定条件下,酶只能催化消旋体中的一个对映体发生反应而成为不同的化合物,使外消旋体中的一个光学异构体优先酶解,而另一个难酶解,后者被保留而达到分离的目的。随着酶固定化、多相反应器等新技术的日趋成熟,越来越多的酶已用于外消旋体的拆分。

四、手性分离色谱法

手性分离色谱法是采用色谱技术(TLC、GC 和 HPLC)分离测定光学异构体药物的有效方法。由于许多药物的对映体(enantiomer)之间在药理、毒理乃至临床性质方面存在着较大差异,有必要对某些手性药物进行对映体的纯度检查。利用气相色谱和液相色谱可以测定光学异构体纯度,进行实验室少量样品制备,推断光学异构体的构型和构象等。色谱法是目前手性药物分析和分离中应用最广最有效的方法之一。